NEUER SPORTVERLAG

FUNCTIONAL FASZIEN-FITNESS

Das perfekte Full-Body-Workout für jedes Fitness-Level

von Martin Stengele

INHALT

Functional Faszien-Fitness
Das perfekte Full-Body-Workout
ISBN 978-3-96416-010-2

Autor
Martin Stengele

Ernährungsthemen
Gaby Peter

Projektleitung & Redaktion
Hendrik Schulze Kalthoff, Nadine Müller,
Martin Frischauf

Gestaltungskonzeption
Pars pro toto Werbeagentur, Joschka Silzle
www.parsprototo.com

Layout & Satz
Joschka Silzle, Kim Vollmer

Herausgeber
Neuer Sportverlag
Silberburgstr. 112, 70176 Stuttgart

Telefon: 0711/66614-31
www.neuersportverlag.de

1.

STIMMEN ZUM BUCH

Martin Stengele macht mit Functional Faszien-Fitness sein großes fachliches Wissen und seine langjährigen sportpraktischen und sporttherapeutischen Erfahrungen sowohl dem ambitionierten Sportpraktiker und Fitnesskunden, als auch dem bereits erfahrenen Trainer und Sportlehrer zugänglich.

Mit gut illustrierten Übungsanleitungen und anwendungsbezogenen Trainingsplänen ist Functional Faszien-Fitness ein idealer Ratgeber bezüglich Hintergrundwissen und praktischen Übungsanleitungen für nahezu alle Sport- und Bewegungsbereiche.

GluckerSchule

Andreas Kehrer GluckerSchule

Ein klar strukturiertes Buch mit umfangreichen Übungsanleitungen, das für meine tägliche Arbeit als Sporttherapeut große Bedeutung hat.

Markus Jedelhauser Sportwissenschaftler M.A., Sporttherapeut EAP, Geschäftsführer ZST Stuttgart GmbH

Functional Training: In der Fitness-Szene gerade das Schlagwort. Und jetzt ein weiteres Buch dazu. Muss das sein? Die Antwort: Ja! Denn dieses Buch ist nicht nur eine umfangreiche Sammlung von Übungen, sondern zeigt auf, wie der Autor zu den einzelnen Themen gekommen ist. Damit stellt er sehr schön den Bezug zu unserem Alltag her.

Dabei ist das Buch verständlich geschrieben und gibt viele Tipps aus der Praxis, die auch gut bebildert sind. Deshalb ganz klar empfehlenswert.

Reiner Kranz Studienleiter an der Landessportschule in Ruit

Dieses Buch hätte ich zu meiner Zeit beim VfB Stuttgart als Jugendnationalspieler gebraucht, als ein Foul mein Knie ausknockte. Ein Muss für alle Sportler!

Stefan Reutter Autor, Coach und Redner

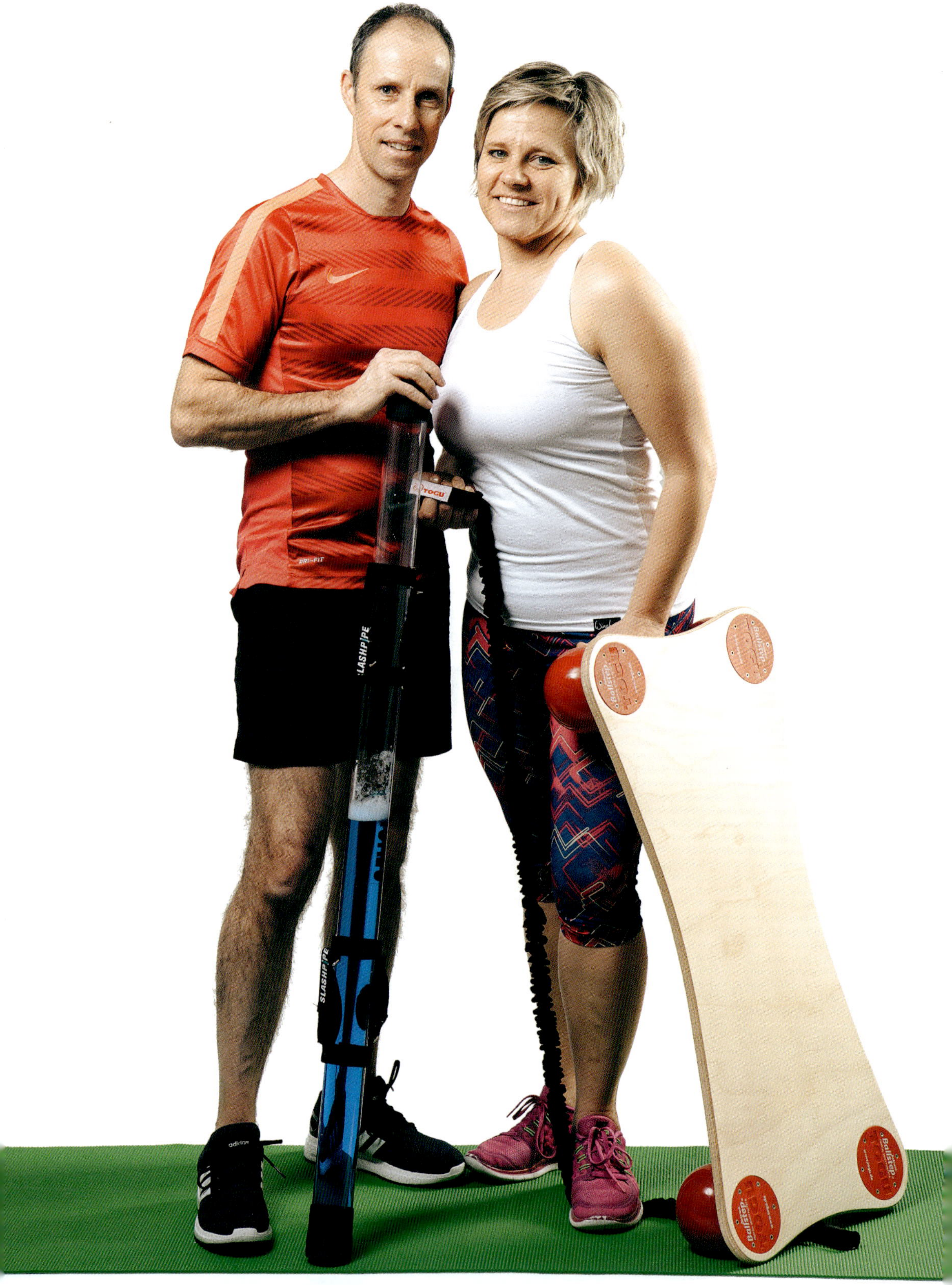

2.

ZU MEINER PERSON

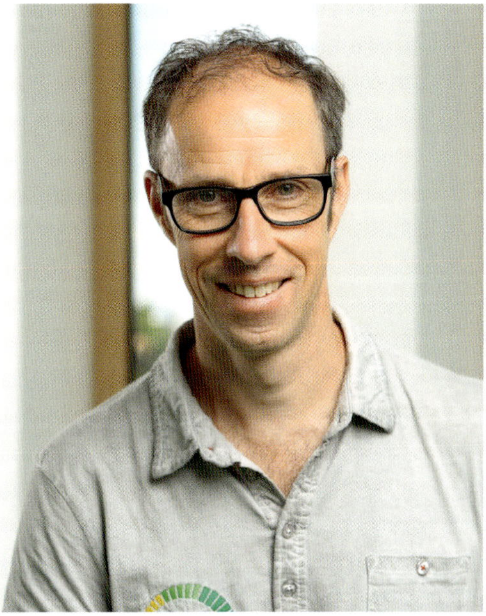

Erst über einige Umwege bin ich zum Sportlehrer geworden und glaube, in diesem Aufgabenfeld meine Bestimmung gefunden zu haben. Umwege aber – das zeigt die Rückschau – führen manchmal zu den besten Ergebnissen. Wie vielschichtig und abwechslungsreich es ist, sein Wissen über Training, Functional Fitness, Kraftaufbau und Körperhaltung weiterzugeben, möchte ich Ihnen nun anhand meiner „Geschichte" erzählen.

Seit meiner Ausbildung an der Berufsfachschule Glucker für Sport- & Gymnastiklehrer arbeite ich im Großraum Stuttgart. Seit 2004 bin ich professionell als freiberuflicher Trainer tätig. Mein erlerntes Wissen als Ausbilder sowie die Arbeit als Sportreferent beim Deutschen Turnerbund in der Aus- und Weiterbildung – Schwerpunkt „Haltung" – haben bei mir zu dem Bedürfnis geführt, mich intensiver mit diesem Thema auseinanderzusetzen.

Wie es zu allem kam? Begonnen hat meine sportliche Karriere im Alter von sechs Jahren im Geräteturnen beim Turnverein Nenzingen in der Nähe des beliebten Urlaubsparadieses Bodensee. Obwohl die Nähe zum drittgrößten See in Mitteleuropa gegeben war, gab es keine nähere Beziehung zum Wassersport. Dennoch hatte ich schon mit dem ersten Schultag eine klare berufliche Vision vor Augen. Bereits seit Kindesbeinen gab es immer nur ein und denselben Berufswunsch: Kapitän. Lediglich die Umsetzung erwies sich als etwas holprig. Ein sechs wochenlang andauerndes Abenteuer als Praktikant auf der MS Ostwind mit Etappenzielen im Bottnischen Meerbusen (Örnsköldsvik, Luleà in Schweden sowie Kemi und Pori in Finnland), des Weiteren Häfen in der Nordsee (Burghead in Schottland und Esberg in Dänemark) und zurück in den Heimathafen Elsfleth an der Weser. Eine erste handwerkliche Berufsausbildung zum Glaser folgte unmittelbar auf meine kurze maritime Erfahrung. Der Traum von einer großen Fahrt zur See war jedoch lange noch nicht ausgeträumt. So kam es zu meiner vierjährigen Dienstzeit bei der Bundesmarine als sogenannter „11er" auf dem Trossschiff Saarburg bei Kappeln an der Schlei/Ostsee. Hierbei durfte ich die unbeschreiblich schöne Welt der Fjorde in den skandinavischen Ländern erleben. Nach einem kurzen Intermezzo für drei Monate in der Hansestadt Hamburg mit einer Ausbildung zur geprüften Werkschutzfachkraft folgte fließend meine zweite Ausbildung im Tiefbau als Straßenbauer. Aber die Sehnsucht, mit einem Schiff in See zu stechen, pulsierte nach wie vor in meinen Adern und so absolvierte ich in meiner Freizeit die interne Schulung auf dem Traditionssegler „Roald Amundsen" und wurde

Crewmitglied. Das bedeutet: Segeln rund um die kanarische Inselwelt, dabei interessierten Menschen die faszinierende Welt der Seemannschaft näherbringen – einfach unvergessliche Momente! Bereits während dieser Zeit habe ich eine Ausbildung zum staatlich anerkannten Fachübungsleiter im Gerätturnen absolviert und diese in der Fachrichtung Gesundheitssport mit der 2. Lizenstufe erweitert. Irgendwann wollte ich aber mehr Wissen und einen umfangreicheren Background erlangen. An der Sportfachschule Glucker, damals noch in Stuttgart, legte ich nach zweieinhalb Jahren die Prüfung zum Sport- und Gymnastiklehrer ab. Ein weiteres Semester an der Sportschule Glucker folgte mit dem Abschluss als Sporttherapeut. Zusätzliche Seminare wie die Ausbildung zum Personal-Fitness-Trainer in Zürich, Rückenschulleiter, Referent für rückengerechte Verhältnisprävention (AGR e. V.), SLASHPIPE® Ausbilder, Life Kinetik®-Trainer, DOSB-Ausbilder (Diplom) u. a. waren wertvolle Bausteine in meiner Entwicklung zum Bewegungs-Coach. Für mich ist aber kaum ein Faktor so wichtig wie meine über 20-jährige praktische Erfahrung mit Menschen als Übungsleiter, Trainer und Sportlehrer.

Das Schöne an dieser Tätigkeit ist die große Bandbreite, und dies bereitet mir sehr viel Freude bei meiner täglichen Arbeit.

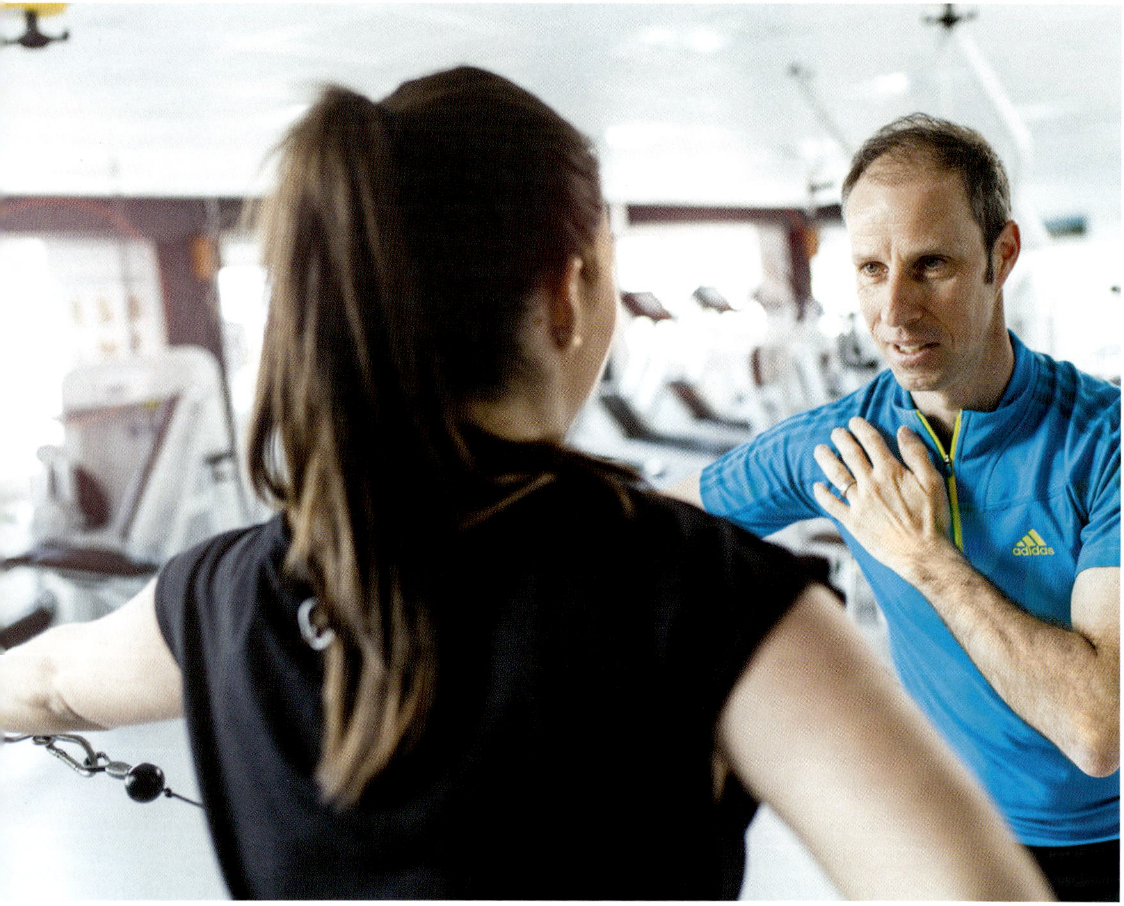

3.

DIE BASICS DES FUNCTIONAL FITNESS TRAINING

3a

PHILOSOPHIE DES FUNCTIONAL TRAINING

DIE BASICS RUND UM FUNCTIONAL FITNESS

Functional – oder nennen wir es besser funktional – bedeutet im Grunde nichts anderes wie Sinn oder Zweck für etwas Bestimmtes. Ein funktionelles Training ist demzufolge ein zweckmäßiges beziehungsweise ein sinnvolles Training. Was sich hingegen für den jeweiligen Sportler als ein funktionelles und sinnvolles Training erweist, ist im Einzelnen jedoch sehr unterschiedlich. Nicht nur, weil jeder Mensch seinen eigenen Charakter besitzt. So kann selbst innerhalb einer Mannschaft der gleichen Disziplin entscheidend sein, welche Position man einnimmt, wie hoch der Fitnesslevel ist oder in welcher gesundheitlichen Verfassung man sich momentan befindet. All diese Faktoren sind maßgebend und bestimmend für die Beurteilung der jeweiligen Zweckmäßigkeit einer für den jeweiligen Sportler stimmigen Übungsauswahl. Ein erfahrener Sportlehrer weiß all dies bei der Erstellung eines funktionellen und sehr effektiven Trainingsplan zu berücksichtigen. Natürlich kann ein Trainer bei seiner Trainingsplanung auf vielfach bewährte „Standardübungen" zurückgreifen. Ich nehme hierzu als Paradebeispiel den Squat – besser als Kniebeuge – bekannt. Für den sogenannten „Schreibtischtäter" (in München und Düsseldorf arbeitet laut einer aktuellen Studie des Instituts der deutschen Wirtschaft Köln IW fast schon jeder Zweite am Schreibtisch) kann der Air-Squat mit nach oben gestreckten Armen unter Berücksichtigung seiner alltäglichen Körperhaltung funktionell sein. Der Fokus während der Übungsausführung sollte dann auf der Körperstreckung zur Aktivierung der gesamten Streckerschlinge liegen. Bei einem Skirennläufer wie z. B. Felix Neureuther (in der Saison 2016/17 dritter Platz bei der Weltmeisterschaft in St. Moritz im Slalom), der gewohnt ist, in seiner Disziplin extreme Beinkräfte zu entwickeln, während er sich auf instabilen Untergründen (Piste) befindet und sein Gleichgewichtsverhalten zusätzlich durch störende Einflüsse (Wind) von außen beeinflusst wird, ist dies bei der richtigen Wahl seiner Übungsausführung zu berücksichtigen. Seine Squat-Version könnte wie folgt aussehen: einen Squat auf einem instabilen Untergrund (Balanza® Freeride, TOGU Jumper®, Slackline) und zusätzlich, um die Einflüsse von „außen" zu simulieren, wird die SLASHPIPE® integriert. Hingegen würde ein Sportler aus dem Bereich der Leichtathletik für seinen Sport einen Jump Squat zur Verbesserung und Steigerung der Explosivkraft wohl als funktionell betrachten. Ganz besonders geeignet als Beispiel aus der Familie der Leichtathletik ist der Dreisprung, wie ihn etwa der Engländer Jonathan David Edwards (Olympisches Gold in Sydney 2000) mit seiner Bestleistung von 18,29 m ausführt. Zur Steigerung einer maximalen Kraftentwicklung der Beinmuskulatur kann ein Squat in der Disziplin Rudern Zielführend sein. Für eine Ruderin wie Carina Bär (2016: erster Platz bei den Olympischen Spielen im Doppelvierer) könnte in Ihrem Trainingsplan der sogenannter Double Front Squat (Kettlebell) stehen – zweckmäßig aufgrund der gleichbleibend hohen Kraftentfaltung während eines Rennens. Die sogenannte „Pistole", eine Variante der einbeinigen Kniebeuge, könnte sinnvollerweise im Trainingsplan von Laura Dahlmeier (Doppel-Olympiasiegerin im Biathlon 2018 in Pyeongchang, Süd-Korea) stehen. Biathlon ist eine spannende Sportart, bei der man nicht nur eine ruhige Hand zum Schießen benötigt, sondern als Grundvoraussetzung für den reinen Langlaufpart, eine adäquat ausgeprägte Knie- und Hüftstreckmuskulatur, dazu eine große Portion Stabilität, sprich Gleichgewicht, vom Sprunggelenk bis hinauf zur kompletten Rumpfstabilität. Dies sind vier Squats, die unterschiedlicher wohl nicht sein könnten, dennoch für den einzelnen Sportler sich als sehr funktionell und zweckmäßig erweisen. Daher ist es naheliegend, dass sich diese Vorgehensweise des Functional Trainings in der Sportwissenschaft etabliert hat. Jedem ganzheitlich handelnden Sportler sollte aber bewusst sein, dass eine langfristige Steigerung seiner körperlichen Fitness nicht nur durch rein funktionelle Workouts zu erreichen ist. Eine hohe qualitative sowie quantitative Zufuhr von naturbelassenen Nährstoffen sowie die richtige Auswahl der Getränke vor, während und nach jeder sportlichen Betätigung sind ebenso notwendig. Des Weiteren sind ein optimales Training der nervalen Muskelansteuerung mittels „Brain-Body"-Workout, ein ausreichendes Maß an Flexibilität (hierbei ist in demselben Maße die geistige Flexibilität gemeint – Life Kinetik®), Beweglichkeit und Achtsamkeit dazu unerlässliche Bestandteile.

Leinöl – ein wahres Lebenselixier

ERNÄHRUNGSTIPP

Leinöl ist eine der besten Quellen für Omega-3-Fettsäuren und ist für den menschlichen Organismus unverzichtbar. Omega-3 wirkt sich positiv auf unser Herz-Kreislauf-System, auf unsere Sehkraft und auf unser Nervensystem aus – nur um ein ige Aspekte zu nennen. Des Weiteren wirkt es stabilisierend auf Diabetes und senkt die Blutfettwerte. Die in Leinöl enthaltenen Lignane zeigen eine antikarzinogene Wirkung und können somit einen präventiven Schutz vor Krebs bieten.

Ein Esslöffel Leinöl sollte täglich eingenommen werden. Es kann ins Müsli oder über das Obst gegeben werden (falls der direkte Verzehr nicht klappt). Es ist ratsam, Leinöl in kleinen Flaschen zu kaufen (100 ml oder 250 ml), da es nicht sehr lange haltbar ist. Es lässt sich jedoch prima einfrieren.

3b

DAS WIE UND WARUM IM FUNCTIONAL FITNESS

DIE BASICS RUND UM FUNCTIONAL FITNESS

Ein funktionelles Training zielt darauf ab, das Leistungsniveau eines jeden Sportlers zu steigern. Grundlagen dafür sind wissenschaftliche Erkenntnisse aus den Bereichen der neuesten Trainingswissenschaft, des »State of the Art«. Functional Training wird vermutlich in dem Bereich der Leistungssteigerung die Trainingsmethode der Zukunft werden. Sie dient dazu, die jeweilige Leistung des Sportlers kontinuierlich zu optimieren. Aber nicht die rohe Muskelkraft steht hierbei im Vordergrund, sondern die funktionell zur Verfügung stehende Kraft. Gewiss könnte man in einem Fitnessstudio an diversen Kraftmaschinen, kombiniert mit reichlich Eiweißpräparaten, seine Armkraft so puschen, dass selbst Arnold Schwarzenegger vor Neid erblassen würde. Wäre das Ziel hingegen, beim Speerwurf glänzende Weiten zu erzielen, würde ein funktionelles Training gewiss ganz anders aussehen. Wie bei Thomas Röhler (Olympia 2016 in Rio: Gold im Speerwerfen) ist die Basis für seinen 90,30m-Wurf eine enorme Maximalkraft, diese würde aber ohne das nötige Handling (muskuläre Koordination) des Speers nicht zu einem solchen Erfolg führen – von der Zielfokussierung, intrinsischen Motivation und einer gehörigen Portion Disziplin mal ganz abgesehen. Auch wenn man befähigt ist, über eine sehr lange Zeit in einer tiefen Abfahrtshocke zu verharren, wird man dadurch noch lange kein erfolgreicher Skirennläufer wie etwa Felix Neureuther.

Einen hohen Stellenwert im Functional Training erhält das sogenannte Core-Training. Darunter versteht man das Training des Körperkerns, beim Pilates gerne auch als „Powerhouse" bezeichnet. Der Körperkern (Rumpf) nimmt bei fast allen Bewegungen eine Schlüsselrolle ein. Wir benötigen eine starke rumpf- und hüftumgebende Muskulatur, um Kräfte möglichst effektiv auf die Gliedmaßen übertragen zu können.

Dauerbrenner Nahrungsergänzungsmittel

ERNÄHRUNGSTIPP

Bevor supplementiert wird, sollte zuerst eine Blutuntersuchung beim Arzt erfolgen. Nur dann können eventuell Nahrungsergänzungsmittel sinnvoll eingesetzt werden. Nicht immer werden alle Vitamine, Spurenelemente und Mineralstoffe, die in einem komplexen Paket angeboten werden, vom Körper benötigt. Führen wir z. B. zu viel der fettlöslichen Vitamine E, D, K, A zu, kann sich das toxisch auf unseren Körper auswirken. Die wasserlöslichen hingegen kann der Körper ohne Probleme ausscheiden.

Exkursion: Diese Muskeln gehören zu der Core-Muskulatur:

- M. transverus abdominis,
- M. multifidius,
- Anteile der Beckenboden-Muskulatur,
- Anteile des Zwerchfells.

Benötigt jeder Mensch eine stabile Körpermitte?
Ich denke ja. Nehmen wir einmal den Prototyp aus dem Büro-Umfeld. Wer kennt es nicht? Über Stunden eine aufrechte Haltung vor dem Bildschirm bewahren und am späten Nachmittag nur noch im Bürostuhl lümmeln oder gar vor penetranten Nackenschmerzen seinen Arbeitsplatz verteufeln! Grundvoraussetzung ist in erster Linie ein ergonomisch und individuell von einer Fachkraft (mein Tipp hierzu: AGR e. V. – zertifizierter Referent für rückengerechte Verhältnisprävention) eingestellter Arbeitsplatz. Mit einem ausgewogenen Training der „Core"-Muskeln versetzt dies uns in die Lage, schmerzfreier die gegebene Anforderung, die unserer Körperstatik gestellt wird, zu bewältigen. Fall zwei: der Läufer. Haben Sie sich schon einmal das Vergnügen erlaubt, als Zuschauer bei einem Halbmarathon oder Marathon dabei gewesen zu sein? Wenn ja, ist Ihnen vielleicht nicht entgangen, wie sich die Körperhaltung der allermeisten Läufer auf den letzten 10 km im Vergleich zum Start verändert hat! Ein guter Läufer mit einer funktionell und effektiv trainierten Rumpfmuskulatur kann seine vorhandene Energie in erster Linie auf die Vorwärtsbewegung konzentrieren. Somit erzielt er eine gute Energieeffizienz, »Bewegungsergonomie«, was sich an seiner Geschwindigkeit und der möglichen erlaufenen Zeit deutlich bemerkbar macht. Ein Läufer, der die Wichtigkeit eines Functional-Core-Trainings in seinem Trainingsplan (sofern er einen hat und ihn überhaupt einhält!) nicht erkannt hat, wird hingegen insofern belohnt, als dass er sich auf den letzten Kilometern abmühen muss, um überhaupt noch seine „Spur" bzw. Lauflinie im Wettkampf halten zu können. Fall drei: der Ballsportler. In diesem Zusammenhang denke ich jetzt an alle Ballsportarten, angefangen beim Tennis über Volleyball bis hin zu Fußball. Denn alle, die diese Sportarten ausführen, haben schließlich eines gemeinsam: Sie schlagen, werfen, blocken oder kicken mittels ihrer Arme bzw. Beine einen Ball. Um eine möglichst große Geschwindigkeit zu erzielen, benötigen sie einen festen und stabilen Mittelpunkt. In unserem Fall ist die Verankerung unsere Körpermitte, die ausschließlich mit einer gut und effizient ansteuerbaren Core-Muskulatur erreichbar ist. Denn die Fußballerin vermag, einen weiten Pass zu schießen, sofern sie unmittelbar zuvor ihr Zentrum stabilisiert hat. Die Volleyballerin vermag, am Netz mit größtmöglicher Körperspannung und zum richtigen Zeitpunkt abzuspringen, um noch in der Luft ohne den stabilisierenden Boden einen Aufschlag des Gegners sicher abzublocken. Unter Insidern ist die Tennisspielerin Sabine Lisicki auch als „Bum Bum Biene" bekannt. Grund hierfür ist wohl der am 30. Juli 2014 erzielte Aufschlag-Weltrekord im Tennis. Sie löste mit einer Aufschlaggeschwindigkeit von 211 km/h nach sechs Jahren Venus Williams (USA) ab. Zudem hält Sabine Lisicki noch den Aufschlag-Rekord und erreichte beim WTA-Turnier in Birmingham 2015 unglaubliche 27 Asse in einem einzigen Spiel. Solch eine schiere Kraft kann sie nur entfalten, nachdem sie ihre Körpermitte unter absoluter Kontrolle hält und ihre Core-Muskulatur auf ein Höchstmaß anzuspannen vermag.

Ein Argument von unschlagbarem Wert für nicht wenige Sportler ist ebenso, dass man mit einer sehr durchtrainierten Körpermitte auch optisch eine gute „Figur" macht.

DER DIREKTE WEG ZUM SPORTLICHEN ERFOLG

Training – eine Definition:
Ein Training ist ein zielgerichteter, planmäßiger und systematischer Prozess zur Leistungsoptimierung. Dieser sollte so ***effektiv*** und ***funktionell*** wie möglich gestaltet werden.

Insofern benötigt auch jeder einzelne Sportler nach dieser Definition aus dem Bereich der Trainingslehre einen individuell ausgearbeiteten Fitnessplan. Bei genauer Betrachtung lässt sich dennoch feststellen, dass viele Sportarten, wie zum Beispiel die klassischen Ballsportarten, Gemeinsamkeiten erkennen lassen. Somit ist es weiterhin funktionell, wenn Sportler derselben Sportart ähnliche Workouts durchführen.

Dazu ein Gedanke von Martin:
Während meiner vierjährigen Dienstzeit bei der Bundesmarine bewarb ich mich zu einer sehr anspruchsvollen Schwimmtaucherausbildung. Der vorhandenen Enge an Bord eines Schiffes geschuldet, war mein eigener Fitnesslevel fast auf dem Nullpunkt angekommen. Da mir jedoch bewusst war, im Laufe der Taucherausbildung körperlich sehr gefordert zu werden, dachte ich als damals 20-jähriger Mann, mit Liegestützen dem Defizit etwas begegnen zu können. So war mein Ziel, „fit" zu werden, alsbald abgesteckt. Ab sofort absolvierte ich planmäßig jeden Abend vor dem Einschlafen zehn Liegestütze auf meiner Koje. Systematisch erhöhte ich die Wiederholungszahl von Woche zu Woche um zwei weitere Liegestütze. In meinem gedachten Prozess zur Leistungsoptimierung kam ich nach etwa 45 Wochen auf einen Umfang von 100 Liegestützten – was mich damals sehr stolz machte. Nur weiß ich heute als erfahrener Sportlehrer, dass ich einem gemeinen Irrtum unterlegen war! In den ersten Wochen war das Training noch stimmig, nur spätestens ab dem Zeitpunkt, ab dem ich etwa 30–40 Wiederholungen absolvierte, hätte ich die Intensität erhöhen und die Wiederholungszahlen reduzieren müssen. So war es nicht verwunderlich, dass ich nach den 100 Wiederholungen eine gewisse Erschöpfung spürte. Nur leider war es zum Ende hin kein klassisches Krafttraining mehr, sondern lediglich ein lokales Ausdauertraining.

DER FUNKTIONALITÄTS-CHECK – TRADITIONELLE FITNESSGERÄTE VERSUS FUNCTIONAL WORKOUT

Lassen Sie uns einmal das Krafttraining an traditionellen Geräten, ob im Fitnessstudio oder zuhause, mit den freien Workouts unter Anwendung des besten Tools der Welt – nämlich dem eigenen Körper(-gewicht) – auf ihre Funktionalität hin überprüfen.

Denn wie sieht unser Alltag aus, ob bei der Arbeit, zuhause oder beim Sport? Folgende Situation im Büro: Sie sind bei der Arbeit auf dem Weg zu einem Meeting, das drei Etagen höher im Gebäude stattfindet. Sie nehmen Ihre Unterlagen in die Hand und gehen natürlich über das Treppenhaus nach oben zum Konferenzraum. Schließlich ist Feierabend; Sie kommen nach Hause und stellen mit Freude fest, dass Sie noch Ihren Rasen mähen dürfen. Da sich der Rasenmäher noch im „Winterschlaf" befindet – es ist sein erster Einsatz in diesem

Jahr – springt Ihr Rasenmäher erfahrungsgemäß nicht sofort beim ersten „Ziehen" an. Nach getaner Arbeit gehen Sie wie jeden Freitagabend ins Volleyballtraining. Da es bereits warm genug ist, spielen Sie heute auf dem vereinseigenen Beachvolleyballplatz und freuen sich auf jeden gelungen „Hechter", um an den Ball zu gelangen. Bei den drei oben genannten Situationen benötigen Sie ein gewisses Maß an Kraft, Beweglichkeit und Koordination. Im Büro beim Treppensteigen nimmt die Beinkraft, zuhause beim Starten des Rasenmähers die Armkraft und beim Volleyballspielen die Ganzkörperstabilisation eine tragende Rolle ein. All diese Bewegungsabläufe müssen Sie „frei" ausführen, denn es gibt keine Maschine, die Ihnen – wie auch immer – die Bewegung führt. Sie können zwar an traditionellen Krafttrainingsgeräten mit vergleichsweise hohen Gewichten arbeiten. Das Kraftgerät übernimmt für Sie fortwährend die Stabilität, da das Gewicht auf einer fest vorgegebenen Bahn bewegt wird. Zugegeben, dies kann Ihnen einen quantitativ großen Muskelzuwachs bescheren und die Verletzungsgefahr wird bei korrekter Ausführung stark miniert. Das Problem liegt nun darin, dass es in Ihrem tatsächlichen Leben keine „Maschine" gibt und Sie wohl oder übel selbst für Ihre Stabilität in allen Bewegungsabläufen sorgen müssen. Daraus folgt, dass Krafttraining allein an Geräten in der Regel nicht als funktionell bezeichnet werden kann. Einen weiteren Punkt sollten wir uns genauer betrachten. Wie viele unserer Bewegungen im Sport und im Alltag beschränken sich auf ein einzelnes Gelenk beziehungsweise auf eine Muskelgruppe? Die Antwort lautet: keine. Die allermeisten Kraftgeräte hingegen beschränken sich dennoch nur auf ein Gelenk beziehungsweise eine Muskelgruppe. Im Functional Training hingegen werden komplexe Bewegungsabläufe, die mehrere Muskelgruppen parallel beanspruchen, trainiert. Funktionelle Bewegungsformen integrieren immer mehrere Muskeln und Muskelgruppen gleichzeitig. Ein Paradebeispiel dafür ist die klassische Kniebeuge (Air Squat), welche die sogenannte Streckerschlinge (so werden sämtliche Muskeln bezeichnet, die eine Körperstreckung bewirken) trainiert. Es müssen Übungen ausgeführt werden, die die Muskeln so trainieren, wie sie im sportlichen Kontext gebraucht werden. Das ist das Ziel des funktionellen Trainings.

Das Functional Training besteht überwiegend aus Übungen, bei denen der Sportler mit beiden Füßen (oder auch Händen) auf dem Boden steht und nicht von einem Kraftgerät unterstützt wird. Dabei dient als Widerstand häufig nur das eigene Körpergewicht. Die Übungen verbessern Kraft, Schnelligkeit, Balance und Stabilität der Sportler und verringern auf diese Weise die Verletzungsanfälligkeit. Functional Fitness basiert auf Übungen wie Kniebeugen und Ausfallschritten für die Beinmuskulatur sowie Zieh- und Stoßbewegungen für den Oberkörper. Funktionelles Training lässt sich am besten als ein Kontinuum von Übungen beschreiben, das den Sportler befähigt, sein eigenes Körpergewicht auf allen Bewegungsebenen gezielt zu kontrollieren. Functional Training ist somit ein umfassendes und äußerst effektives Fitnessprogramm für alle Sportler auf unterschiedlichsten Leistungsniveaus.

» Ist man erst einmal von der Faszination rund um diesen Fitnesssport gepackt, so gibt es kein Entrinnen vor dem „Virus" Functional Fitness. «

ERNÄHRUNGSTIPP

Eiweißshake – ja oder nein?

Letztendlich muss dies jeder für sich entscheiden. Proteine sind eine wichtige Grundlage für das Wachstum und die Entwicklung der Organe und Gewebe.

Die Hauptfunktion liegt mehr im **Anabolismus** (Baustoffwechsel) als im **Katabolismus** (Energiestoffwechsel). **10–15 %** der aufgenommenen Nahrung besteht aus Proteinen. Der tägliche Bedarf beträgt bei Breitensportlern **0,8–1,0 g/kg**, bei Leistungssportlern **max. 2 g/kg**. Diese Werte werden bei einer ausgewogenen Ernährung erreicht. Selbst **Kraftsportler** benötigen keine größeren Mengen an Proteinen (zu viel tierisches Protein macht die Muskulatur härter und verletzungsanfälliger)

Gute Eiweißlieferanten
Fettarme Milch und Milchprodukte, Hülsenfrüchte, Eier, fettarmes Fleisch, Fisch (Soja).

Werden pflanzliche Proteine mit tierischen Proteinen kombiniert, erhöht sich die Gesamtproteinqualität (z. B. Chili con carne). Je höher die Qualität, desto besser kann der Organismus Protein abbauen. Der höhere EW-Bedarf von Kraftathleten gründet sich nicht auf eine erhöhte Energienutzung von Protein, sondern auf den Aufbau der Muskulatur.

Studien zeigen, dass es durch EW-Aufnahme über 2,0 g/kg Körpergewicht zu **keiner** weiteren Unterstützung des Muskelzuwachses kommt. Somit ist keine Leistungsverbesserung zu erwarten.

Empfehlung für den Muskelaufbau
- Wahl der richtigen Belastungsintensität.
- Zu hartes Training wirkt sich negativ auf den Stoffwechsel aus.
- Trainingspause zwischen intensiven Trainingseinheiten einlegen.
- Krafttraining mit Eiweiß- und Kohlenhydrat-Aufnahme zeitlich kombinieren.

Die Hauptaufnahme für den Muskelaufbau entsteht durch Training und richtige Ernährungsweise. Shakes und Riegel sind im Sport praktisch. **Um aber einen Muskelzuwachs zu erlangen, muss verstärkt ins Training investiert werden.**

3c

DIE FÜNF KERNBEREICHE IM FUNCTIONAL TRAINING

DIE BASICS RUND UM FUNCTIONAL FITNESS

VERBESSERUNG DER MUSKELKOORDINATION

Vermutlich haben Sie auch schon einmal die Tanzshow „Let's Dance" im Fernsehen angesehen oder Sie konnten bei einem sportlichen Wettkampf (Jahresabschlussfeier der Tochter in der Tanzschule, beim Handballturnier, einem Volkslauf etc.) live dabei sein. Möglicherweise haben Sie dabei spontan für sich gedacht: „Das sieht ja bei dem einen so leicht aus und vollkommen harmonisch, bei manch anderen hingegen doch eher abgehackt und ist mit einer erheblichen muskulären Anspannung verbunden." Dafür kann es natürlich immer mehrere Ursachen geben. Für eine Bewegung wie etwa einen Tanzschritt, den Anlauf zum Sprungwurf im Handball oder auch nur für einen harmonischen Bewegungsablauf beim Joggen bedarf es ein optimales Zusammenspiel der dafür benötigten Muskeln. Der Schwerpunkt sollte daher auf der Verbesserung der zusammenarbeitenden Muskeln untereinander sowie innerhalb desselben Muskels im Training liegen. Erst eine optimale, zeitlich untereinander abgestimmte Abfolge einzelner Muskelkontraktionen versetzen uns in die Lage, beim Radfahren einen „runden" Tritt zu erlangen, beim Skifahren einen koordinierten Schwung oder einen gezielten Schlag mit dem Badmintonschläger zu erzielen.

Dazu ein Gedanke von Martin:
Obwohl meine Heimat am Bodensee in unmittelbarer Nähe zu vielen Skigebieten liegt, habe ich mir aus dem Wintersport bisher nicht viel gemacht. Seit den letzten Jahren versuche ich jedoch immer wieder aufs Neue, mit meiner Partnerin dem Skilanglauf in der Schwäbischen Alb zu frönen. Da die Schneeverhältnisse der vergangenen Jahre über den Jahreswechsel nur bedingt tauglich waren, kam ich meist nicht mehr als zwei bis dreimal zum Skilanglaufen. Da sie eine erfahrene Skifahrerin ist, bereitete es ihr großen Spaß, mir dabei zuzusehen, wie ich mich jedes Jahr auf Neue als Anfänger auf den Skiern mit meiner Hand-Bein-Koordination abmühe, um einigermaßen auf der Loipe vorwärts zu gelangen.

Bei diesen und allen anderen körperlichen Aktivitäten müssen Muskeln ihre Arbeit und Leistung so aufeinander abstimmen, dass die Kräfte jedes einzelnen zusammen eine fließende und harmonische Bewegung ergeben. Ein außenstehender Beobachter würde dann wohl sagen: „Das sieht so leicht aus!" Dazu ein Praxisbeispiel aus dem Alltag: Durch den ergonomischen und koordinierten Einsatz aller betroffenen Muskeln erreicht ein erfahrener Läufer bei minimalem Krafteinsatz die größte Effizienz in Bezug auf seine Geschwindigkeit oder die zeitliche Dauer beim Laufen. Ein guter Freund von mir, der ein sehr erfahrener Kletterer ist und auch über viele Jahre mehrere Kletterhallen betrieben hat, vertraute mir eines Tages bei der gemeinsamen Betreuung seiner mobilen Kletteranlage Folgendes an: „Die besten Kletterer, genauer gesagt diejenigen, die am schnellsten ihre

Fähigkeiten im Klettern verbessern können, sind meist Frauen." Ja, ganz eindeutig! Was zunächst als Vorteil der Männer erscheint – der höhere Anteil an Muskelmasse –, verleitet viele Männer zu Beginn ihrer Kletterkarriere sich ganz auf ihre vorhandene Muskelkraft zu verlassen. Sobald diese aber dann doch plötzlich erschöpft ist, kommt das Ende der angefangenen Kletterroute oft sehr schnell. Die Frau hingegen weiß unterbewusst, dass sie mit ihren Kräften sehr genau haushalten muss, und aufgrund dieses vermeintlichen Defizits erlernt sie so viel schneller die notwendigen Klettertechniken.
Erreichen können Sie eine verbesserte Muskelkoordination durch alle haltenden, stabilisierenden Übungen oder Ganzkörperübungen, mit denen Sie Ihre Core-Muskeln trainieren.

Muskuläre Koordination mal anders betrachtet
Während meiner Fahrenszeit als Crewmitglied und Ausbilder auf dem traditionellen Großsegler „Roald Amundsen" gehörten verschiedenste Segelmanöver zur Routine an Bord. Immer wenn die Rahsegel (die ganz großen quadratischen Segel) für eine Wende, Halse u. a. in ihrer Stellung geändert werden musste, war die gesamte Fahrwache gefragt. Um dieses Manöver schnell und reibungslos durchzuführen, musste der Vorgang koordiniert ablaufen. Wenn die eine Gruppe mit zu viel Motivation an den Leinen der einen Seite die Rahsegel „herumziehen" wollte, jedoch die Gegenseite zu langsam ihre Leinen nachgab, war das nicht nur vergeudete Energie, sondern obendrein noch sehr uneffektiv.
→ Vergleichbar mit der Koordination zwischen zwei oder mehreren Muskeln **(intermuskuläre Koordination)**.

Bei solch großen Segelflächen benötigt es immer mehrere Crewmitglieder, die gemeinsam an einer Leine ziehen. Einer aus der Gruppe gibt verbal den Rhythmus vor, in dem alle zur selben Zeit mit ihrer ganzen Körperkraft an der Leine ziehen sollen. Nur so wird gewährleistet, dass sich die maximal vorhandene Kraft auf einen Punkt bündeln lässt.
→ Vergleichbar mit der Koordination innerhalb ein und desselben Muskels **(intramuskuläre Koordination)**.

VERBESSERUNG DER LOKALEN MUSKELAUSDAUER

Wer kennt es nicht, das Schleppen vieler Umzugskartons beim x-ten Wohnungswechsel? Glücklich schätzen dürfen sich diejenigen, die auf die Hilfe von tatkräftigen Männer und Frauen zurückgreifen können, wenn es um das Tragen von Kühlschrank, Waschmaschine oder Herd geht. Der zahlenmäßig größte Anteil aller Umzugsgegenstände sind meist jedoch leichte bis mittelschwere Gegenstände, die man eventuell vom dritten Stock der einen Wohnung in den fünften Stock der nächsten Wohnung tragen darf. Um also im Alltag über einen längeren Zeitraum etwas tragen zu können oder – wie in Stuttgart üblich – einen Weg über die vielen langen Treppen zu erledigen, bedarf einer gut ausgeprägten lokalen Muskelausdauer. Aus Erfahrung kann ich mit Gewissheit sagen, dass „dicke" Muskeln alleine noch lang keine kraftvolle Arbeit meistern! In meiner zehnjährigen körperlichen Tätigkeit im Straßenbau war es immer wieder auf Neue spannend zu beobachten, wenn muskulöse Jungs (meist leidenschaftliche Fans von diversen Gym's) sich mit handfester Arbeit abmühten. Mit freiem Oberkörper im Sommer ist dies – zugegeben – ein Hingucker, jedoch entlarvt sich das in den häufigsten Fällen als ein durch unfunktionelles

Krafttraining an Maschinen aufgepumpte Muskeln. »Eine ausdauernde Kraft – mitnichten!«

Um dies so effizient wie möglich ausführen zu können, bedarf es Muskeln mit einer hohen Durchblutung. Denn je stärker ein Muskel mit dem notwendigen Blut versorgt wird, desto schneller und effizienter können auch die biochemischen Stoffwechselprozesse ablaufen. Nur so ist im Muskel die Aktivierung jeder einzelnen Muskelzelle zu bewerkstelligen, um die dafür benötigten neuen Blutgefäße (Kapillare) zu erschließen. Diese Prozesse schaffen es nicht nur, die Leistungsfähigkeit unserer Muskeln zu optimieren, sondern dienen als eine unabdingbare Voraussetzung für deren Stoffwechsel und Energieverbrauch – wichtige Grundlagen für eine Gewichtsreduktion. Sie planen, mit dem Mountainbike die Alpen zu überqueren, einen Berglauf, mit Freunden zusammen eine fünftägige Kanufahrt auf dem Main oder eine Klettersteigtour in den bayrischen Alpen; allesamt benötigen als Voraussetzung eine gute Kraftausdauerfähigkeit. Beim Training der Kraftausdauer kommt es auf die richtige Belastungsdosierung mit relativ vielen Wiederholungen an. Je nach Literatur, die hierfür zugrunde gelegt wird, veranschlagt man beim Kraftausdauertraining zwischen 15 und 40 Wiederholungen pro Satz, bei einer Pausenlänge von 30 bis 60 Sekunden. Alternativ gibt es noch eine rein zeitliche Vorgabe: Sie liegt dann zwischen 60 bis maximal 120 Sekunden pro Satz. Diese Zeiten sind sinnvoll, wenn man einmal ein statisches Kraftausdauertraining durchführen möchte.

Es ist deutlich geworden, dass Kraftausdauertraining zahlreiche Vorteile mit sich bringt und Veränderungen im Organismus herbeiführt, die den Muskelaufbau während des anschließenden Hypertrophie- und Maximalkrafttrainings zu begünstigen vermögen. Es lohnt sich jedoch, immer wieder ein Kraftausdauertraining einzuschieben, um von den genannten Vorteilen profitieren und zudem auch neue Reize setzen zu können.

Die Vorteile auf einen Blick:

- ✓ Verbesserung der (Milch-) Säuretoleranz
- ✓ Verbesserte Kapillarisierung (durch Aktivierung der kleinsten Blutgefäße; Kapillare)
- ✓ Verbesserte Erholungsfähigkeit (aufgrund einer besseren Durchblutung)
- ✓ Erhöhung des muskulären Glykogenspeichers (→ es stehen mehr Nährstoffe zur direkten Verfügung bereit)
- ✓ Kann sich positiv auf Bluthochdruck durch die vermehrte Kapillarisierung auswirken

Merke: Durch Kraftausdauertraining werden Ihre Muskeln besser ernährt, sind leistungsfähiger und erholen sich schneller. All diese Faktoren kommen Ihrem üblichen Muskelaufbautraining zugute und können es noch effektiver werden lassen!

STEIGERUNG DER KRAFTQUALITÄT

Verbesserungen durch Training beruhen auf einer Anpassungsreaktion des Körpers, indem sich der Körper auf eine erhöhte Anforderung einstellt. Ausschlaggebend hierfür sind Trainingsimpulse, die den Körper überschwellig (mehr bzw. stärker, als er es bisher gewohnt war) reizen. Eine Leistungssteigerung entspringt nicht per se unmittelbar durch das Training. Ein Grund hierfür ist die Phase danach, denn ausschließlich in der Erholungsphase kommt es zu einer Leistungssteigerung all unserer Systeme (Herz-Kreis-Laufsystem, Stoffwechsel, Energiebereitstellung, Kraftentwicklung, Widerstandsfähigkeit der Sehnen, Bänder, Gelenke u. a.). Hier kommt nun der Begriff der Superkompensation ins Spiel. Lassen Sie mich dieses wichtige Phänomen einmal ganz Sport unspezifisch erklären. Angenommen ich wäre ein Bäcker: In der vergangenen Nacht habe ich 50 Brezel gebacken. Bereits nach zwei Stunden sind alle 50 Brezel, die ich bereitzustellen vermochte, ausverkauft – und nicht nur das, ich hätte noch viel mehr verkaufen können, bin aber nicht mehr in der Lage dazu gewesen. Da ich aber anpassungsfähig bin, werde ich in der folgenden Nacht 20 Brezeln mehr backen, sodass ich am Folgetag auf ein größeres Potenzial zurückgreifen kann als noch einen Tag zuvor. Zurück zum sportlichen Kontext: Ich beginne mit meinem Workout und mit jeder Wiederholung sinkt ganz allmählich meine Leistungsfähigkeit. Irgendwann ist meine Kraft und Ausdauer erschöpft (also meine Brezel verkauft) und letzten Endes beende ich mein Training für diesen Tag. In der Erholungsphase wird meine Leistungsfähigkeit nicht nur wiederhergestellt; nein, es geschieht noch etwas viel Erstaunlicheres, sie übertrifft sogar um ein wenig meine vorherige Leistungsfähigkeit (das sind die zusätzlichen 20 Brezeln). So kommt es langfristig gesehen zu einer progressiven Leistungssteigerung. Egal welche Struktur ich in meinem Körper positiv verändern möchte, ich muss ihre Funktion kennen und danach handeln: **„Use it or lose it."**

ERNÄHRUNGSTIPP

Power für Ihren Stoffwechsel

Eine Prise frisch gemahlenen Pfeffer aus der Mühle über das frische Obst wirkt entzündungshemmend und kurbelt den Stoffwechsel an. Außerdem kann der Körper die Vitamine durch den Pfeffer besser aufnehmen. Für die Schärfe des Pfeffers ist das Piperin „schuld".

Ebenso verhält es sich mit Kurkuma. Dreimal täglich vor dem Essen eine Messerspitze frischen Pfeffer und einen viertel Teelöffel Kurkuma für ca. eine halbe Minute im Mund einspeicheln und dann mit Wasser runterspülen – dies bringt den Stoffwechsel in Fahrt. Curcumin hat antioxidative, antikanzerogene und entzündungshemmende Wirkungen auf das Gewebe und den gesamten Körper.

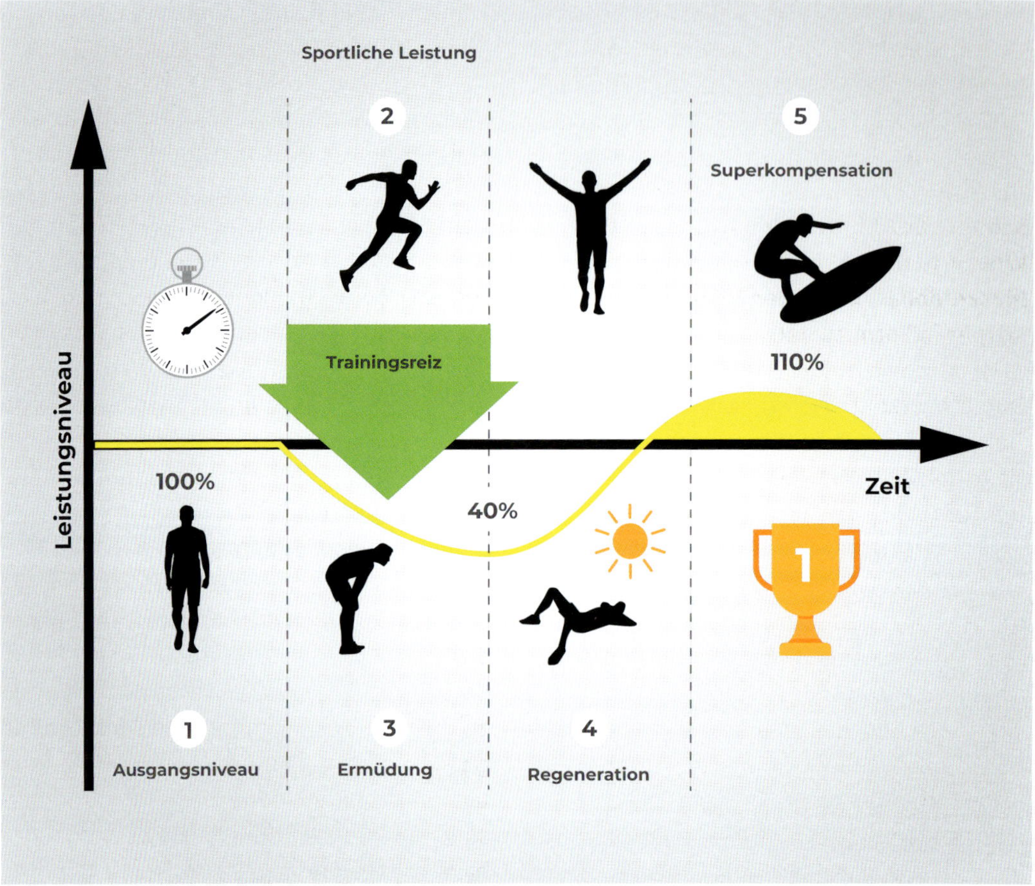

Die Muskeln arbeiten nach verschiedenen Muskelaktionsformen, dabei lässt sich nicht nur eine statische (ohne Bewegung) und dynamische Muskelaktionsform (mit Bewegung) unterscheiden. Eine erweiterte Differenzierung findet sich bei der dynamischen Muskelaktionsform, insofern wir zwischen der konzentrischen Muskelaktionsform (Beispiel: Wenn man eine Treppe hinaufgeht, müssen die entsprechenden Muskeln der Schwerkraft entgegenwirken, indem sie sich zusammenziehen, also kontrahieren.) und der exzentrischen Muskelaktionsform (Beispiel: Man geht die Treppe wieder herab und dieselben Muskel müssen nun das Körpergewicht bremsen und dabei der Schwerkraft nachgeben, damit man nicht unkontrolliert auf der nächsten Stufe landet.) unterscheiden. Wer schon einmal auf einem größeren Berg talwärts unterwegs war, weiß ganz genau, was das für die Muskulatur bedeutet! Diese Arbeitsweise verlangt dem Muskel die größtmögliche Anstrengung ab. Der Benefit daraus ist für Sie eine Steigerung der Kraftqualität und -quantität. So werden Ihre Muskeln nicht nur wachsen, sondern auch „getunt" und Ihre Leistungsfähigkeit enorm verbessert.

Jede einzelne Wiederholung wird **betont langsam** und **technisch sauber** ausgeführt. Auf diese Weise können Sie am besten vermeiden, dass die Übungen mit zu viel Schwung ausgeführt werden, und es wird sichergestellt, dass auch tatsächlich der gerade trainierte Muskel die Arbeit verrichtet. Eine ideale Zeitspanne für eine Bewegungswiederholung liegt bei etwa fünf bis sieben Sekunden, womit ausgeschlossen wird, dass Sie mit zu viel Schwung arbeiten.

Schon zwei kurze Trainingseinheiten pro Woche genügen, um dem altersbedingten Muskelabbau entgegenzuwirken und den Körper in Form zu halten.

Durch Workouts nach dem High-Intensity-Training-Prinzip (die HIT-Methodenvariante gilt als „State of the Art") betätigen Sie den absoluten Turbo-Booster hinsichtlich der Leistungsoptimierung. Voraussetzung ist, dass Sie bereits erfahren sind und „fitte" Muskeln haben, denn die Belastungen, denen Sie Ihren Körper aussetzen, sind hierbei deutlich höher. Bei dieser Trainingsform, auch als intramuskuläres Krafttraining bekannt, arbeiten Sie mit einer sehr hohen Intensität (hoher Widerstand). Es werden maximal bis zu sechs Wiederholungen pro Satz durchgeführt! Die Vorteile daraus sind Folgende:

- ✓ Optimierung des Nerv-Muskel-Zusammenspiels,
- ✓ auch die großen Muskelfasern kommen nun „mit ins Boot" – jene, die sonst nie beansprucht werden,
- ✓ exzellentes Muskel-Tuning für ein sportliches Aussehen,
- ✓ Ihre Muskeln werden so schnell zu „Formel-1-Krachern",
- ✓ dabei entsteht keine Gewichtszunahme.

Basics fürs Training
Eine Wiederholung ist die einmalige Durchführung einer Übung. Eine Serie oder ein Satz nennt man eine bestimmte Anzahl von Wiederholungen. Zwischen den Sätzen sollten Sie bitte immer eine angemessene Pause einlegen.

INTENSITÄT – DIE DOSIS BRINGT DEN ERFOLG

Die Intensität ist der wichtigste Faktor, um ein Training gezielt zu steuern. Dabei reagieren unsere Muskelfasern auf zwei verschiedene Hauptmechanismen: die Bewegungsgeschwindigkeit und die Belastungsintensität. Jedoch ist es nicht möglich, jede Übung beliebig schnell auszuführen, um nachhaltig sämtliche weißen Muskelfasern zu erreichen und zu trainieren. Bei geringen Trainingsanforderungen kontrahieren daher fortwährend nur eine geringe Anzahl an Muskelfasern (meist die roten, gut durchblutenden und somit eher ausdauernden Muskelfasern) – und zwar jene Muskelfasern mit einer niedrigen Reizschwelle, die bei den entsprechenden Bewegungen stets zuerst aktiviert werden. Wenn Sie jedoch, wie beim High-Intensity-Training, bis zum Punkt des momentanen Muskelversagens trainieren, müssen zwangsweise nach und nach immer neue Muskelfasern zugeschaltet werden, um die Bewegung überhaupt aufrechterhalten zu können. Über diese Trainingsform gelingt es Ihnen sogar, jene weißen (weiß aufgrund ihrer geringen Durchblutung, jedoch ermöglichen sie höchste Belastungsintensitäten) Muskelfasern zu aktivieren, die eine hohe Reizschwelle besitzen und daher bei geringen Belastungen gar nicht kontrahieren. Aber es lohnt sich, denn diese besondere Gattung der weißen Muskelfasern macht Ihre Muskeln erst so richtig fit und äußerst leistungsfähig, ohne dass das Volumen (Gewicht) der Muskeln konstant weiter zunimmt.

Wissen zum Thema „Reizschwelle"
Nehmen wir einmal an, wir wollen ein Lagerfeuer entfachen und versuchen, mit Streichhölzern ein trockenes Blatt Papier zu entzünden.

Vermutlich wird sich das Blatt sehr schnell entzünden, da es bereits bei geringen Temperaturen entflammt („geringe Reizschwelle"). Ein anderes Mal steht uns jedoch nur ein nasses Blatt zur Verfügung. Hier wird nun eine stärkere Feuerquelle benötigt, um das nasse Papier zu entzünden („hohe Reizschwelle").

Intensivierungsmethoden

✓ **Das Bewegungstempo verlangsamen**
Führen Sie die Workouts mit einem sehr langsamen Tempo durch. Diese Art der Ausführung schont nebenbei auch Ihre Gelenke! >Oder aber das Tempo explosiv gestalten<

✓ **Ein Maximum an Wiederholungen in einem bestimmten Zeitraum ausführen**
Wichtig dabei ist es, die Übungen in korrekter Ausführung durchzuführen. Die Übungen dürfen für diesen Zweck nicht zu komplex sein.

✓ **Komplexere Bewegungsabläufe**
Erhöhen Sie die Intensität und Funktionalität; dadurch steigern Sie den möglichen Benefit in einem Workout. Fügen Sie dazu Übungen für den Oberkörper mit Übungen für die Beine zusammen (z. B. Burpee). So komplex sich auch unsere Bewegungen im Alltag erweisen, es bedarf derselben Komplexität für unser Training.

✓ **Am Ende einer Bewegung kleine Muskelkontraktionen**
Führen Sie zunächst die Bewegung einer Übung in ihrem vollen Bewegungsradius aus. Bauen Sie jedoch am Ende der Bewegung minimale Endkontraktionen der Muskulatur ein.

✓ **Stakkato**
Unterbrechen Sie Ihre Übungen an mehreren Stellen während der Bewegung, halten dort kurz inne und führen dann die Bewegung weiter durch.

✓ **Prinzip der Vorermüdung**

Führen Sie Übungen nach vorheriger Ermüdung durch andere Bewegungen aus oder beginnen Sie sie vollkommen erholt.

✓ **Reduzierungsprinzip**
Führen Sie eine Übung mit der von Ihnen gewählten Intensität bis zum Punkt des momentanen Muskelversagens aus. Beim nächsten Satz erleichtern Sie dieselbe Übung und führen diese aus, bis Sie nicht mehr können. Ein weiteres Mal erleichtern Sie ihre Übung erneut, um dann wieder bis zur Muskelermüdung zu trainieren.

✓ **Gesetz der Hebelwirkung**
Verstärken oder reduzieren Sie die Hebelwirkung einzelner Körperteile.

✓ **Eins statt zwei**
Führen Sie ausgewählte Übungen jedes Mal nur mit einem Arm oder einem Bein aus.

✓ **Profitieren Sie von all Ihren Sinnen**
Labile oder unebene Untergründe, kinästhetische Wahrnehmungsschulung, labile Tools, Augen offen oder geschlossen.

Ein perfektes Workout für Ihre Muskeln sollte idealerweise folgende Eigenschaften in sich vereinen:

Es sollte …

- ✓ … koordinativ anspruchsvoll sein: Machen Sie möglichst viele frei geführte Bewegungen, die möglichst viele Muskeln mit einbeziehen.
- ✓ … harmonisch sein: Trainieren Sie alle auf ein Gelenk einwirkende Muskeln und harmonieren Sie dadurch positiv den Muskeleinfluss auf das jeweilige Gelenk.
- ✓ … intelligent sein: Maximieren Sie Ihre Bewegungsintelligenz durch regelmäßiges und abwechslungsreiches Trainieren.
- ✓ … kombiniert werden: Kombinieren Sie immer wieder unterschiedliche Übungen miteinander.
- ✓ … intensiv sein: Ihr langfristiges Ziel ist es, athletisch definierte Muskeln zu bekommen. Dann ist ein Workout mit hohen Belastungen und wenigen Wiederholungen notwendig.
- ✓ … brennend sein: Die Muskeln sollen wachsen? Dann lassen Sie die Muskeln brennen!

ERNÄHRUNGSTIPP

Abnehmen mit dem Stoffwechsel-Booster Capsaicin und Magnesium

Capsaicin, das gemahlen auch Cayenne-Pfeffer genannt wird, führt zu einem Anstieg der Körpertemperatur und dies steigert den Energieverbrauch. Auch hemmt Capsaicin den Appetit und beschleunigt gleichzeitig den Fettabbau. Kombiniert mit Magnesium kann man die positive Wirkung auf den Gewichtsverlust noch weiter verstärken. Magnesiummangel verhindert das Abnehmen. Magnesium treibt den Stoffwechsel an. Magnesium fördert über seinen Einfluss auf den Blutzuckerhaushalt den Fettabbau.

Bodyweight-Training für einen athletischen Körper

Sie wollen eine athletische Körperform erlangen, aber kein Erscheinungsbild wie Arnold Schwarzenegger? Dann trainieren Sie am besten intensiv und verbunden mit nur wenigen Wiederholungen.

Profitieren Sie mit folgenden Trainingsschemata. Bei regelmäßigen Training könnten Sie bereits nach wenigen Wochen definierter aussehen:

- ✓ Je Übung nur 1 bis 3 Sätze.
- ✓ Erster Satz: 10 Wiederholungen.
- ✓ Zweiter Satz: 8 Wiederholungen.
- ✓ Dritter Satz: 6 Wiederholungen.

Halten Sie unbedingt eine Pause von ein bis zwei Minuten zwischen den Sätzen ein. Bei dieser Methode endet grundsätzlich jeder Satz mit einem momentanen Muskelversagen (muskuläre Erschöpfung)! Sie müssen dabei an Ihre muskuläre Grenze kommen. Führen Sie alle Bewegungen zwar zügig, aber kontrolliert aus.

Mehr bedeutet nicht besser

Wer zu häufig trainiert und dabei immer wieder die gleichen Muskeln beansprucht, beraubt seinen Muskeln die Chance, sich zu erholen. Ohne die benötigte Zeit für eine Trainingsanpassung wird es Ihnen nicht gelingen, stärker, geschweige denn leistungsfähiger zu werden. Die beste Devise auch beim Krafttraining ist also Maßhalten. Bei niedrigen Belastungen können Sie fast täglich trainieren. Bei sehr intensiven Belastungen sieht es anders aus; dann empfiehlt es sich, dies für eine Muskelgruppe maximal zwei bis dreimal pro Woche durchzuführen. Aus dem Bericht „Global health risks – mortality and burden of disease attributable to selected major risks" der Weltgesundheitsorganisation (WHO) aus dem Jahr 2009 geht hervor, dass Bewegung mittlerweile zu einem der wichtigsten globalen Einflussfaktoren für die Reduktion nicht-übertragbarer Erkrankungen, wie z. B. Herz-Kreislauf-Erkrankungen, Diabetes Typ 2, Depression und Krebserkrankungen, geworden ist. Die WHO empfiehlt jedem erwachsenen Menschen, unabhängig von Alter, Geschlecht und Herkunft, mindestens 150 Minuten moderates Training pro Woche auf drei bis fünf Tage verteilt oder 75 Minuten intensives Training, jeweils auf drei bis vier Einheiten verteilt, zusätzlich zwei Einheiten pro Woche mit Krafttraining und regelmäßig Beweglichkeitsübungen. Idealerweise sollte die Aktivität auf möglichst viele Tage der Woche verteilt werden. Jede Einheit sollte allerdings mindestens zehn Minuten am Stück dauern.

DIE ZEHN-KÄMPFER-METHODE

Bis Zehnkämpfer, auch Olympia-Gladiatoren genannt, einen solch ästhetischen Körperbau bekommen wie etwa der Zehnkämpfer Ashton Eaton (Vereinigte Staaten, olympisches Gold 2016 in Rio de Janeiro), kann es etwas dauern. Dieses Ergebnis kommt jedoch nicht von ungefähr. Profitieren auch Sie von den Erfahrungen einer der vielseitigsten Sportarten der Welt, denn ein Zehnkampf besteht aus folgenden Disziplinen: Weitsprung, Kugelstoßen, Hochsprung, 400 Meter, 110 Meter Hürden, Diskuswerfen, Stabhochsprung, Speerwerfen, 1500 Meter. Dazu müssen Sie nicht unbedingt einer von ihnen werden. Gewiss hat jeder Zehnkämpfer seine eigenen Vorlieben und Stärken hinsichtlich einer dieser vielen Disziplinen, im Grunde sind sie jedoch alle Allrounder. So vielschichtig ihr Training strukturiert ist, so vielseitig hat sich ihre Muskulatur, eben ihr athletischer Körperbau, entwickelt. Wieso machen wir uns nicht ihre Trainingsvariationen zunutze? Dies gelingt am besten, sobald wir unser eigenes Training so variabel wie möglich gestalten. Die wesentlichen Aspekte, die Sie jederzeit selbst modifizieren können, sind:

- ✓ den Trainingstag variieren (Montag/Mittwoch/Samstag oder Dienstag/Donnerstag/Sonntag), ebenso die Tageszeit (morgens/

vormittags/nachmittags/abends);

- ✓ den Trainingsort wechseln (indoor/outdoor, vielleicht sogar im Wasser);
- ✓ die zeitliche Dauer einer Workout-Einheit variieren (20/30/45 Minuten);
- ✓ Variationen der Trainingsgestaltung (zeitorientiert, aufgabenorientiert, Zirkeltraining, Stationstraining);
- ✓ die Anzahl der Wiederholungen oder Sätze bei einer Übung verändern;
- ✓ Übungen auf instabilen Untergründen (z. B. Balanza® Freeride, TOGU Jumper®, Aero-Step® oder auf einer Gymnastikmatte) ausführen;
- ✓ Übungsvariationen für denselben Muskel nutzen. Hierzu ein Beispiel: Sie wollen die Bauchmuskeln trainieren? Naheliegend und sehr effektiv wäre die Übung „Käfer", aber auch mit weiteren Übungen lassen sich Ihre Bauchmuskeln stählen: Windmühle, Planke, Side-Crunch, Becken heben, Beine absenken u. a.

Fremdgehen erlaubt!

Ja, sportlich betrachtet ist es wünschenswert, wenn Sie außerhalb Ihrer Lieblingsdisziplin bei anderen Sportarten „fremdgehen" würden. Noch in der Zeit meiner Praktika an der Medizinischen Fakultät Tübingen (Abteilung für Sportmedizin) sowie in der SpOrt Medizin Stuttgart durfte ich öfter miterleben, wie äußerst ambitionierte Freizeit- und Leistungssportler zu intensiv und zu einseitig trainierten. Überambitionierte Sportler, die so intensiv trainieren und in einem Jahr mehrere Marathons, teilweise noch Ultraläufe (deutlich mehr Kilometer als ein Marathon mit 42,195 km), absolvieren, riskieren bei einer derart extremen, einseitigen körperlichen Belastung, dass sich Gelenke zu schnell abnutzen (→ „Sport-"Arthrose), ihre Bänder überbeansprucht werden und möglicherweise gar reißen sowie das (Binde-)Gewebe entzündet. Gleich von Beginn an hat unser damaliger Lehrer für Trainingslehre im ersten Semester in mir die Leidenschaft zum Laufen geweckt und uns alsbald ermahnt, in der Übergangs- oder Erholungsphase auch andere Ausdauersportarten mit in den Trainingsalltag zu integrieren. In einfachen Worte ausgedrückt: Ein routinierter Läufer sollte wissen, dass er während der intensiven Trainingsphase durchaus seine Lauftechnik sowie seine ganz spezielle „Lauf-"Ausdauer verbessern sollte. Um jedoch unnötigen einseitigen Verschleiß seines Bewegungsapparates vorzubeugen, wäre es ratsam, in der Übergangsphase auf alternative Ausdauersportarten wie etwa Skilanglauf, Radfahren oder Schwimmen zurückzugreifen. Auch mit diesen Disziplinen gelingt es, die allgemeine Ausdauerfähigkeit zu steigern. Natürlich tut auch ein Fitnesssportler gut daran, sich abwechslungsreich in seiner Freizeit mit ganz anderen Bewegungsformen fit zu halten: Badminton, Frisbee, Mountainbike, Beachvolleyball, Bouldern, Bergwandern

ERNÄHRUNGSTIPP

Süßkartoffel – die tolle Knolle

Süßkartoffeln sind prall gefüllt mit Nähr- und Vitalstoffen. Ihre Farbe verdanken sie bestimmten sekundären Pflanzenstoffen. Sie verfügen über eine antioxidative Wirkung und sind außerdem eine gute Quelle für Mineralstoffe und Vitamine. Hochwertige Ballaststoffe runden dieses wertvolle Nahrungsmittel ab.

In vielen Bereichen kann sie die normale Kartoffel ersetzen, jedoch gibt es bestimmte Gerichte (z. B. Kartoffelsalat), bei denen die normale Kartoffel unverzichtbar ist.

oder auf der Slackline im Park mit seinem Gleichgewicht ringen, um nur ein paar motivierende Bewegungsformen zu benennen. So wie ein Läufer davon profitieren kann, seine Laufeinheiten auf immer wieder wechselndem Terrain (Asphalt, Feld- und Waldwege, querfeldein, Strand, Tartanbahn, Wiese) absolviert und infolge dessen seine propriozeptorischen Fähigkeiten pusht, so empfiehlt es sich auch für den Fitnesssportler, sein Workout derart zu gestalten, dass sein Körper stets aufs Neue mit ganz unterschiedlichen Reizen konfrontiert wird. So ist es denkbar, seine Liegestütze entweder in der Wohnung auf dem Teppichboden, hinter dem Haus auf der Wiese, mitten im Wald, in Verbindung mit dem Sling-Trainer, auf der Bank vor der Grillhütte, im Park quer über der großen Treppe, zu Hause auf dem weichen Bett, gar auf einem Stand-Up-Paddling-Board (SUP-Board) oder einfach mit den Händen auf einer zusammengerollten Gymnastikmatte aufgestützt zu machen. Je vielseitiger Sie trainieren, umso flexibler bleibt nicht nur Ihr Körper, ebenso Ihr Geist. Wichtig hierbei, finde ich, ist in erster Linie, dass es Ihnen Freude bereitet, dass Sie dabei Spaß haben können, auch wenn Sie nicht gleich zu einem Weltmeister werden.

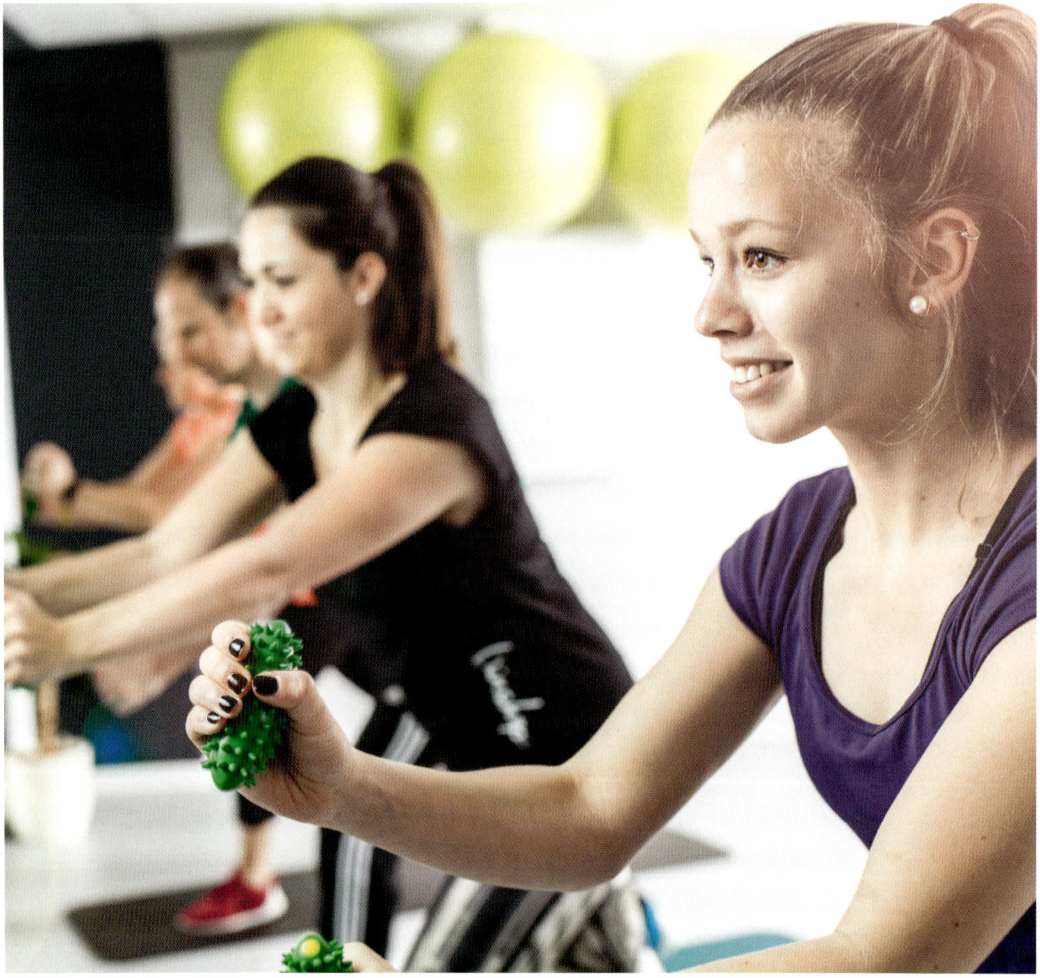

3d

MOTIVATION

DIE BASICS RUND UM FUNCTIONAL FITNESS

Jeder Tag birgt das Potenzial in sich, der perfekte Tag für einen Neubeginn zu sein. Sie müssen ihm nur die Chance dafür geben. Mal ganz ehrlich, ich kenne nur ganz wenige Menschen, die Tag für Tag immer hochmotiviert ihr Trainingsprogramm absolvieren. Ich finde, das ist auch nicht zwingend notwendig. Unser Leben ist geprägt vom stetigen Wandel, ob beruflich oder privat. In jedem unserer Lebensabschnitte hat Sport eine andere Gewichtung, jedoch sollte er uns ein stetiger Begleiter – als eine Art roter Faden – sein. Am besten nichts erzwingen! Denn Willensstärke allein ist ein schlechter Motivator. Auch ich bin ein „Perioden-"Sportler, damit meine ich, dass es Zeiten gibt, in denen ich fast täglich voller leidenschaftlich trainiere, und Phasen, in denen ich mit der Vorfreude, es bald wieder zu tun, abfinde. Immer wieder gibt es Anlässe, die mich pushen, wieder mehr Sport zu machen, wie zum Beispiel der Besuch einer Sportveranstaltung. Auch wenn ich mir wieder mal ein neues Sportbuch gekauft habe (so wie Sie nun mit meinem Buch in Ihren Händen) und die Bilder sehe, welche mich animieren, es gleich und sofort in die Tat umzusetzen. Wussten Sie, dass körperliche Aktivität unsere Gefühle und Gedanken positiv beeinflussen kann? Die durch Bewegung unserer Muskeln entsandten biochemischen Botenstoffe (Myokine) wirken nicht nur auf die menschliche Physis, sondern auch auf das Erbgut, steigern die Wirksamkeit des Immunsystems, fördern die Leber zur Verwertung von Zuckern, helfen Fettdepots abzubauen, vermindern Arterienverkalkung, regen die Verdauung an und fördern das Wachstum von Knochengewebe. Vor allem aber steigert körperliche Aktivität die Lebensqualität – und somit auch den Geist. Denn wer Sport treibt, beflügelt geradezu die eigenen Kräfte seines Verstandes und stärkt seine Psyche. Denn die ausgeschütteten Botenstoffe setzen in unserem Rechenzentrum die Produktion einer Substanz in Gang, die das Wachstum der Synapsen (dem Bindeglied zwischen den Gehirnzellen) anregt. Es reicht aus, sich dreimal pro Woche für jeweils 30 Minuten sportlich zu betätigen, um die Botenstoffproduktion anzukurbeln und damit die eigenen geistigen Leistungen zu verbessern. Wer also daher seinen Body mittels regelmäßigen Trainings ausreichend beschäftigt, der tut nicht nur seinem Körper rundum etwas Gutes, sondern bleibt auch dort beweglich und fit, wo es vielleicht am wichtigsten ist: im Kopf.

Gewiss ist diese Erkenntnis nicht neu: Lange schon vor Turnvater Jahn (1778–1852) auf der Hasenheide bei Berlin oder gar dem Mitbegründer des Schulturnens, Johann Christoph Friedrich GutsMuths (1759–1839), wussten bereits die Gelehrten im Altertum, dass Leibesübung und Stimmung des Menschen unmittelbar miteinander zusammenhängen.

„Ein gesunder Geist
in einem gesunden Körper."

frei nach dem römischen Dichter Juvenal

Gäbe es jemals ein Medikament, das sämtliche positiven Wirkstoffe einer körperlichen Bewegung in sich vereinen könnte, würde es wohl auf jedermanns Nachtisch zu finden sein.

Die Vier-Säulen-Motivations-Strategie

1) Zu Beginn nicht zu viel wollen

Gerade Anfänger (und Wiedereinsteiger) setzen sich oft unrealistische Ziele, die dann unweigerlich zu Frust führen. Kleine machbare Vorsätze (Etappenziele) versprechen größeren Erfolg.

2) Konkrete Vorsätze fassen

Um eine Absicht in die Tat umzusetzen, helfen kleine „Denkzettel": Wann mache ich mein Workout? *Montag um 19 Uhr direkt nach meiner Arbeit, noch vor meinem Lieblingskrimi. Wo? Im bereits tags zuvor zurechtgemachten Sportzimmer. Und gegebenenfalls mit wem? Mit meinem Sohn/meiner Tochter zusammen, ein taffes „Männer-Workout" bzw. „Frauenpower".*

3) Erinnerungsstützen bilden

Vom Merkzettel am Badezimmerspiegel, über das aufgeräumte Sportzimmer bis zur gepackten Sporttasche, die Sie gleich morgens mit zur Arbeit nehmen: Dies sind alles zwar nur Kleinigkeiten, können aber den ausschlaggebenden Anstoß geben.

4) Gönnen Sie sich eine Belohnung

Wenn Sie ein Zwischenziel erreicht oder wieder einmal den inneren Schweinehund überwunden haben, gönnen Sie sich ruhig eine Belohnung. Was das ist, bleibt ganz Ihren Vorlieben überlassen: ein schönes Schaumbad oder eine Wohlfühlmassage vom Partner, ein leckeres Essen mit einem guten Glas Wein, ein Besuch im Kino oder vielleicht neue Sportschuhe. Die Selbstbelohnung ist ein wirksames Instrument, um Willen aufzubringen.

Eine beliebte Methode bei routinierten Sportlern ist die Kraft der positiven Gefühle (Imagination). Nach einer Trainingseinheit, wenn der Organismus wieder zur Ruhe kommt, stellt sich bei den meisten Sportlern ein Zustand großen Wohlbefindens ein – gerade diese Empfindungen können eine starke Motivation sein.

ERNÄHRUNGSTIPP

Stevia – süß, aber gesund

Stevia, auch Honigkraut genannt, ist eine süßschmeckende Pflanze aus Südamerika, die in vielen Ländern weltweit zu einem gesunden Süßungsmittel verarbeitet wird. Sie enthält weder Kalorien noch Zucker, reguliert den Blutzuckerspiegel und schützt die Zähne vor Kariesbefall.

Im Vergleich zu unserem heimischen Rübenzucker ist die Stevia-Pflanze 30-mal süßer. Die konzentrierte Süße, die aus Stevia gewonnen wird, heißt Steviosid und ist etwa 300-mal süßer als gewöhnlicher Haushaltszucker.

3e

DIE KRAFT DER FILIGRANEN FASERN

DIE BASICS RUND UM FUNCTIONAL FITNESS

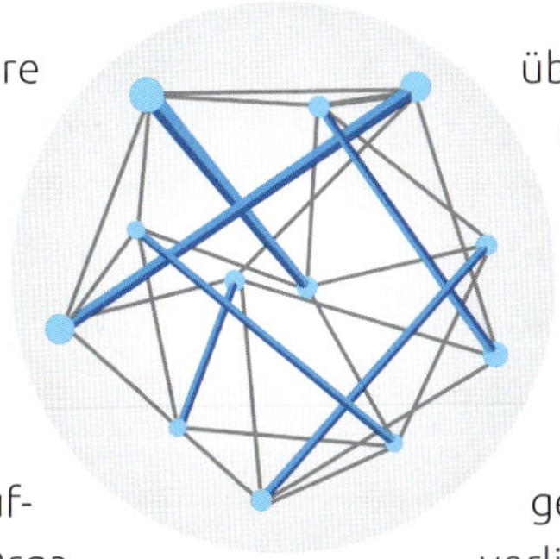

Eine Art Füllmasse ohne höhere Funktion – so wurde noch bis vor Kurzem von vielen Wissenschaftlern das menschliche Bindegewebe („Faszien", von lat. Fascial – Band) eingestuft. Gerade diese winzigen Fasern übernehmen viele wichtige Aufgaben in unserem gesamten Organismus. Die Faszien stützen – fast unsichtbar – unseren Körper, schützen die inneren Organe, leiten die Kraft der Muskeln auf die Knochen, speichern Wasser, Fett und Nährstoffe, dienen der Immunabwehr und lassen Wunden heilen. Wie ein Korsett umgibt das Bindegewebe sämtliche Muskeln und Organe. Zum Bindegewebe zählen auch Bänder, Kapseln und Sehnen. Erst dessen Fasern verleihen unserem Körper seine Form – und ermöglichen, etwa bei einem Burpee, dass sich unsere inneren Organe anschließend noch am rechten Platz wiederfinden und der gesamte Leib unter Spannung bleibt. Richtig trainiert, stärkt es langfristig unsere Gesundheit und vermag sogar chronische Schmerzen zu lindern – nicht nur im Rücken. Das Bindegewebe ist das größte Sinnesorgan – → der sechste Sinn unseres Körpers – und ist verantwortlich dafür, dass wir unsere Beine, Arme und Hände koordiniert und zielgenau zu bewegen vermögen. Doch gerade, weil so viele empfindliche Sensoren die Faszien durchziehen, können die einzelnen Faserstränge uns auch Unannehmlichkeiten bereiten. So führen Fehlhaltungen im Alltag – ein überstreckter Hals beim Squat, ein leichter Buckel bei der Arbeit vor dem Laptop oder beim Schreiben einer WhatsApp-Nachricht am Smartphone – dazu, dass die Faszien verfilzen wie die Wollfäden eines zu heiß gewaschenen Wollpullovers. Somit verlieren sie ihre Geschmeidigkeit und Elastizität. Diese Prozesse beginnen bereits nach ca. 20 Minuten! Fast jeder kennt die Steifheit, wenn man länger in einer Position gesessen hat. Selbst psychischer Druck scheint sich auf die Faszien auszuwirken. Am wichtigsten ist die regelmäßige Bewegung, dies fördert die Regeneration der Faszien. Wer leicht hüpft (Rope Skipping) oder seinen Oberkörper schwingen lässt, fördert die Elastizität der Sehnen und Muskelfasern. Beim Dehnen sollte man möglichst ganze Faszienzugbahnen (Muskelketten) dehnen, etwa entlang des Rückens (der Thorakolumbalfaszie) oder der Körperseiten. Das Bindegewebe ist trainierbar und „wächst" langfristig – dies kann jedoch bis zu sechs Monate oder länger dauern – mit seinen Aufgaben! Das Ziel der Faszienübungen sollte sein, sich wiegen, biegen und beugen zu können wie der Baum im Wind!

Eine klassische Gliederung des Faszientraining in vier Teilbereiche

1. Fascial Release

Ziel: Wiederherstellung einer flexiblen, elastischen und funktionellen Faserstruktur sowie die Wiederherstellung einer freien Gleitbeweglichkeit der unterschiedlichen Gewebeschichten untereinander. Mit Hilfenahme von Formrollen, Tennis- oder Golfbällen lassen sich gezielt sogenannte Faszienverklebungen auflösen (→ „Ausbügeln" des Bindegewebes).

2. **Fascial Stretch**
   Ziel: Dynamische Dehnung führt zu einer Verbesserung der Gesamtarchitektur des Bindegewebes und eine Zunahme an Schnellkraft.
3. **Rebound Elasticity**
   Ziel: Aktivierung der elastischen Fasern für die Bewegungen; der „Katapult- oder Gummiband-Effekt" ermöglicht durch sanftes sowie leises Federn Schwünge und Sprünge. Ein Beispiel dafür ist das Springen auf einem Trampolin, auch das klassische „Sackhüpfen" aus Kindestagen gehört dazu.
4. **Sensory Refinement**
   Ziel: Propriozeptives Training reduziert myofaszialen Schmerz und verbessert die Propriozeption. Erzielbar durch Achtsamkeitstraining, einem bewussten Fühlen und Wahrnehmen, in sich hinein spüren können und dabei die eigenen Grenzen respektieren.

Spezifisches Faszientraining kann eine höhere Leistungsfähigkeit des Körpers (Kraftübertragung, Bereitstellung von Kraft), einen schnelleren Heilungsprozess und einen besseren präventiven Schutz des Körpers (Gelenke und Organe) bewirken. Gut zu wissen: Faszien benötigen länger für die Regeneration (ca. 2,5 Tage) als z. B. Muskeln, d. h., dass man im Training darauf Rücksicht nehmen sollte (Prinzip der Superkompensation).

Fazit: Übungen für die Faszien sollten das gewohnte Workout-Programm nicht ersetzen, sondern ergänzen.

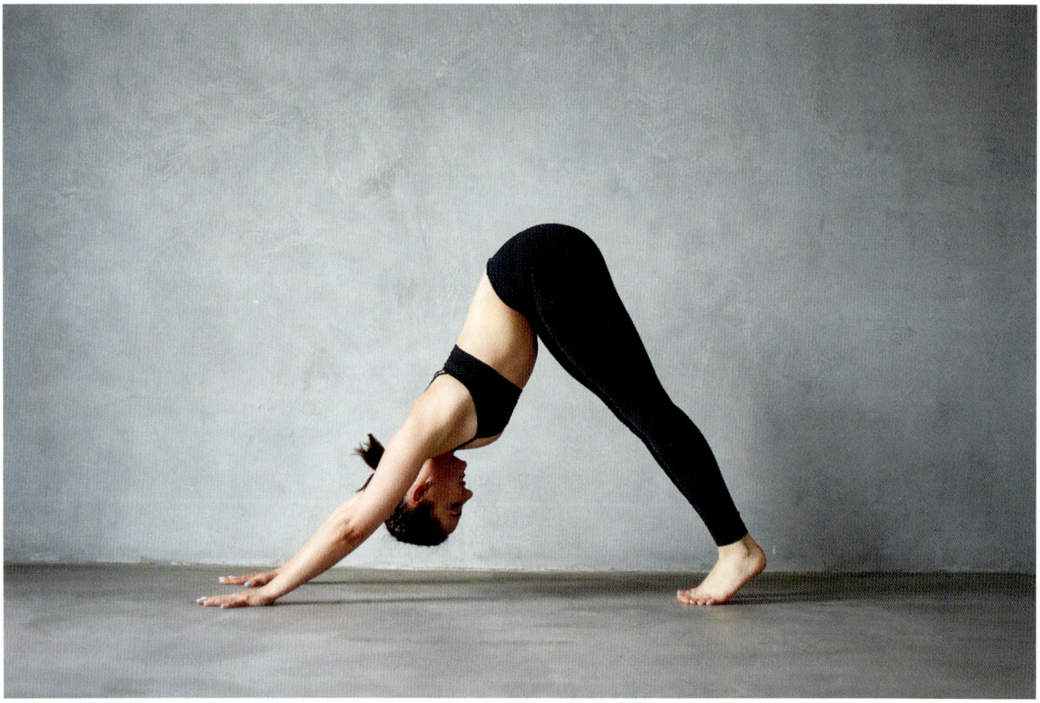

3f

SPORTVERLETZUNGEN ...WAS NUN?

DIE BASICS RUND UM FUNCTIONAL FITNESS

Es gibt drei Phasen, die bei der Wundheilung beachtet werden sollten.

1. Entzündungsphase

In dieser Phase sollte der Körper mit wichtigen Nährstoffen versorgt werden. Eine Einnahme von natürlichen, entzündungshemmenden Lebensmitteln hilft, den entzündlichen Prozess zu stoppen und wieder ein gesundes Niveau zu erreichen. Dies können wertvolle Fette sein wie Olivenöl, Avocados, Leinsamen, Nüsse und Fisch, am besten Lachs oder Makrelen. Hierbei kommt es auf den hohen Gehalt an sogenannten Omega-3-Fettsäuren an!

Auch einige Gewürze, Kräuter, Enzyme und Tees besitzen entzündungshemmende Eigenschaften und unterstützen den Heilungsprozess. Unter anderem sind besonders geeignet: Kurkuma, Knoblauch (frischer Knoblauch wirkt stark entzündungshemmend, blutreinigend und stärkt das Immunsystem, eine frische Knoblauchzehe zerdrücken und jeden Morgen auf nüchternen Magen mit einem Glas warmen Zitronenwasser trinken), das Enzym Bromelain in Ananas, grüner Tee (pro Tag können zwei bis drei Tassen Tee getrunken werden, grüner Tee liefert entzündungshemmende Antioxidantien und zusätzlich unterstützt er den Entgiftungsprozess im Körper) und Heidelbeeren.

2. Proliferationsphase

Diese Phase beginnt etwa am dritten Tag nach der Verletzung. Beschädigtes Gewebe wird entfernt und neue Blutgefäße werden gebildet, um den Heilungsprozess anzuregen. Dies erhöht die Stoffwechselrate um 15 bis 50 Prozent, daher benötigt der Körper mehr Energie. Die täglichen Mahlzeiten sollten aus ausreichend Proteinen, gesunden Fetten, hochwertigen Kohlenhydraten, außerdem reichlich Obst und Gemüse bestehen.

Lebensmittel mit einem von Natur aus hohen Gehalt an Proteinen: Hülsenfrüchte, Eier, Quinoa, braunes Reisprotein.

Wertvolle Fette: Fette dienen dem Körper als Energiequelle, helfen wichtige Vitamine (A, D, E, K) aufzunehmen und schützen vor Entzündungen. Zu diesen Fettquellen zählen Kokosöl, Olivenöl, Avocados, Chia-Samen und Lachs.

Hochwertige Kohlenhydrate: Kohlenhydrate aus Hülsenfrüchten, Obst und Gemüse sind während der Proliferationsphase sehr sinnvoll. Fehlen dem Körper Kohlenhydrate, werden Proteine als Energiereserve genutzt und dadurch der Heilungsprozess verlangsamt.

Frisches Obst und Gemüse bestehen zu einem Großteil aus Wasser und liefern entzündungshemmende Antioxidantien. Sie verbessern den Blutfluss und unterstützen dadurch den Heilungsprozess. Hierzu gehören Obst- und Gemüsesorten wie zum Beispiel Möhren, Brokkoli, Ananas, Erdbeeren, Granatäpfel und Sauerkirschen.

3. Remodellierungsphase (Wundheilungsphase)

Während dieser Phase werden Kollagenfasern gebildet, um das beschädigte Gewebe zu verfestigen und zu stabilisieren. Diese Phase kann bis zu einem Jahr andauern. Vitamin A und C, Kupfer, Zink, Arginin und Glutamin sind während dieser Phase sehr hilfreich. Vitamin A und C unterstützen die Produktion von Kollagenfasern. Infolgedessen wird das Bindegewebe und das Immunsystem gestärkt. Vitamin A und C sind besonders in Kohl, Brokkoli, Paprika, Beeren, Petersilie und Hagebutten enthalten.

Kupfer unterstützt die Bildung der roten Blutkörperchen und stärkt mit Vitamin C zusammen das Bindegewebe. Zink spielt eine wichtige Rolle bei der Proteinsynthese und ist an der Geweberegeneration beteiligt. Kupfer und Zink sind in Sonnenblumenkernen, Cashewkernen, Sesam und Haselnüssen enthalten.

Arginin und Glutamin sind zwei Aminosäuren. Das Arginin hilft, durch die Produktion von Stickstoffmonoxid im Gewebe, den Blutfluss zum verletzten Bereich zu erhöhen. Glutamin regt den Stoffwechsel an und unterstützt die Regeneration des Gewebes. Beide Aminosäuren sind in braunem Reisprotein und Erbsenprotein enthalten und können auch als Shake getrunken werden.

Mit den natürlichen Nährstoffen in Lebensmitteln kann der Heilungsprozess einer Verletzung nicht nur unterstützt, sondern darüber hinaus auch beschleunigt werden. Neben einer nährstoffreichen Ernährung ist es außerdem wichtig, ausreichend Wasser zu trinken. Das Wasser unterstützt sämtliche Zellprozesse, verbessert den Blutfluss und dadurch die Regeneration des beschädigten Gewebes.

Mineralwasser – die Mischung macht's

ERNÄHRUNGSTIPP

Trinken: wann – wie viel – was

Weniger als 60 Minuten Sport:

Wird maximal eine Stunde Sport betrieben, ist es ausreichend, vor und nach dem Sport Wasser zu trinken.

Über 60 Minuten Sport:

Hier sollte auch während der Aktivität getrunken werden. Es empfiehlt sich, mit dem Trinken früh zu beginnen. Bei Spielsportarten gleich ab der ersten Pause, bei Ausdauersportarten alle 20 Minuten.

Getränkeempfehlung: kohlensäurearmes, mineralstoffhaltiges Mineralwasser (Verhältnis von Magnesium zu Calcium 1:3), Saftschorle (Mischung 1:2, ein Teil Saft, zwei Teile Wasser)

Auf eine ausreichende Flüssigkeitszufuhr ist immer zu achten. 1,5–2 Liter am Tag – bei sportlicher Betätigung natürlich mehr, da unser Körper durch das Schwitzen sowie durch verstärkte Atmung viel Flüssigkeit verliert.

4.

DAS AUFWÄRMEN

a
Mentales Aufwärmen
mit Life Kinetik®

b
Life-Kinetik®-Übungen
für die Praxis

c
Warm-up

d
Die richtige Atmung
macht's aus

Als ein unverzichtbarer Part vor jeder körperlichen Aktivität sollte eine sinnvolle und ebenso motivierende Erwärmung stehen. Die passende Musik im Hintergrund als eine Art Ritual wird die Vorfreude auf das kommende Workout positiv beeinflussen. Noch bevor Sie Ihre „Hardware" (Körper) so richtig einheizen, macht es durchaus Sinn, zuallererst Ihre „Software" (Geist) auf die kommende Belastung zu programmieren, damit sich Ihre Gedanken nicht noch während dem eigentlichen Training in der Warteschleife befinden und Sie das letzte Gespräch im Büro vergeblich analysieren, die Einkaufsliste von morgen durchgehen, sämtliche Aktivitäten des kommenden Wochenendes checken oder gar daran denken, wie bequem es jetzt doch auf dem Sofa sein könnte. Lenken Sie Ihr Gehirn doch ab bzw. konzentrieren Ihre Gedanken allein auf die Ausführung folgender mentaler Warm-up-Übungen, angelehnt an das Life Kinetik®-Prinzip. Hierbei zählt ausnahmsweise mal nicht die Perfektion in der Übungsausführung, sondern die aktiven Versuche, sich den gestellten Anforderungen/Übungen zu stellen, bei möglichen „Fehlern" mit einem inneren Lächeln über die eigene Fehlbarkeit bei den einzelnen Übungen zu antworten. Damit es überhaupt gelingt, die folgenden Übungen auszuführen, verlangt es der ganzen Aufmerksamkeit unseres Gehirns und es sollte daher nicht gleichzeitig an andere Dinge denken.

4a

MENTALES AUFWÄRMEN MIT LIFE KINETIK®

Der wichtigste Grundsatz beim Training mit Life Kinetik® ist: Die verschiedenen Übungen werden niemals so oft wiederholt, dass man sie fehlerfrei beherrscht. Ein plastisches Beispiel aus der Praxis: Wird eine Life Kinetik®-Übung, sagen wir einmal, zehnmal durchgeführt und von diesen zehn Ausführungen können wir etwa fünf korrekt durchführen, sind bereits so viele Synapsen im Gehirn miteinander verbunden worden, dass es die Übung als Routine abgespeichert

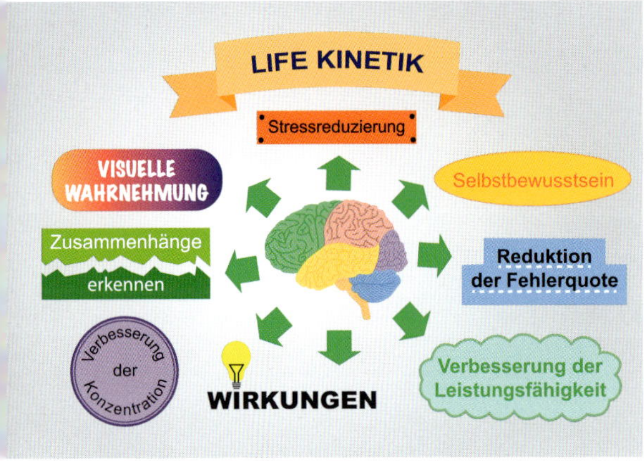

hat. Da wir nicht die Bewegung per se erlernen wollen, sondern das Gehirn immer wieder aufs Neue vor unbekannte Herausforderungen stellen wollen, die es sich auch gerne stellt und uns als „Mensch" mit vielen weiteren wichtigen Synapsen (Verbindungen zwischen den einzelnen Hirnarealen) dafür belohnt. Ein Jongleur hat so viele Stunden mit dem Jonglieren von vier, fünf oder noch mehr Bällen verbracht, dass es sich wie bei uns mit dem Autofahren verhält: Die umfangreichen Abläufe (wie schalten, kuppeln, lenken, Radio bedienen, auf die Geschwindigkeit achten, Verkehrsschilder im Blick haben, den Gegenverkehr nicht außer Acht lassen und mit dem Partner über Gott und die Welt philosophieren), die fast zeitgleich ablaufen, gehen wie von allein von der Hand. Ja, der Jongleur kann so ganz nebenbei auch noch Späße mit seinem Publikum machen. Wir versuchen, beim Training mit zwei oder drei Bällen zu hantieren, und belasten unser Gehirn zusätzlich dadurch, dass wir irgendetwas Unwichtiges dabei laut erzählen. Alles nur, damit wir im Grunde zum Scheitern der Übung verurteilt sind, aber genau solche Herausforderungen benötigt unser Gehirn zur seiner Optimierung.

4b

LIFE-KINETIK®-ÜBUNGEN FÜR DIE PRAXIS

DAS AUFWÄRMEN

✔ **Parallelball**

Zuallererst führen wir die zwei benötigten Bewegungen getrennt voneinander durch. Die erste Bewegung besteht daraus, beide Hände parallel vor dem Körper, mal die eine Hand, dann wieder die andere Hand oben, im Wechsel zu überkreuzen. Für die zweite Bewegung nehmen wir zwei Tennisbälle in die Hände und werfen sie mehrmals parallel zueinander etwa 20 bis 30 Zentimeter nach oben. Jetzt verbinden wir diese zwei Vorübungen: Bälle parallel hochwerfen, die Hände überkreuzen und die Bälle wieder fangen. Dann werden die Tennisbälle wieder parallel hochgeworfen, danach die Hände geöffnet, um die Bälle wieder zu fangen. Abermals werden beide Bälle hochgeworfen, nun wird aber die Hand, welche zuvor oben war, unten mit der anderen Hand überkreuzt, dann werden die Bälle gefangen, wieder hochgeworfen, die Hände geöffnet usw.

Tipp: Nur die Hände werden überkreuzt, die Bälle sollten stets parallel hochgeworfen werden!

✔ **Zwei ungleiche Bälle „jonglieren"**

Sie nehmen zwei kleinere, aber unterschied-

Nüsse – „Doping“ fürs Gehirn

ERNÄHRUNGSTIPP

Nüsse enthalten unglaublich viel Vitamin B – der Vitaminkomplex, der für unsere Nervenversorgung, Blutbildung, Energiebereitstellung und Leistungsfähigkeit des Gehirns zuständig ist. Ebenso wie Zink, Omega-3 und Magnesium (Energiestoffwechsel, Knochenaufbau, Normalisierung des Muskeltonus und des Nervensystems).
Doch Vorsicht! Nüsse enthalten auch sehr viel Fett und nicht alle sind gleich gut.
Gute Nüsse: Cashewkerne, Walnüsse, Haselnüsse, Macadamia, Mandeln
Doch alles nur in Maßen essen. Auch hier gilt, die Menge macht es aus. Nicht mehr als eine Handvoll Nüsse pro Tag essen.

liche Bälle in jeweils eine Hand. Versuchen Sie nun folgende Bewegungskombinationen:

- Einen Ball prellen, den anderen gleichzeitig hochwerfen,
- den einen Ball stetig im gleichen Rhythmus hochwerfen und den zweiten immer wieder unregelmäßig zwischendurch nach oben werfen,
- den einen Ball etwa zehn bis 20 Zentimeter hoch, den anderen immer doppelt so hoch werfen,
- mit der rechten Hand den Ball zweimal und mit der linken Hand den Ball nur einmal hochwerfen – und umgekehrt.

Variationen: Die Übungen mit der anderen Hand ausführen, zusätzlich dabei etwas laut aufzählen, das Ganze im Gehen, ein Auge dabei geschlossen halten.

✓ **Ball – Badminton-Schläger – Luftballon**

Einen Badminton-Schläger so in einer Hand halten, dass man einen Federball auf dem Netz prellen lassen kann, und zeitgleich einen Luftballon mit der anderen, flachen Hand von unten nach oben schlagen.

Variationen: Seitenwechsel, im Gehen ausprobieren oder mit einem geschlossenen Auge.

✓ **Linie hüpfen**

Eine Linie (Seil, Gymnastikband, Schnur, Fuge der Bodenfliesen) auf dem Boden legen. Sie stehen auf der linken Seite am Anfang der Linie. Dann hüpfen Sie seitlich nach rechts über die Linie und landen auf dem rechten Fuß. Nun hüpfen Sie wieder zurück zur linken Seite, um auf dem linken Fuß zu landen. Danach erneut nach rechts hüpfen, um auf beiden Füßen zum Stehen zu kommen. Sie hüpfen so immer im gleichen Rhythmus weiter. Nach links aufs linke Bein, nach rechts aufs rechte, erneut nach links auf beide Beine. Kurz gesagt: rechts, links, beide, links, rechts, beide usw., wobei Sie bei jedem Hüpfer auch etwas nach vorne in Richtung des Linienendes springen.

4c

WARM-UP

DAS AUFWÄRMEN

Zweifelsohne sollten wir uns nicht nur mental, sondern auch körperlich auf die kommende Belastung durch Mobilisation unserer Muskeln, Bänder, Sehnen sowie unserer Haut vorbereiten und uns vernünftig erwärmen. Um den Körper aus seinem passiven Status in einen

Zustand der Aktivität versetzen zu können und die dazu notwendigen Stoffwechselprozesse anzukurbeln, ist ein Warm-up unverzichtbar – nicht nur um mögliche Verletzungen durch einen Kaltstart vorzubeugen. Gerade durch die Mobilisation wird in den Gelenken eine wichtige Gelenkflüssigkeit, die „Synovialflüssigkeit", produziert; die betroffene Muskulatur wird viel stärker durchblutet und bekommt somit deutlich mehr Energie, Mineralstoffe sowie Sauerstoff bereitgestellt. Auch die Abfallprodukte, die bei jeder „Verbrennung" in den einzelnen Muskelzellen entstehen, können mit einer erhöhten Durchblutung abtransportiert werden, somit wird einer frühzeitigen Übersäuerung der Muskulatur vorgebeugt. Auf einen Nenner gebracht: Größerer Blutdurchfluss der Muskelzellen, mehr Energie für jede einzelne Muskelkontraktion, das alles ergibt mehr Leistung! Grundsätzlich sollte der ganze Körper mobilisiert und erwärmt werden, dabei sollten Sie aber einen besonderen Wert auf die Körperregionen legen, die Sie im anschließenden Workout vermehrt beanspruchen werden. Angenommen während eines Trainings liegt der Schwerpunkt auf der Beinmuskulatur, so sollten diese Muskeln besonders berücksichtigt werden. Ist der Schwerpunkt mehr auf den Armen oder dem Rumpf, verhält es sich ähnlich. Im Allgemeinen genügt ein Warm-up von fünf bis zehn Minuten, zum Beispiel Radfahren (auch Fahrradergometer), ein leichter Dauerlauf, auf dem Laufband im Freien, oder Sie steigen auf einen Crosstrainer, um noch zusätzlich die Arme mehr zu bewegen. Üblich ist auch, einen leichten Aufwärmsatz zu absolvieren. Wenn Sie beispielsweise später vermehrt die Beine trainieren wollen, dann beginnen Sie zuvor mit einem moderat ausgeführten Satz Kniebeugen ohne Zusatzgewicht. Hier folgen noch einige Impulse für ein abwechslungsreiches Aufwärmen ohne weitere Zusatzgeräte und Hilfsmittel:

- ✓ Marschieren auf der Stelle mit aktiver Armbewegung,
- ✓ den Oberkörper langsam zu beiden Seiten neigen,
- ✓ Side-to-Side (Schritt zu beiden Seiten und anschließend Bein heranziehen),
- ✓ diagonal vor dem Körper die Hand zum Knie führen oder hinter dem Rücken die Hand zur gegenüberliegenden Ferse führen,
- ✓ Arm- und Schulterkreisen,
- ✓ Hampelmann,
- ✓ Air Squat,
- ✓ Seilspringen.

Fast jede Übung kann mit einer deutlich niedrigeren Intensität als Warm-up-Satz begonnen werden. Nehmen wir mal an, Sie wollen Liegestütz im Training absolvieren, dann führen Sie zuerst einen Aufwärmsatz Liegestütze mit 20 bis 30 Wiederholungen an der Wand durch. So werden sämtliche für den Liegestütz betroffene Muskel involviert und gleichzeitig auf die kommende höhere Belastung adäquat vorbereitet.

WARM-UP MIT DEN FASZIEN-ROLLEN

Eine weitere Option zur Erwärmung und zum Mobilmachen ist das sogenannte „Fascial Release". Das Rollen der Muskulatur auf diversen Formrollen (meist bekannt als Blackroll®). Dabei wird das Muskel umhüllende Fasziengewebe mobilisiert, gelöst sowie stärker durchblutet und es findet ein wichtiger Austausch der im Gewebe befindlichen Flüssigkeit statt. Sehr effektiv ist das „Ausrollen" der Fußfaszien (Plantarfaszie) mittels Formrollen, eine preiswerte Alternative dazu wäre ein Tennis- bzw. Golfball. Zumindest für die Beine ist es im Zweifelsfall besser nur in eine Richtung, in Herzrichtung, zu rollen, also Bein aufwärts. In der Aufwärmphase sollte das Rolltempo relativ zügig sein, wird das Rollen aber innerhalb des Streching eingesetzt, sollte es sehr, sehr langsam ausgeführt werden.

COOL-DOWN (ABWÄRMEN)

Das Cool-down verläuft ganz ähnlich wie das Aufwärmen und es genügen fünf bis zehn Minuten. Es wird in der Praxis leider zu oft vernachlässigt, ist aber für die schnellere Regeneration nach einem Krafttraining enorm wichtig. Gleichzeitig sorgt das Abwärmen auch für einen angenehmen Ausklang Ihres harten Workouts. So fühlen Sie sich anschließend wohler und zufriedener.

4d

DIE RICHTIGE ATMUNG MACHT'S AUS

DAS AUFWÄRMEN

Auch wenn man ja eigentlich immer atmet, kann jedes Workout mit der passenden Atmung positiv unterstützt oder auch blockiert werden. Ein Phänomen, welches einem Sportlehrer oft begegnet, ist das „Luftanhalten", sobald die Belastung zu groß wird. Dabei könnte die richtige Atmung vieles leichter machen. Die große Gefahr beim „Dicke-Backen-Machen", sprich dem Luftanhalten, ist, dass der Blutdruck in gefährliche Höhen steigen kann. Die gängigste Regel beim Atmen im Krafttraining ist folgende: Beim Anspannen, „Kontrahieren", eines Muskels sollte man ausatmen und beim Nachgeben einer Last einatmen. Aus der Liegestützposition geben Sie der Schwerkraft langsam kontrolliert nach und kommen mit der Einatmung allmählich nach unten Richtung Boden. Anschließend überwinden Sie die Schwerkraft wieder und drücken sich mit der Ausatmung nach oben in die Stützposition. Doch nicht jede Übung kann so gleichmäßig mit der Atmung einhergehen, dann ist das Allerwichtigste, dass Sie ruhig und gleichmäßig in Ihrem eigenen Rhythmus weiteratmen. Sicher spricht auch einiges dafür, über die Nase ein und über den Mund auszuatmen, jedoch achte ich als Trainer in allererster Linie darauf, dass meine Kunden die Atmung mit der Übung harmonisieren können.

ERNÄHRUNGSTIPP

Lust auf Süßes?

Nach einer amerikanischen/australischen Studie fördert dunkle kakaohaltige Schokolade die Gehirnleistungen und die kognitiven Fähigkeiten. Schuld daran sind die darin enthaltenen Flavoniode, also Pflanzenstoffe, die vor allem in dunkler Schokolade vorkommen. Natürlich macht es wie immer die Menge aus. Einmal wöchentlich 20 g sind ausreichend!

Frisches Obst oder gegebenenfalls Trockenfrüchte stillen die Gelüste nach Süßem schneller als Kekse und dergleichen.

5.

DIE BODY-WORKOUT-ÜBUNGEN

a
Übungen für den Oberkörper

b
Übungen für den Unterkörper

c
Core-Training

d
Animal Moves und Rebound Elasticity (Faszientraining)

e
Komplexe Body-Workout-Übungen

5a

ÜBUNGEN FÜR DEN OBERKÖRPER

DIE BODY-WORKOUT-ÜBUNGEN

SIDE DIP CRUNCH

A

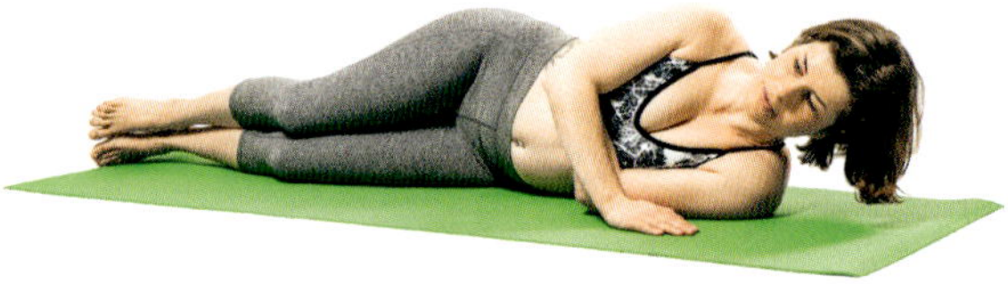

B

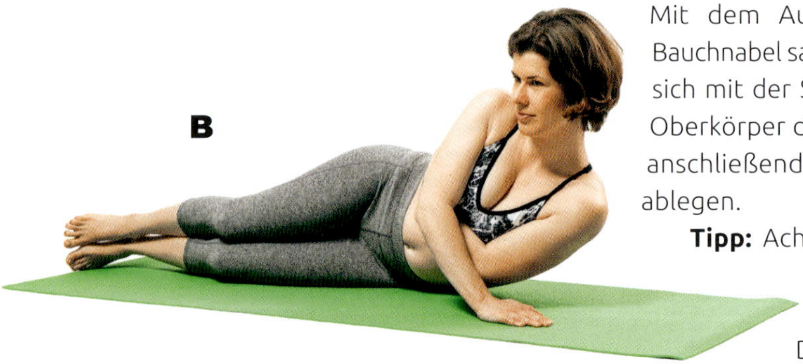

Legen Sie sich mit leicht angewinkelten Beinen gestreckt auf eine Seite. Der untere Arm umarmt den Rumpf. Der obere Arm wird unterhalb der Schulter am Boden aufgestützt. Die Fingerspitzen zeigen in Richtung Schulter. Heben Sie den Kopf etwas an, sodass er etwa parallel zum Boden ist (A).

Mit dem Ausatmen ziehen Sie den Bauchnabel sanft nach innen und drücken sich mit der Stützhand nach oben. Den Oberkörper dabei deutlich anheben (B), anschließend den Rumpf wieder ganz ablegen.

Tipp: Achten Sie darauf den Oberkörper nur mittels Armkraft vom Boden zu lösen. Die Rumpfmuskulatur sollte dabei passiv bleiben!

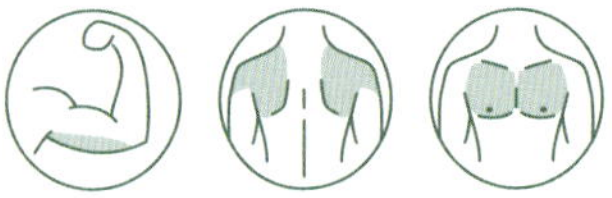

Kräftigung der Armstreckmuskulatur (Trizeps), Schultermuskulatur und der Brustmuskulatur

T FLOOR RAISE

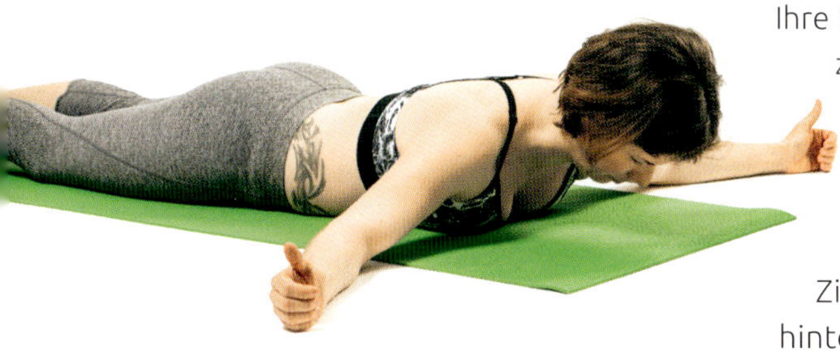

Legen Sie sich auf den Bauch und drehen Sie Ihre Fersen nach innen, sodass sie zueinander zeigen. Strecken Sie die Arme zu beiden Seiten aus, bis sie mit dem Rumpf zusammen ein „T" bilden. Die Daumen zeigen nach oben. Legen Sie zudem Ihre Stirn auf den Boden.

Ziehen Sie die Schulterblätter fest nach hinten (Richtung Wirbelsäule) und unten in Richtung Gesäß. Halten Sie die so aufgebaute Spannung in den Schulterblättern aufrecht. Heben Sie Ihre beiden Arme an und führen langsame hoch und tief Bewegungen durch. Die Schwierigkeit liegt darin, während der Armbewegung beide Schulterblätter stetig zur Wirbelsäule gezogen zu halten. Achtung: Keine zusätzliche Bewegung im Oberkörper!

Beide Schulterblätter Richtung Wirbelsäule ziehen!

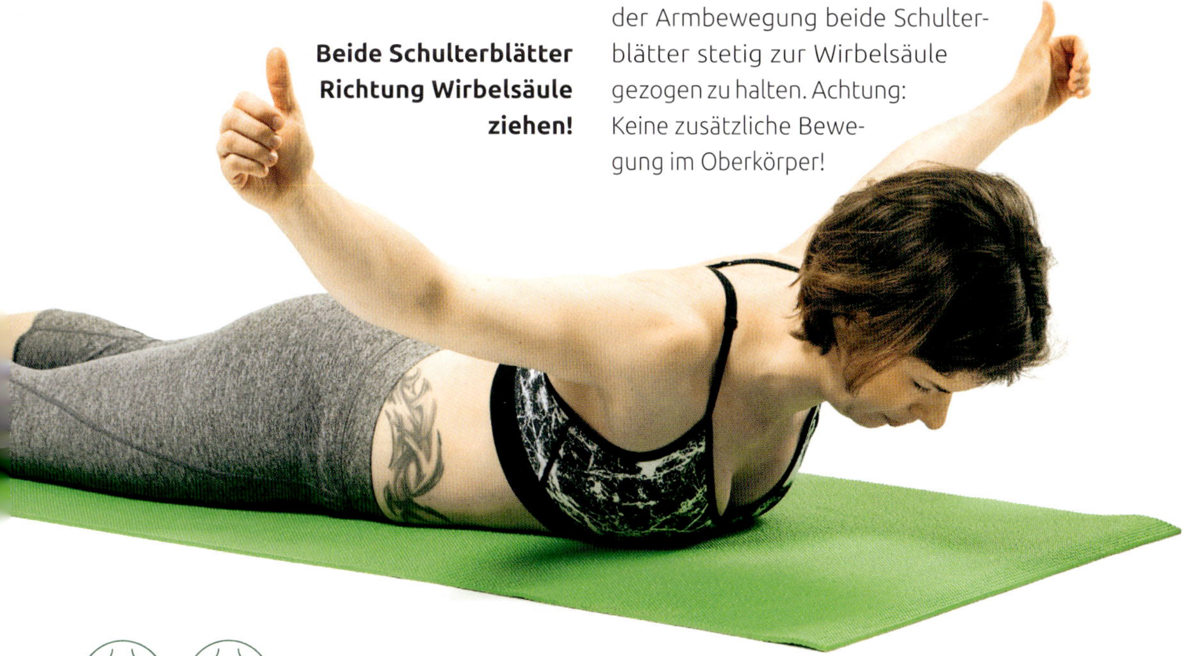

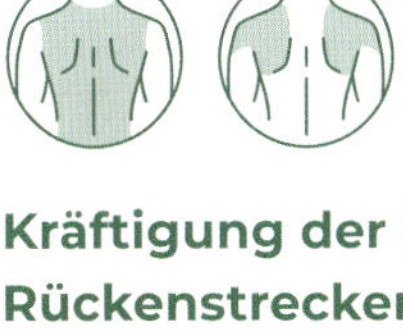

Kräftigung der Rückenmuskulatur (oberer Teil des Rückenstreckers, Kapuzenmuskel, Rautenmuskel) und der Schultermuskeln (Delta)

RUSSIAN TWIST

Sie sitzen aufrecht auf dem Boden. Heben Sie nun beide Beine langsam kontrolliert an, sodass die Unterschenkel parallel zum Boden sind (Schwebesitz). Die Arme strecken Sie nach vorne parallel zum Boden, die Handflächen sind zusammen.

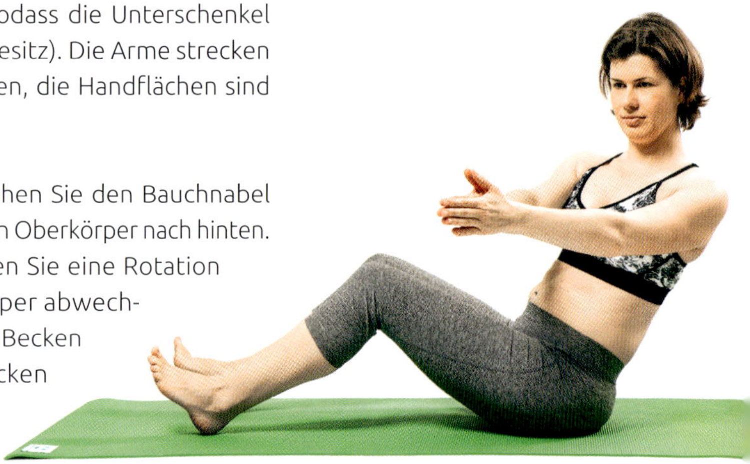

Mit der nächsten Ausatmung ziehen Sie den Bauchnabel sanft nach innen und neigen Sie den Oberkörper nach hinten. Aus dieser Position heraus führen Sie eine Rotation ausschließlich mit dem Oberkörper abwechselnd zu beiden Seiten aus. Das Becken bleibt stets fixiert und der Rücken gestreckt.

Wichtig: Die Rotation kommt ausschließlich aus dem Oberkörper und es findet keine Bewegung aus der Hüfte und mit den Knien statt!

Kräftigung der Bauchmuskulatur (gerade, schräg, quer), Hüftbeugemuskulatur und Rückenmuskulatur (langer Rückenstrecker)

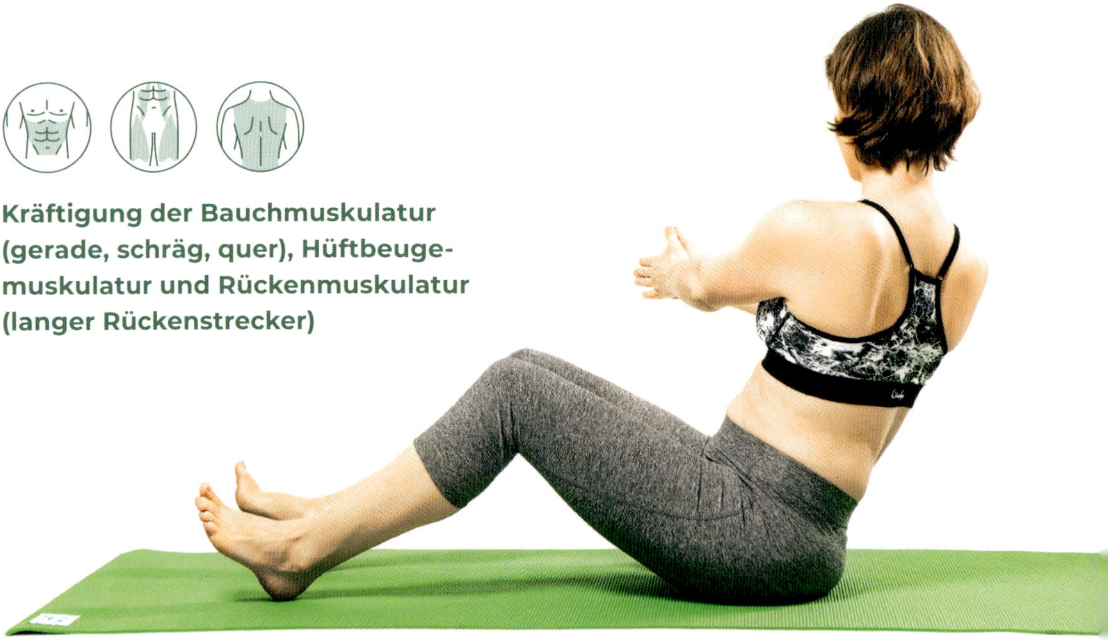

GOOD MORNING

Stehen Sie in einem aufrechten hüft- bis schulterbreiten Stand mit den Händen/Fingerspitzen am Hinterkopf, dabei zeigen Ihre Ellbogen nach außen. Die Beine sind fast gestreckt, der Rücken wird gerade halten.

Neigen Sie langsam den Oberkörper bis maximal in die Waagerechte (vorausgesetzt der Rücken bleibt dabei gerade) nach vorne (B). Diese Position ein bis zwei Sekunden lang halten. Anschließend das Hüftgelenk strecken sowie den Oberkörper langsam aufrichten und zurück in die Ausgangsposition. Achten Sie darauf, dass sich Ihr Kopf in Verlängerung der Wirbelsäule befindet.

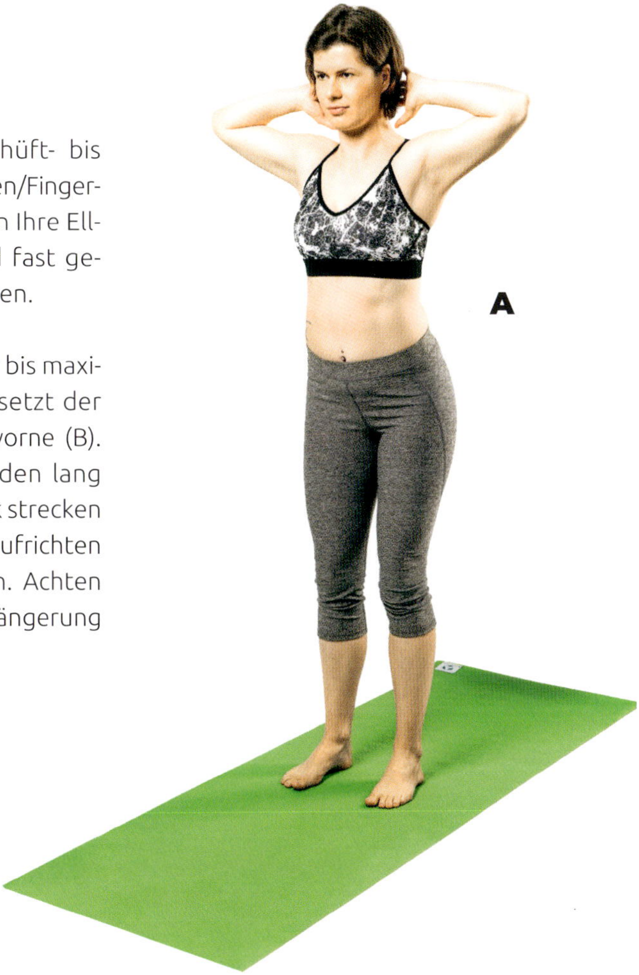

A

B

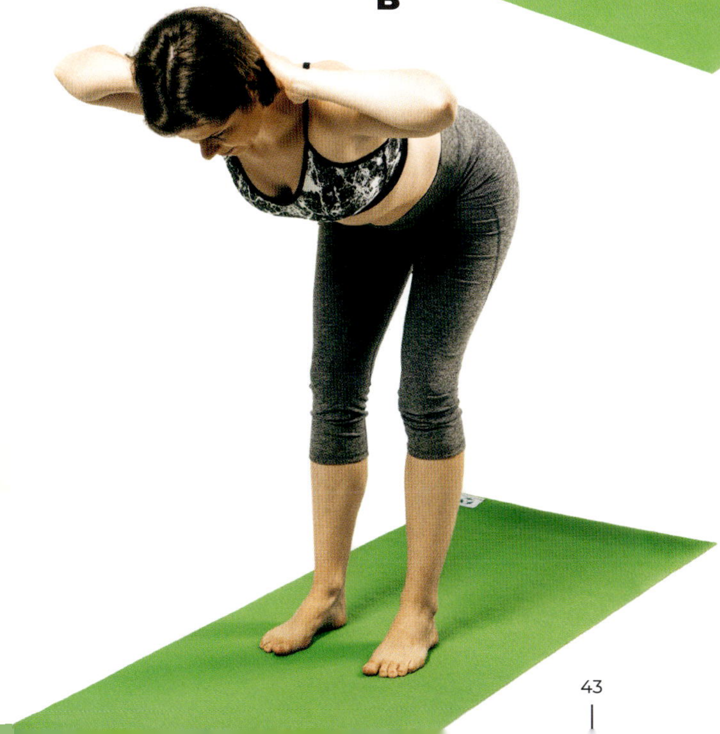

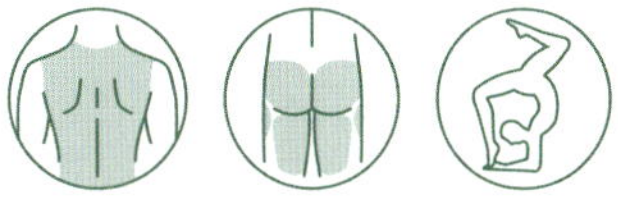

Kräftigung der Rückenmuskulatur (langer Rückenstrecker, unterer Anteil) und der Hüftstreckmuskulatur (Gesäß), Verbesserung der Beweglichkeit

SUPERMAN

Begeben Sie sich in die Bauchlage. Die Arme sowie Beine sind längs ausgestreckt, die Zehen aufgelegt. Die Hände liegen mit der Handfläche auf dem Boden. Der Kopf wie auch der Nacken befinden sich in Verlängerung der Wirbelsäule (A).

Ziehen Sie mit der Ausatmung sanft den Bauchnabel nach innen. Heben Sie jetzt die Beine etwas vom Boden ab und halten Sie sie während der ganzen Übung in dieser Position. Nun heben Sie zusätzlich den Oberkörper mit den gestreckten Armen etwas an (B). Den Körper in der Position für drei Sekunden halten, sodann ausschließlich beide Arme sowie den Oberkörper absenken, ohne ganz abzulegen. Mehrmals den Oberkörper heben und senken, gleichzeitig halten Sie Ihre Beine angehoben.

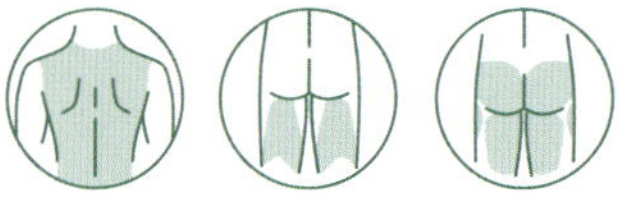

Kräftigung der Rückenmuskulatur (unterer Anteil des langen Rückenstreckers, Kapuzenmuskel, Rautenmuskel, viereckiger Lendenmuskel), der Beinbeugemuskeln und der Hüftstreckmuskulatur (Gesäß)

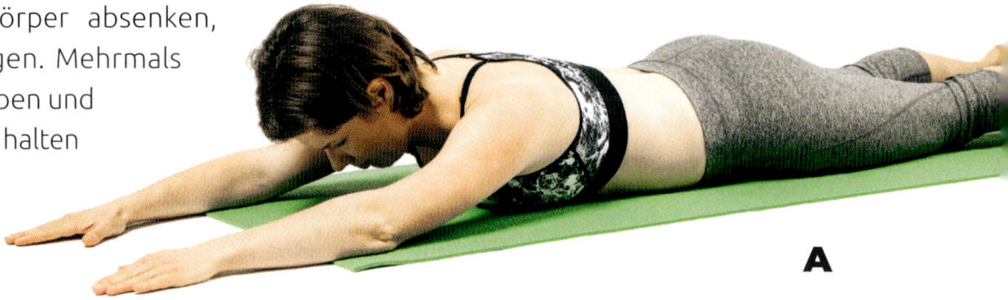

A

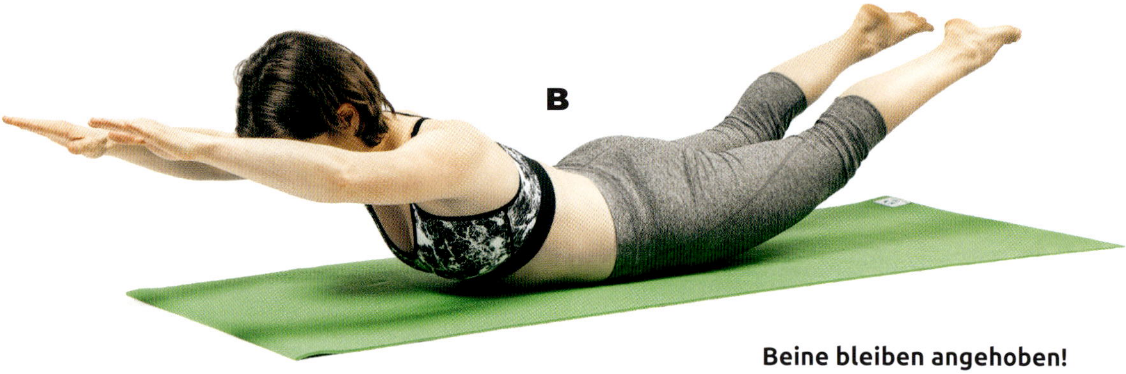

B

Beine bleiben angehoben!

SINGLE-LEG RAISED PUSH-UP

Gehen Sie auf Ihrer Gymnastikmatte in die Liegestützposition. Grätschen Sie Ihre Beine leicht und stellen Ihre Hände unter der Schulterachse mehr als schulterbreit auf. Die Zeigefinger weisen in Richtung „12 Uhr" nach vorne. Der Rumpf bildet zusammen mit den Beinen eine gerade Linie.

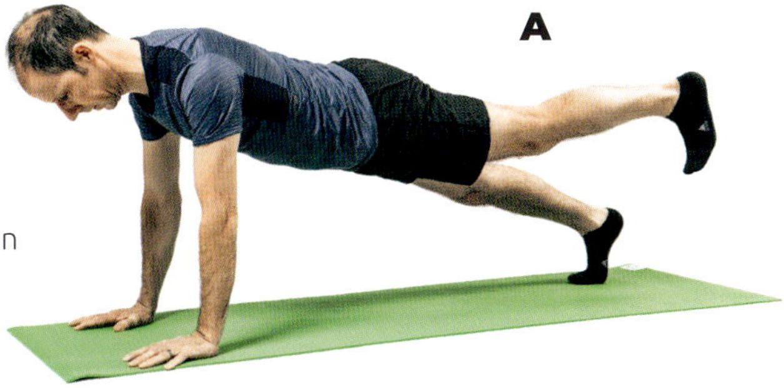

A

Den Bauchnabel sanft nach innen ziehen. Ihr linkes Bein so weit anheben, bis es sich parallel zum Boden befindet, und in dieser Position halten (A). Nun führen Sie einen Trizeps-Liegestütz durch, dabei befinden sich die Ellbogen seitlich nahe am Rumpf (B).

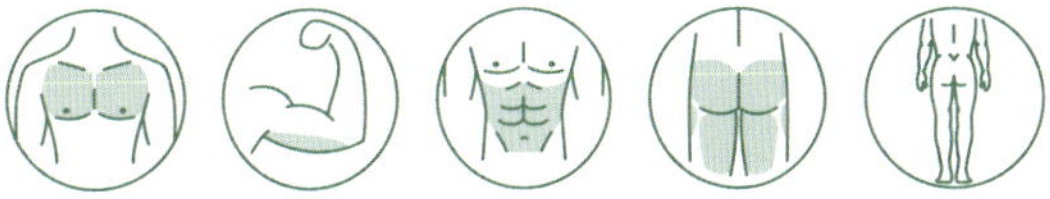

Kräftigung der Brustmuskulatur, der Armmuskulatur (Trizeps), der Bauchmuskulatur (quer, gerade, schräg) und der Hüftstreckmuskulatur (Gesäß); Ganzkörperstabilisation

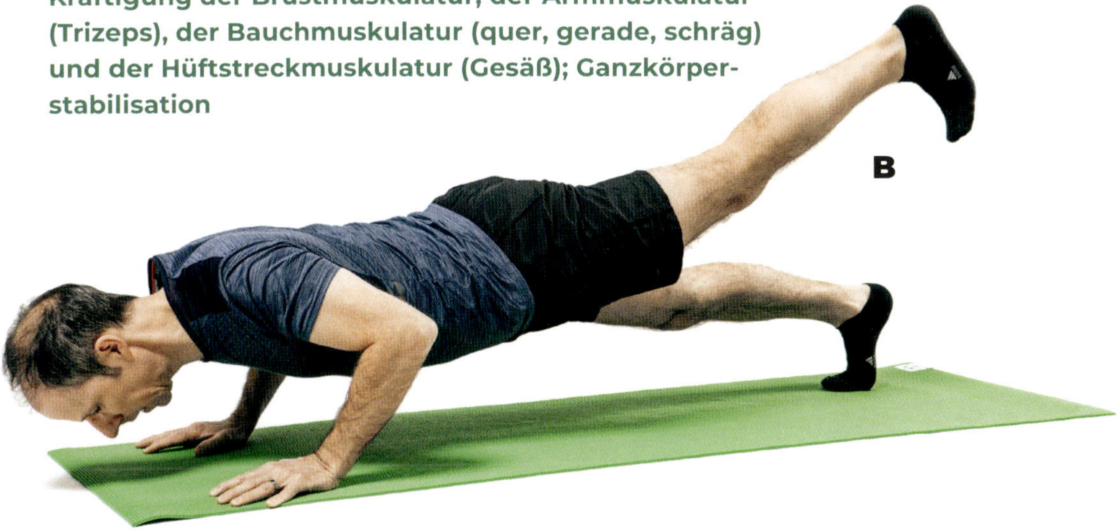

B

BEIN-TWIST

Sie liegen auf dem Rücken. Beim Einatmen strecken Sie die Beine senkrecht nach oben sowie die Arme seitlich auf Schulterhöhe aus. Zudem liegen die Hände mit dem Handrücken nach unten auf.

Atmen Sie aus und ziehen Sie dabei den Bauchnabel sanft ein. Mit dem Einatmen senken Sie Ihre Beine nach rechts ab (A). Dabei lösen sich die rechte Gesäßhälfte und die rechte Seite des Brustkorbs vom Boden. Schultern und Arme bewegen sich nicht, sondern bleiben fest auf dem Boden liegen. Atmen Sie aus, dazu bewegen Sie die Beine langsam mit der Kraft der Körpermitte wieder zurück in die Ausgangsposition. Beim Einatmen senken Sie Ihre Beine nun nach links ab (B). Die Übung langsam im Wechsel zu beiden Seiten ausführen.

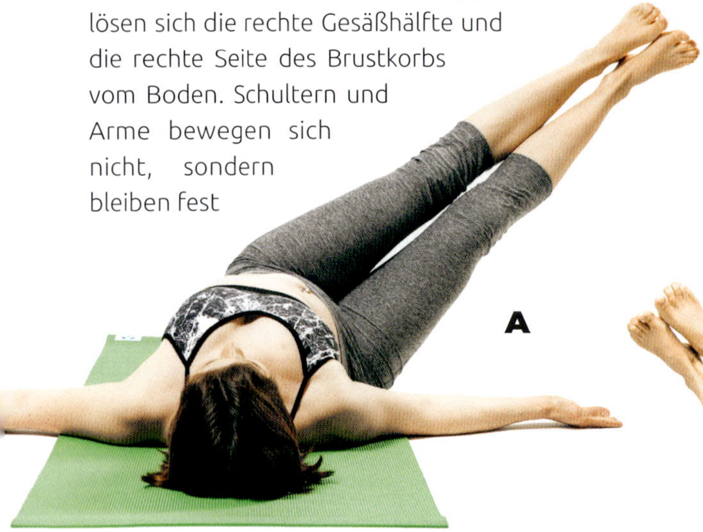

A

Kräftigung der Bauchmuskulatur (quer, schräg, gerad), der Beinstrecker und der Hüftbeugemuskulatur

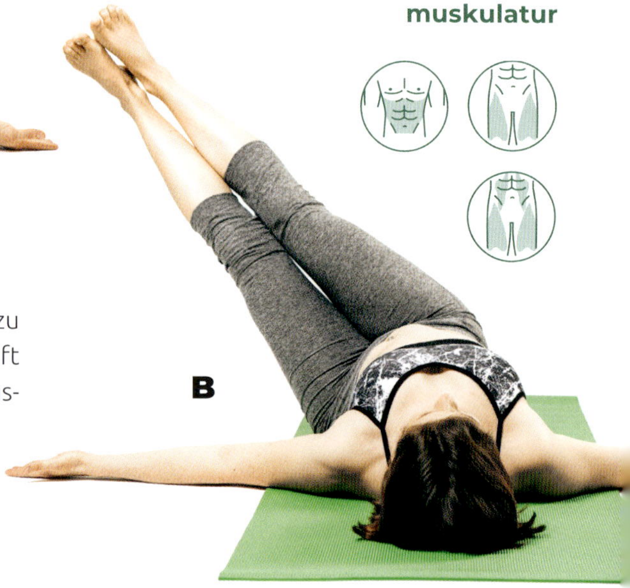

B

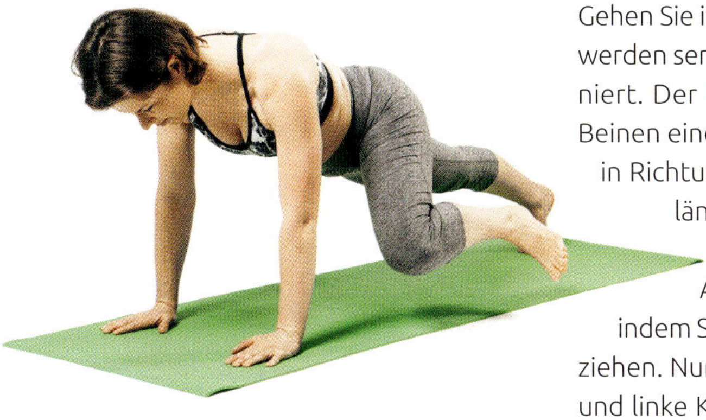

MOUNTAIN CLIMBER

Gehen Sie in die Liegestützposition. Die Hände werden senkrecht unter den Schultern positioniert. Der Rumpf bildet zusammen mit den Beinen eine gerade Linie. Halten Sie den Blick in Richtung Boden – den Kopf somit in Verlängerung Ihres Rumpfes!

Aktivieren Sie Ihre Rumpfspannung, indem Sie den Bauchnabel sanft nach innen ziehen. Nun ziehen Sie im Wechsel das rechte und linke Knie seitlich am Rumpf vorbei nach vorne zum selben Ellbogen. Halten Sie Ihre Rumpfspannung dabei aufrecht!

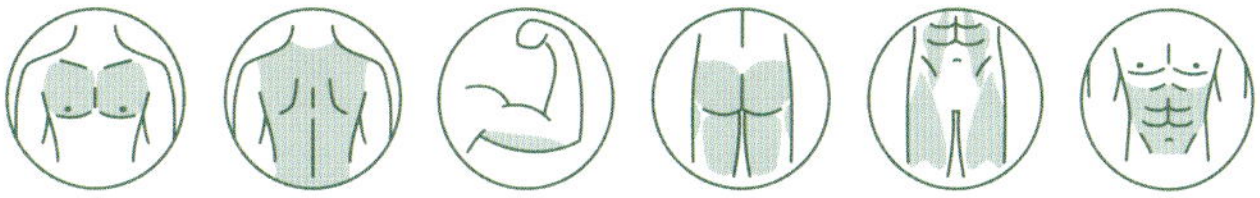

Kräftigung der Brustmuskulatur, Rückenmuskulatur (langer Rückenstrecker, Kapuzenmuskel, Rautenmuskel), der Armmuskulatur (Trizeps), der Hüftstreckmuskulatur, der Hüftbeugemuskulatur und der Bauchmuskulatur (gerade, schräge, quere)

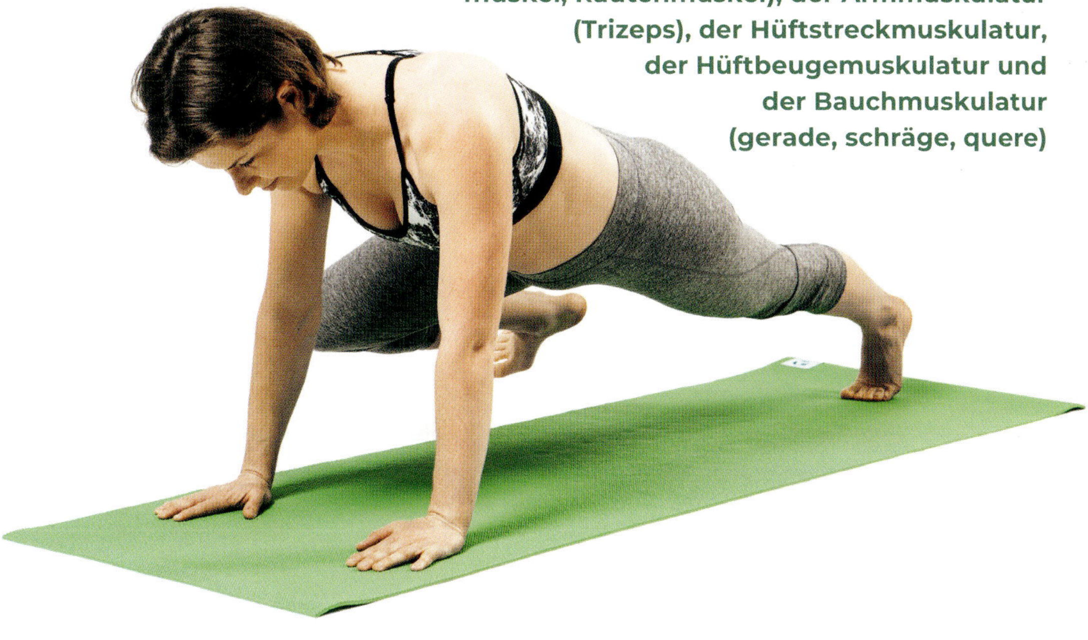

DER „KÄFER“

Legen Sie sich in Rückenlage auf Ihre Gymnastikmatte. Strecken Sie beide Arme nach hinten aus.

Aktivieren Sie Ihre Rumpfspannung, indem Sie den Bauchnabel sanft nach innen ziehen. Heben Sie nun Oberkörper, Kopf, Arme und Beine an. Ziehen Sie das rechte Knie zu sich heran und führen Sie den linken Arm nach vorne parallel zum Körper. Nun Abwechselnd und kontrolliert die Beine strecken und beugen und immer den gegengleichen Arm mit vor und zurück führen.

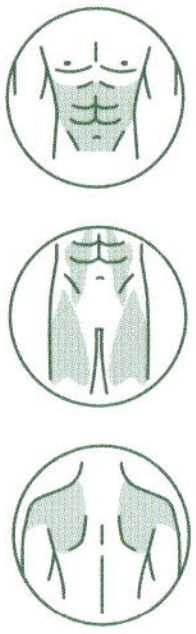

Kräftigung der Bauchmuskulatur (gerade, schräge, quer verlaufende), Hüftbeugemuskulatur (Lenden-Darmbeinmuskel) und Schultermuskel (Deltamuskel)

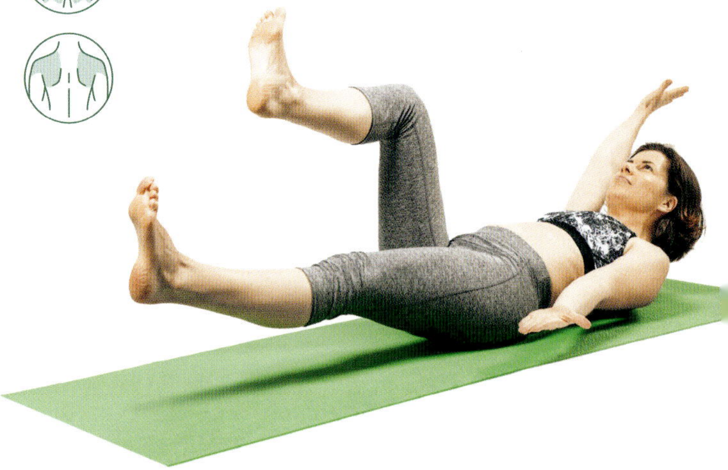

UNTERBAUCHHEBER

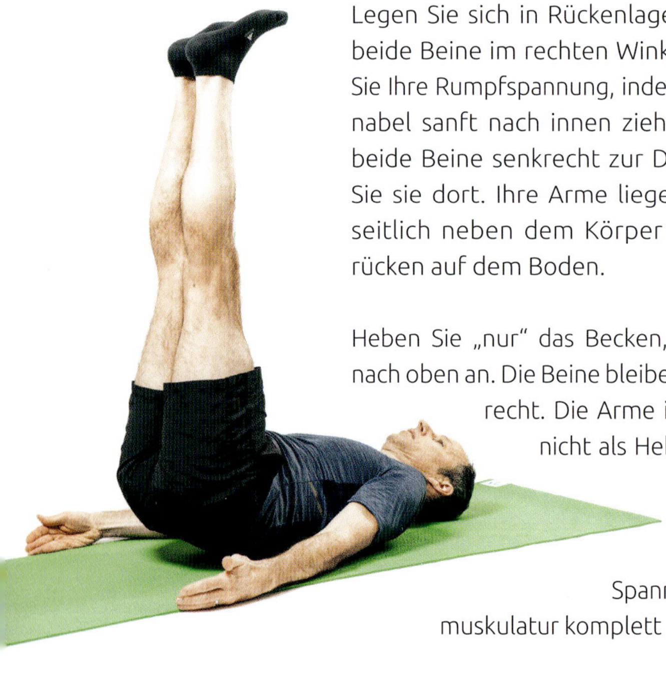

Legen Sie sich in Rückenlage und stellen Sie beide Beine im rechten Winkel an. Aktivieren Sie Ihre Rumpfspannung, indem Sie den Bauchnabel sanft nach innen ziehen. Strecken Sie beide Beine senkrecht zur Decke und halten Sie sie dort. Ihre Arme liegen im 45°-Winkel seitlich neben dem Körper mit dem Handrücken auf dem Boden.

Heben Sie „nur“ das Becken, so gut es geht, nach oben an. Die Beine bleiben weiterhin senkrecht. Die Arme in der Bewegung nicht als Hebel nutzen! Langsam das Becken wieder absenken, ohne die Spannung in der Bauchmuskulatur komplett aufzugeben.

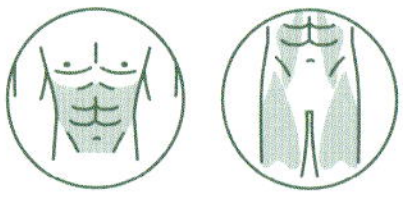

Kräftigung der Bauchmuskulatur (schräge, unterer Anteil gerade, quere) und der Hüftbeugemuskulatur

SPIDERMAN PUSH-UP

Kräftigung der Brustmuskulatur, der Rückenmuskulatur (Rückenstrecker, Kapuzenmuskel, Rautenmuskel, Viereckiger Lendenmuskel), der Armmuskulatur (Trizeps), der Hüftstreck- und Beugemuskulatur und der Bauchmuskulatur (gerade, schräge, quer verlaufende)

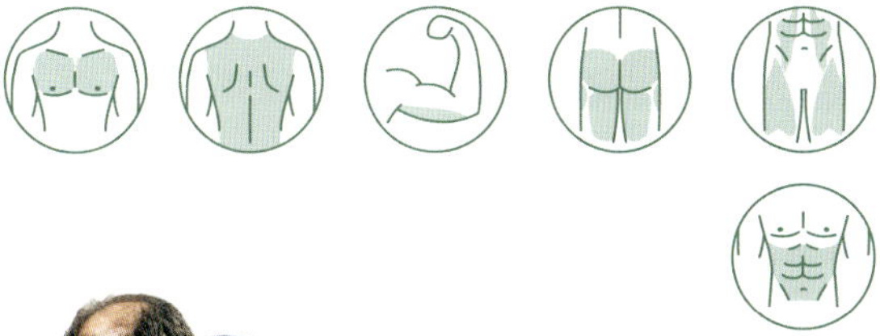

Gehen Sie in die Liegestützposition. Die Hände senkrecht unter den Schultern positionieren. Der Rumpf bildet zusammen mit den Beinen eine gerade Linie. Halten Sie den Blick in Richtung Boden – den Kopf somit in Verlängerung Ihres Rumpfes (A)!

Aktivieren Sie Ihre Rumpfspannung, indem Sie den Bauchnabel sanft nach innen ziehen. Nun ziehen Sie das linke Knie seitlich am Rumpf vorbei nach vorne. Zeitgleich beugen Sie beide Arme, sodass am tiefsten Punkt knapp über dem Boden der rechte Ellbogen und das Knie sich berühren (B). Drücken Sie sich wieder hoch. Stellen Sie außerdem das linke Bein nach hinten ausgestreckt mit den Zehen auf. Die Übung fließend im Seitenwechsel durchführen. Halten Sie Ihre Rumpfspannung währenddessen aufrecht!

A

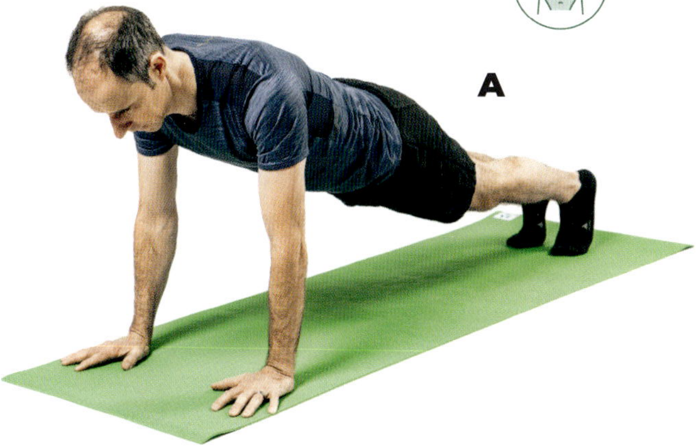

B

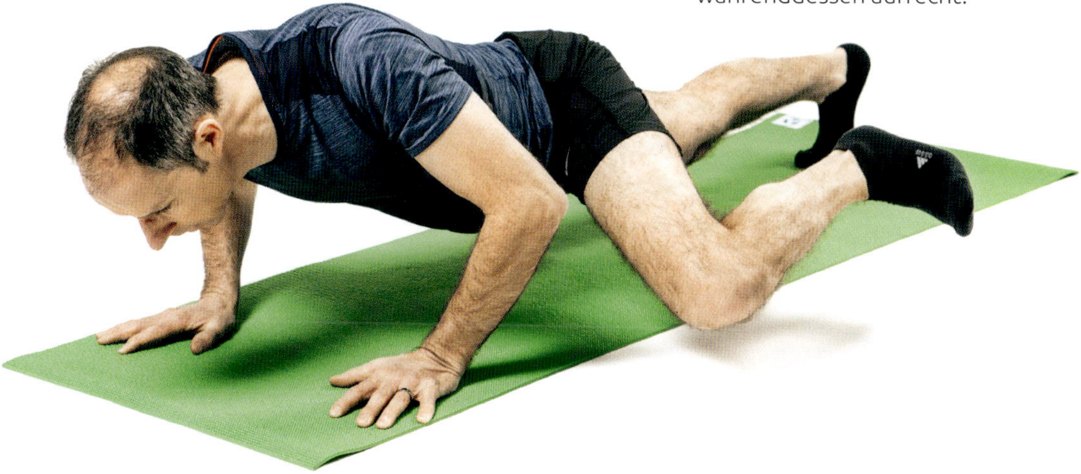

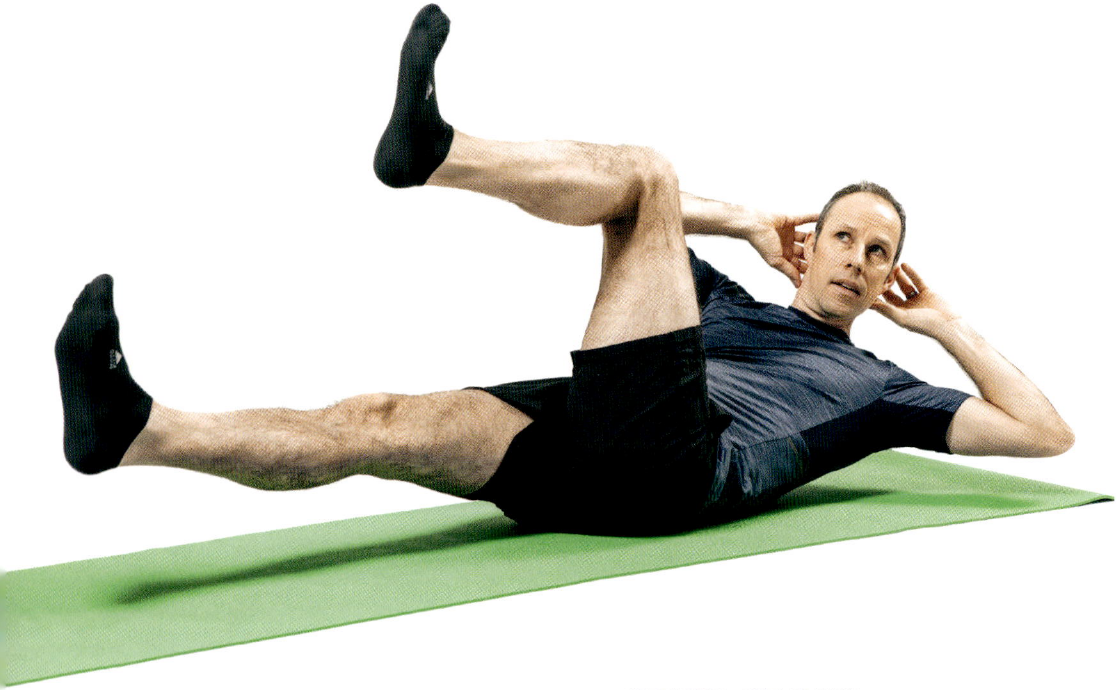

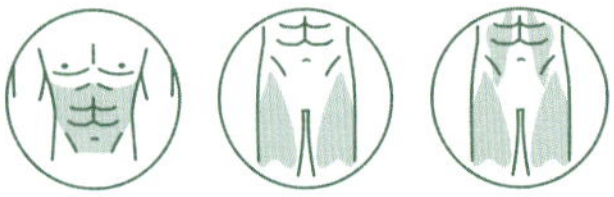

Kräftigung der Bauchmuskulatur (quer, gerade und schräg), der Kniestreckmuskulatur und der Hüftbeugemuskulatur (Lenden-Darmbeinmuskel)

CRISS-CROSS

Legen Sie sich auf den Rücken und stellen Sie beide Beine im rechten Winkel an. Beide Hände an den Hinterkopf nehmen, die Ellbogen weisen zur Seite.

Aktivieren Sie Ihre Rumpfspannung, indem Sie den Bauchnabel sanft nach innen ziehen. Heben Sie nun Oberkörper, Kopf und Arme langsam sowie konzentriert an. Strecken Sie die Beine aus und halten Sie sie dabei knapp über dem Boden. Beugen Sie kontrolliert das linke Bein. Berühren Sie außerdem dabei mit dem rechten Ellbogen das linke, gebeugte Knie. Anschließend strecken Sie das Bein wieder durch und gehen mit dem linken Arm in die Ausgangshaltung. Übung im Seitenwechsel ausführen.

AIR SQUAT OVERHEAD REACH

Stellen Sie sich etwas mehr als hüftbreit auf. Die Fußspitzen zeigen leicht nach außen, die Knie zeigen in Richtung Fußspitzen. Strecken Sie beide Arme nach oben aus (A).

Die Knie beugen, dabei das Gesäß nach hinten führen, sowie die Knie leicht nach außen schieben, bis sich die Oberschenkel parallel zum Boden befinden. Halten Sie Ihre Arme während der Bewegung stetig nach oben ausgestreckt (B). Aus dieser Position wieder kontrolliert hochdrücken. Der Rücken sollte die ganze Zeit über gerade bleiben.

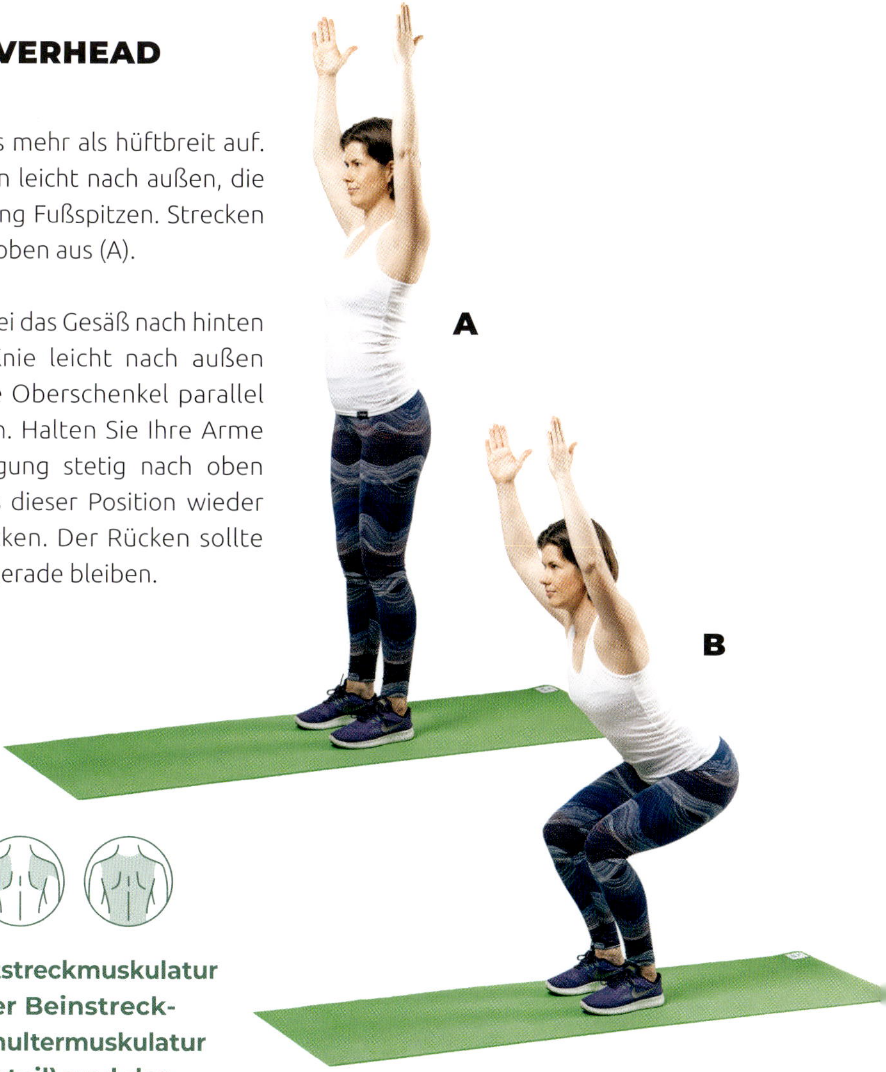

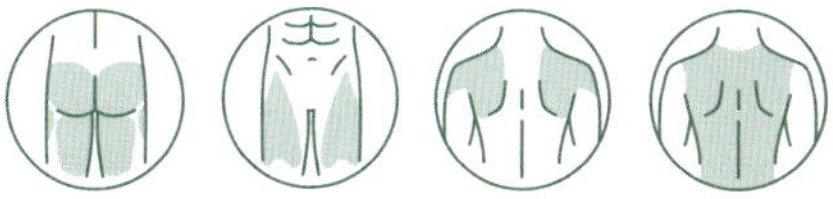

Kräftigung der Hüftstreckmuskulatur (Gesäßmuskel), der Beinstreckmuskulatur, der Schultermuskulatur (Delta, hinterer Anteil) und der Rückenmuskulatur (langer Rückenstrecker, unterer Anteil)

SPLIT SQUAT

Stellen Sie sich in einen weiten Ausfallschritt. Die Ferse des hinteren Beins ist vom Boden abgehoben. Der Oberkörper ist aufgerichtet und der Schwerpunkt liegt zwischen den Beinen (A).

Gehen Sie tief indem Sie langsam das hintere Knie bis knapp über den Boden absenken (B). Das vordere Bein wird dabei ebenfalls gebeugt, Achten Sie zudem darauf, das Knie über dem Sprunggelenk zu stabilisieren. Aus dieser tiefen Position anschließend nach oben in die Ausgangsposition hochdrücken.

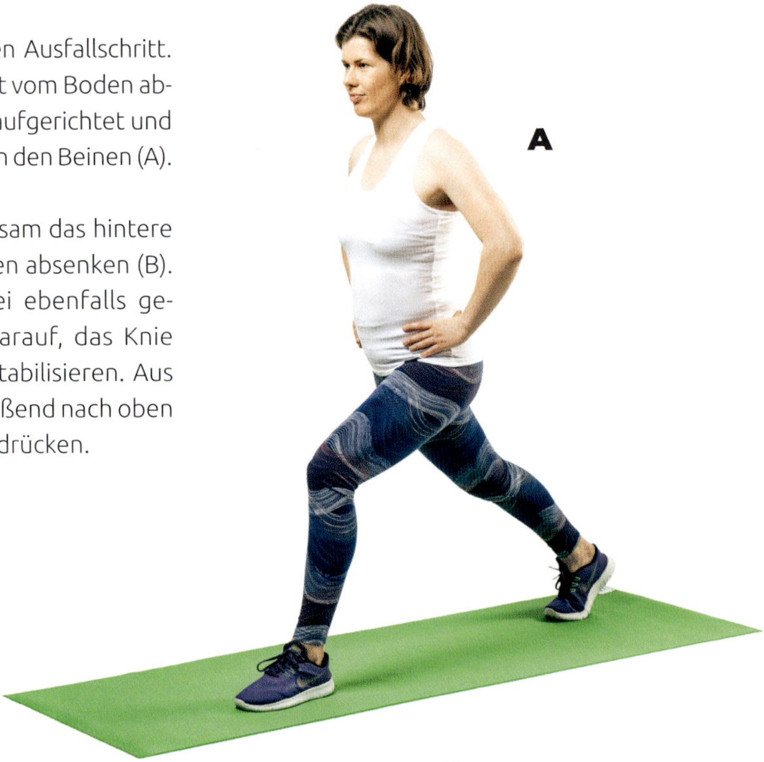

A

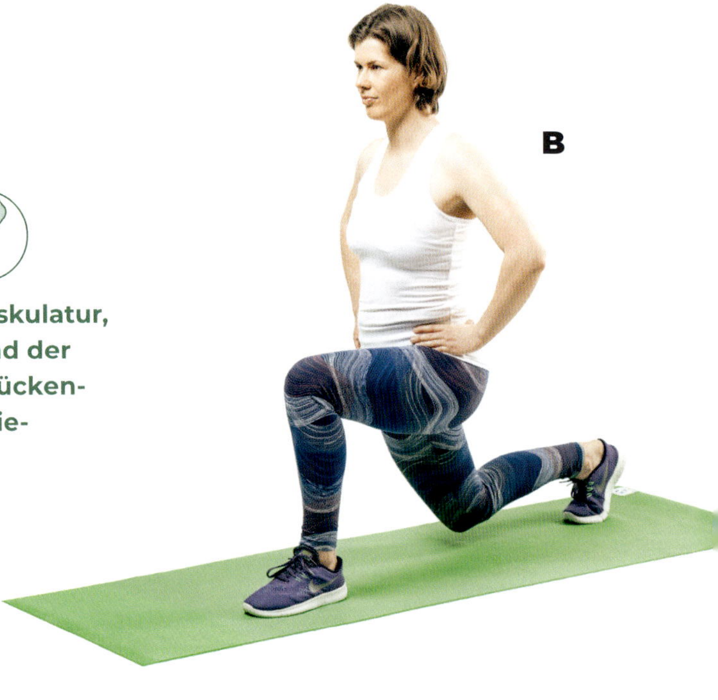

B

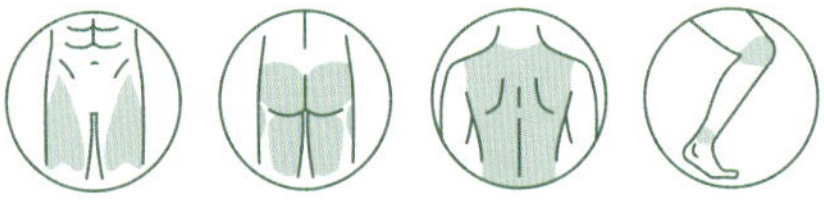

Kräftigung der Kniestreckmuskulatur, der Hüftstreckmuskulatur und der Rückenmuskulatur (langer Rückenstrecker); Stabilisation im Knie- und Sprunggelenk

SIDE LUNGE

Stehen Sie in einem aufrechten hüft- bis schulterbreiten Stand. Die Hände befinden seitlich an der Hüfte (A).

Führen Sie einen großen Ausfallschritt zur linken Seite aus. Der linke Fuß ist dabei leicht nach außen gedreht und der Großteil des Körpergewichts wird auf das linke Bein verlagert. Nun das linke Knie beugen und das Becken nach hinten unten führen, wenn möglich, bis die Oberschenkel sich waagerecht über dem Boden befinden (B). Den Oberkörper weiterhin gerade halten und das linke Knie über dem Fußrücken halten. Anschließend mit dem linken Bein wieder abdrücken und zurück in die Ausgangsposition kommen. Diese Übung kann im Seitenwechsel durchgeführt werden.

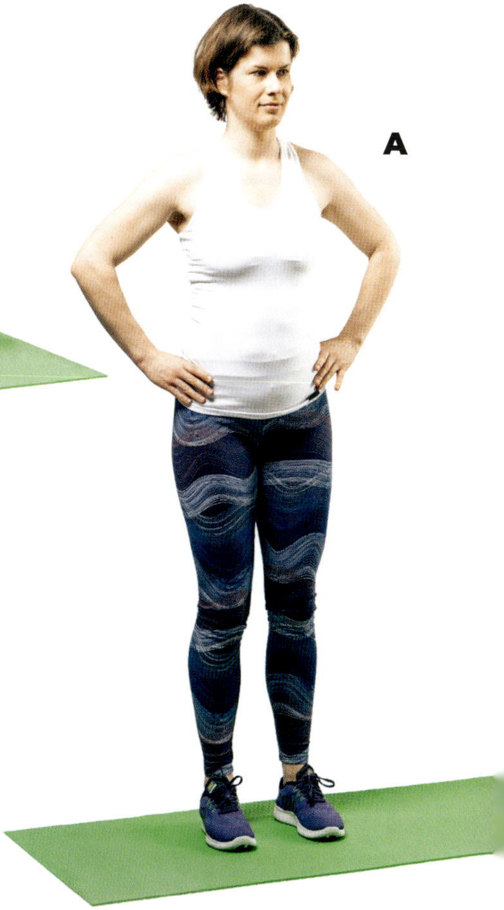

A

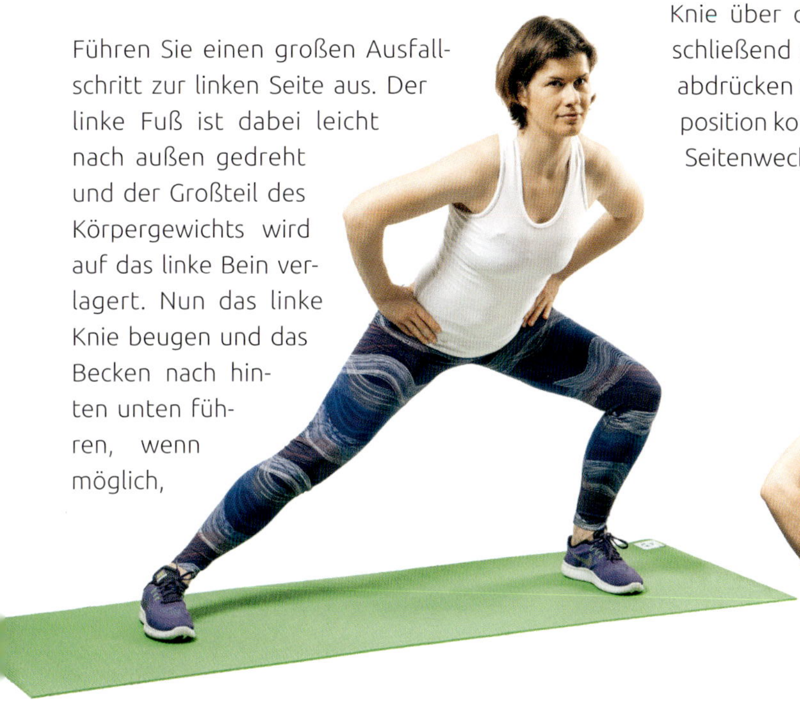

B

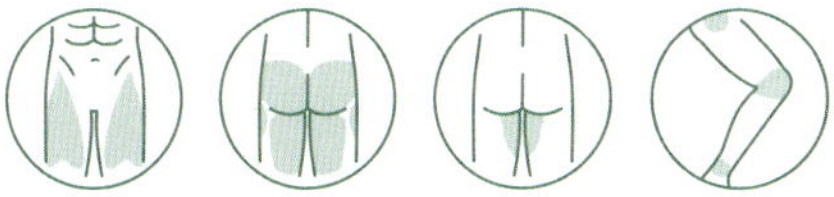

Kräftigung der Kniestreckmuskulatur, der Hüftstreckmuskulatur und der Adduktoren; Stabilisation im Sprung-, Knie- und Hüftgelenk

BACKWARD LUNGE WITH A TWIST

Stehen Sie in einem aufrechten hüft- bis schulterbreiten Stand. Die Arme werden seitlich gehalten.

Führen Sie einen Ausfallschritt mit Ihrem linken Bein nach hinten aus. Bilden Sie ein leichtes kontrolliertes „Hohlkreuz", während Sie Ihren Rumpf und Ihre Schultern weit nach rechts drehen. Ihr linker gestreckter Arm zieht am Ende der Oberkörperdrehung nach rechts hinten oben. Stoßen Sie sich wieder zurück in die Ausgangsposition.

Kräftigung der Beinstreckmuskulatur (Quadrizeps), der Hüftstreckmuskulatur (Gesäß), der Bauchmuskeln (schräg, quer) und der Adduktoren; Stabilisation im Hüft-, Knie- und Sprunggelenk

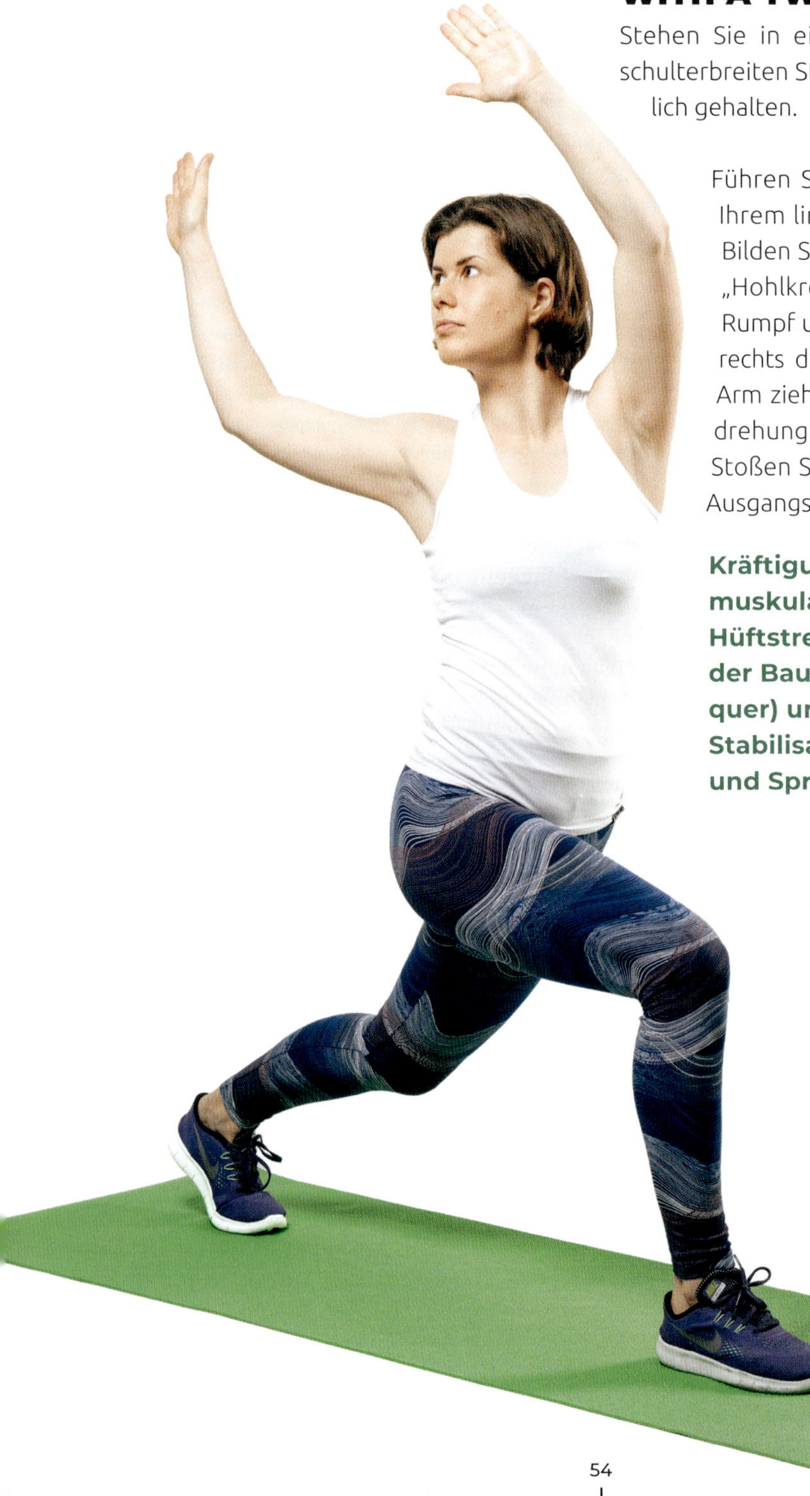

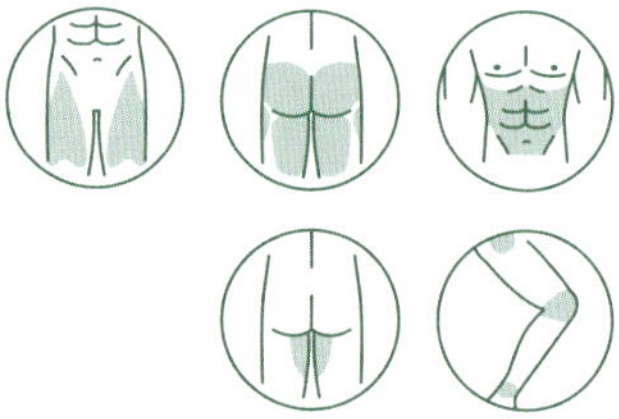

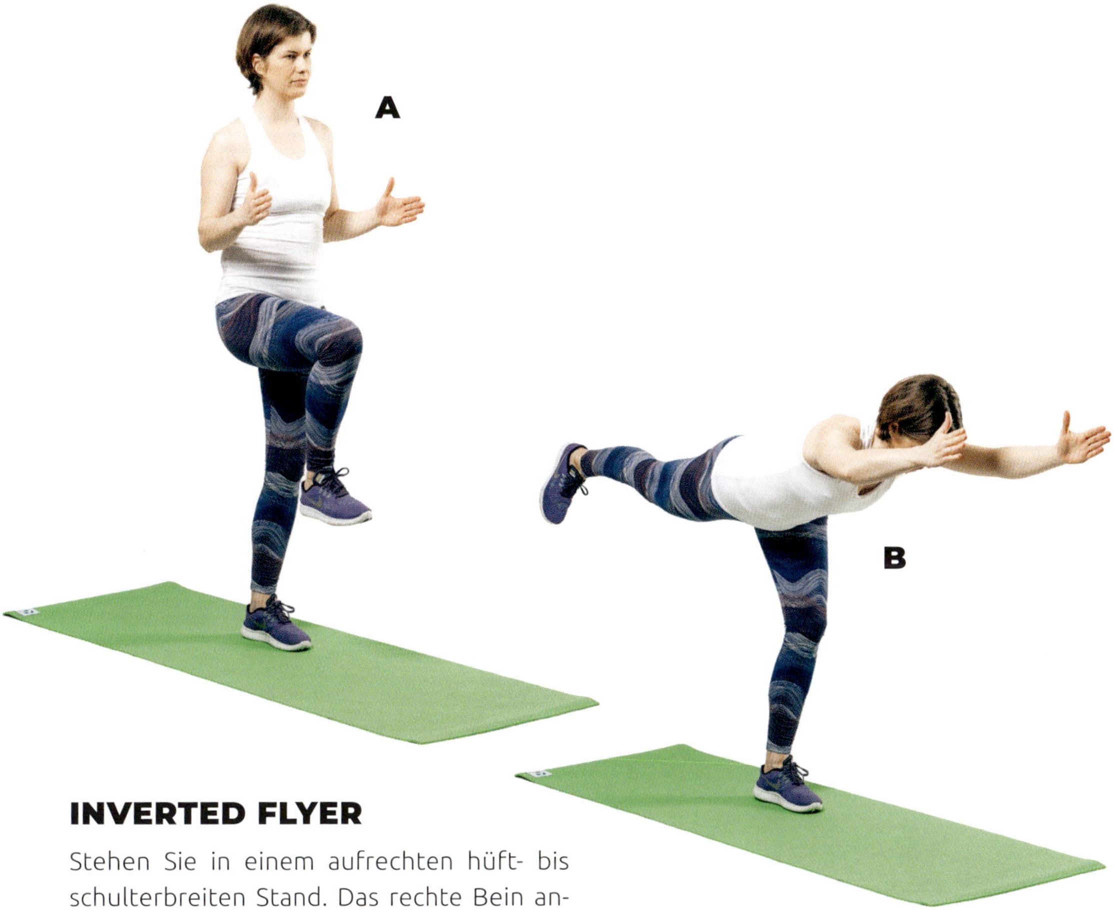

INVERTED FLYER

Stehen Sie in einem aufrechten hüft- bis schulterbreiten Stand. Das rechte Bein anheben, bis der Oberschenkel waagerecht ist, dazu das Knie im 90°-Winkel anwinkeln. Beide Arme befinden sich mit rechtwinklig gebeugten Ellbogen seitlich am Körper (A).

Aktivieren Sie Ihre Rumpfspannung, indem Sie den Bauchnabel sanft nach innen ziehen. Den geraden Oberkörper nach vorne absenken und dabei das rechte Bein nach hinten ausstrecken. Die Arme werden nach vorne bis in die Standwaage-Position geführt (B). Diese Position für zwei bis drei Sekunden halten, danach wieder zurück in die Ausgangsposition.

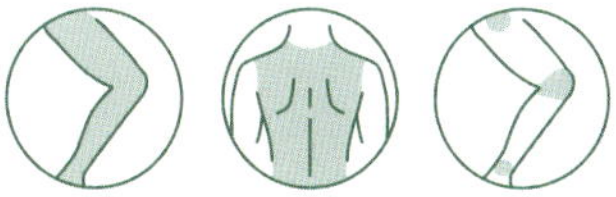

Kräftigung der Beinmuskulatur, der Rückenmuskulatur (langer Rückenstrecker, Musculi rotatores); Stabilisation im Sprung-, Knie- und Hüftgelenk

REVERSE LUNGE HOP

Stehen Sie in einem aufrechten hüft- bis schulterbreiten Stand. Das rechte Bein weit nach hinten führen und hüftbreit abstellen. Den Rumpf etwas nach vorne neigen, dabei den gebeugten linken Arm hinten und den rechten Arm vorne halten (A).

Nun dynamisch das rechte Knie nach vorne oben ziehen und gleichzeitig mit dem linken Fuß abspringen (B). Beim Landen das rechte Bein wieder nach hinten abstellen. Die Übungsausführung mehrmals mit demselben Bein wiederholen.

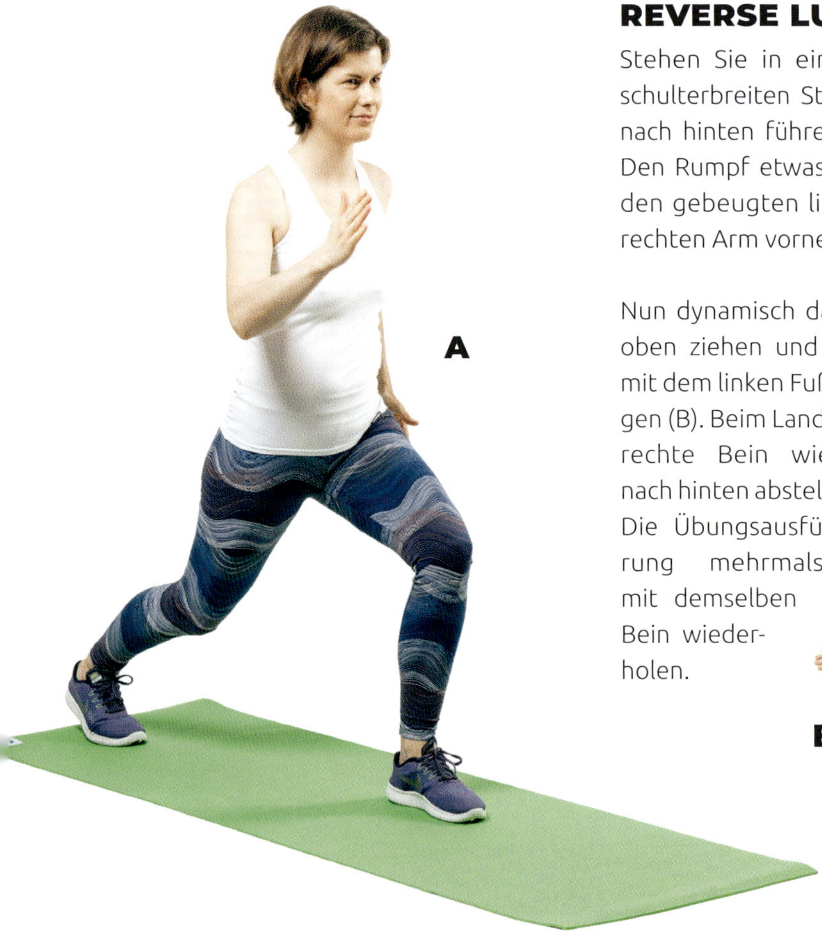

A

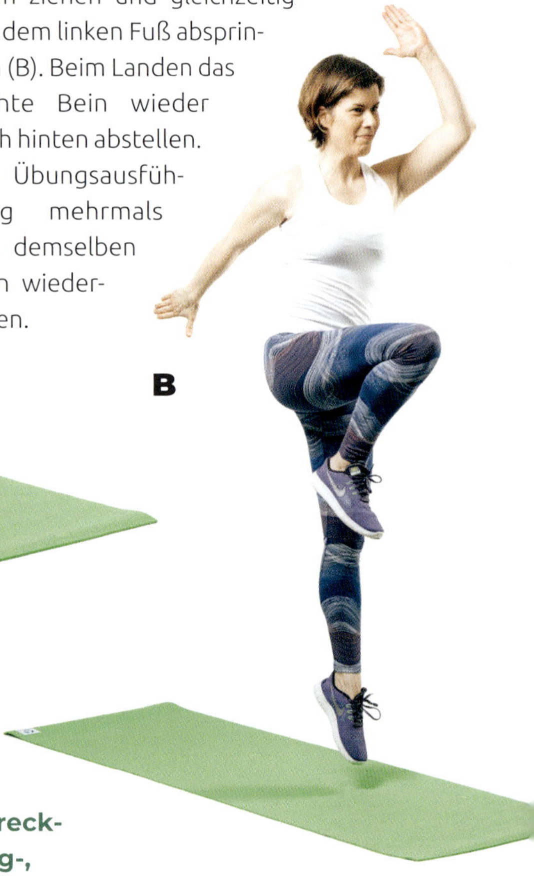

B

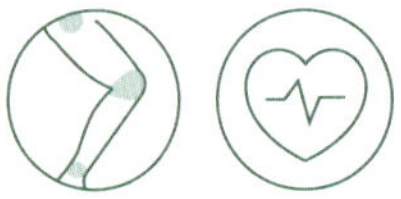

Kräftigung der Knie- und der Hüftstreckmuskulatur; Stabilisation von Sprung-, Knie- und Hüftgelenk, Herz-Kreislauf-Training

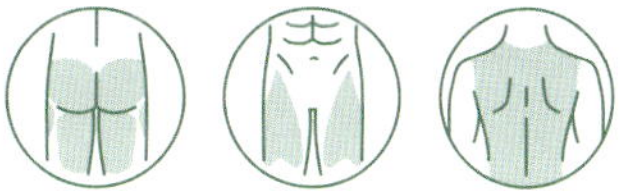

Kräftigung der Hüftstreckmuskulatur (Gesäßmuskel), der Kniestreckmuskulatur (Quadriceps femoris) und der Rückenmuskulatur (langer Rückenstrecker, unterer Anteil)

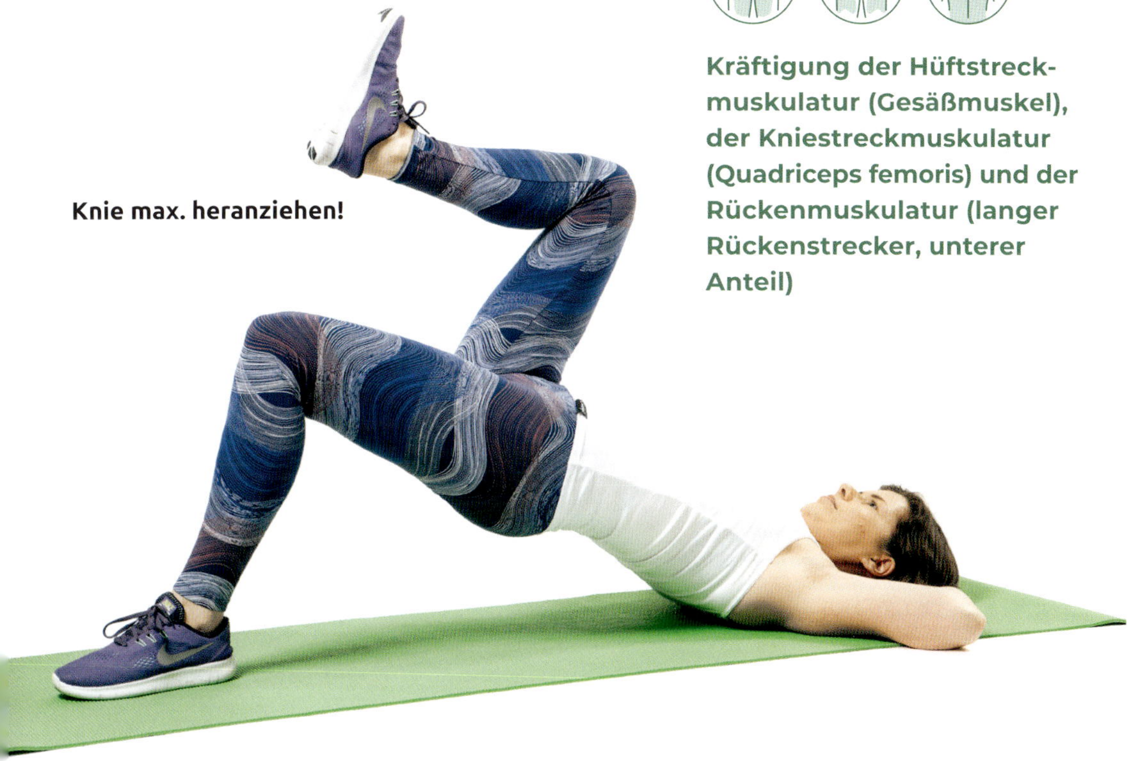

BECKENLIFT EINBEINIG

Legen Sie sich in Rückenlage und stellen Sie beide Beine im rechten Winkel an. Legen Sie beide Hände unter den Kopf, dabei liegen die Ellbogen seitlich auf dem Boden. Ziehen Sie das rechte Knie gebeugt nahe zum Brustmuskel heran. Das Gesäß anheben, bis Rumpf und Oberschenkel eine gerade Linie bilden. Aktivieren Sie Ihre Rumpfspannung, indem Sie den Bauchnabel sanft nach innen ziehen.

Nun das Becken bis knapp über den Boden langsam absenken, anschließend wieder in die Ausgangsposition anheben.

Wichtig: Das linke Knie bleibt stets maximal zur Brust herangezogen!

Alternativ: Zur Übungserleichterung den Beckenlift beidbeinig durchführen – vor allem, wenn man bei dieser Übung zu Krämpfen neigt.

TUCK JUMP

Stehen Sie in einem aufrechten hüft- bis schulterbreiten Stand. Die Arme sind in Vorhalte (A). Springen Sie beidbeinig vom Boden ab, ziehen Sie Ihre Knie bis in Hüfthöhe nach oben (B) und landen Sie wieder in der Ausgangsposition.

Tipp: Gleichen Sie Ihre Armbewegung dem Sprung an. Springen Sie schnell ab, Ihre Knie sollten nach vorne bis in Hüfthöhe kommen.

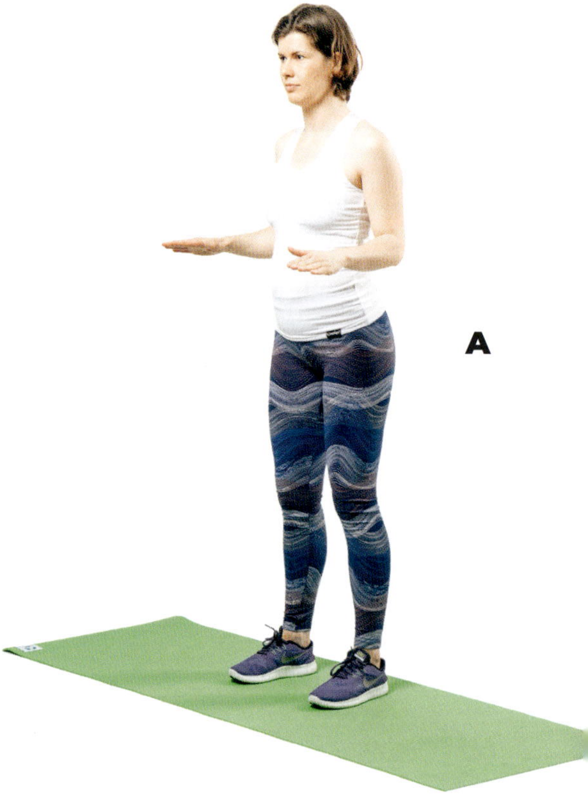

A

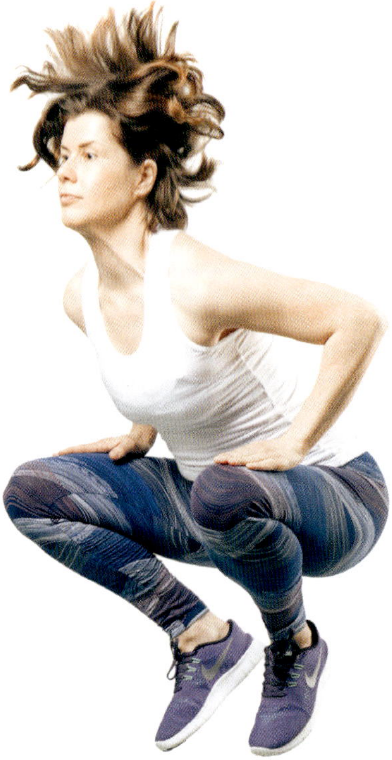

B

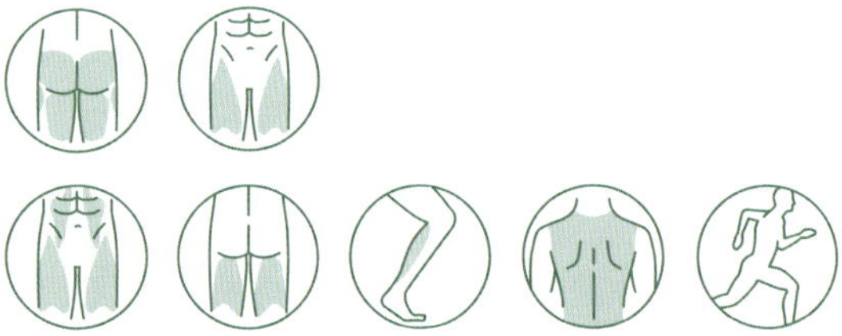

Kräftigung der Hüftstreckmuskulatur (Gesäß), der Beinstreckmuskulatur (Quadrizeps), der Hüftbeugemuskulatur (Lenden-Darmbeinmuskel), der Beinbeugemuskulatur (Ischiocrurale Gruppe), der Wadenmuskeln und der Rückenmuskulatur (langer Rückenstrecker); Cardio-Training

STAR JUMP

Sie beginnen in einer tiefen Position der Kniebeuge. Ihre Füße sind mehr als schulterbreit geöffnet, Ihre Fußsohlen fest auf dem Boden. Der Rücken ist gerade. Platzieren Sie die Hände direkt vor sich zwischen den Füßen auf dem Boden (A).

Springen Sie nun mit voller Kraft in die Luft und strecken dabei Arme und Beine so weit wie möglich zu den Seiten aus (B). Dann landen Sie wieder sanft in der Ausgangsposition.

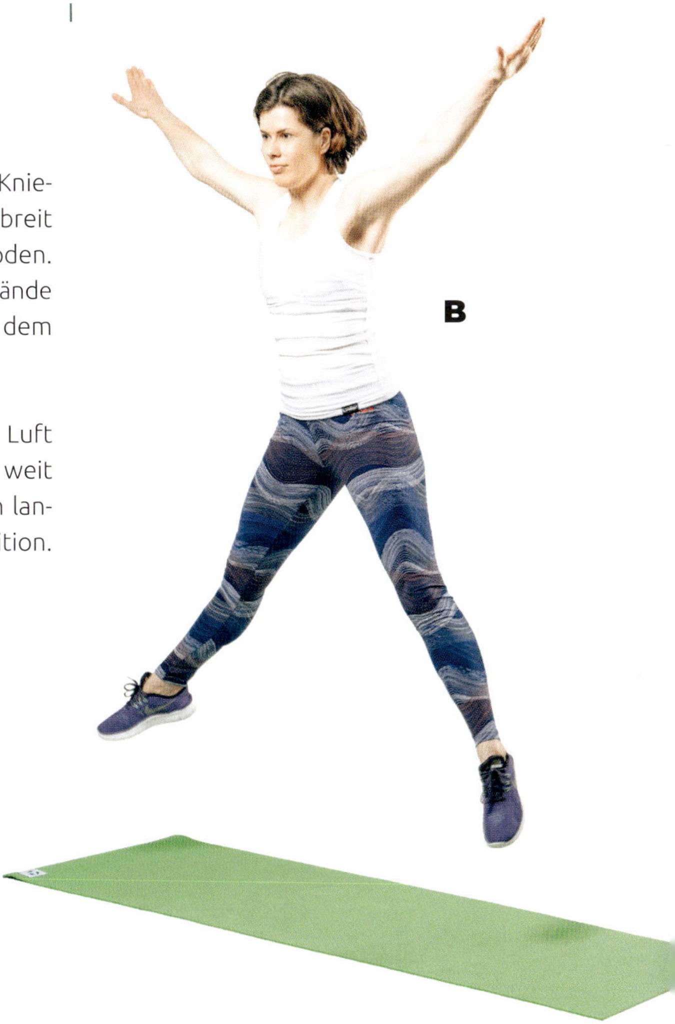

B

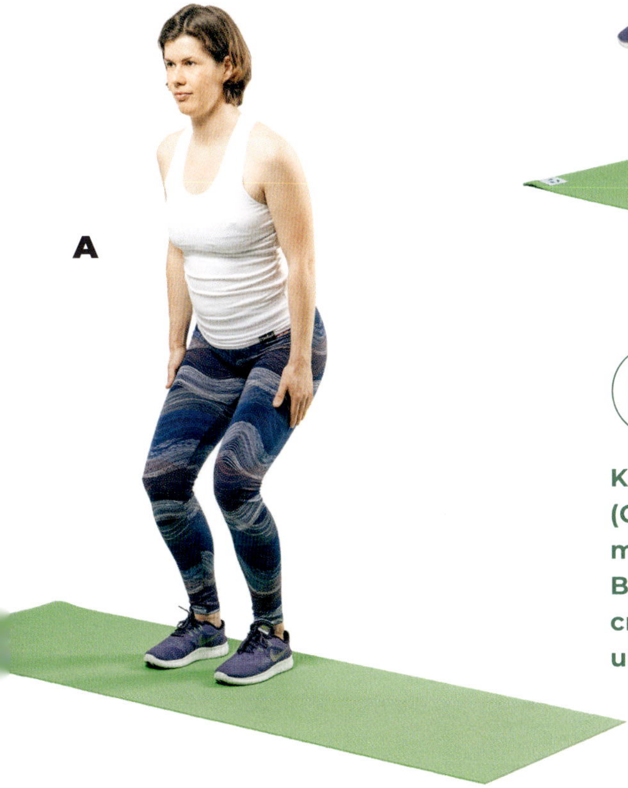

A

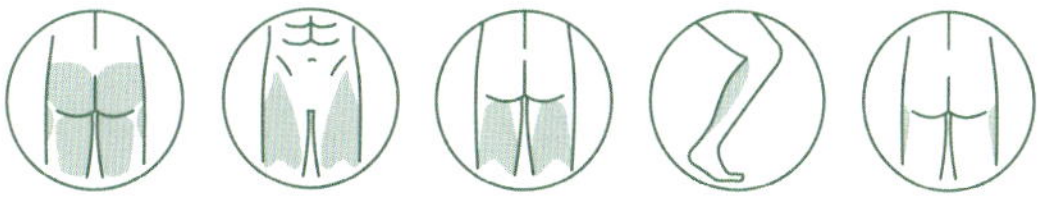

Kräftigung der Hüftstreckmuskulatur (Gesäßmuskel), der Beinstreckmuskulatur (Quadrizeps), der Beinbeugemuskulatur (M. Ischiocrurale), Bein Abspreizer (Abduktor) und der Wadenmuskeln

EINBEINIGE KNIEBEUGE – „PISTOLS"

Stehen Sie in einem aufrechten hüftbreiten Stand. Die Arme sind in Vorhalte. Verlagern Sie das Gewicht jetzt auf das rechte Bein, heben Sie den linken Fuß und strecken Sie das linke Bein vor dem Körper aus (A).

Nun gehen Sie langsam nach hinten unten, als wollten Sie sich setzen. Senken Sie den Körper dabei so weit ab, bis der Unterschenkel parallel zum Boden zeigt (B). Richten Sie sich wieder auf. Der Oberkörper wandert dabei mit den gestreckten Armen nach vorne. Die Ferse bleibt auf dem Boden.

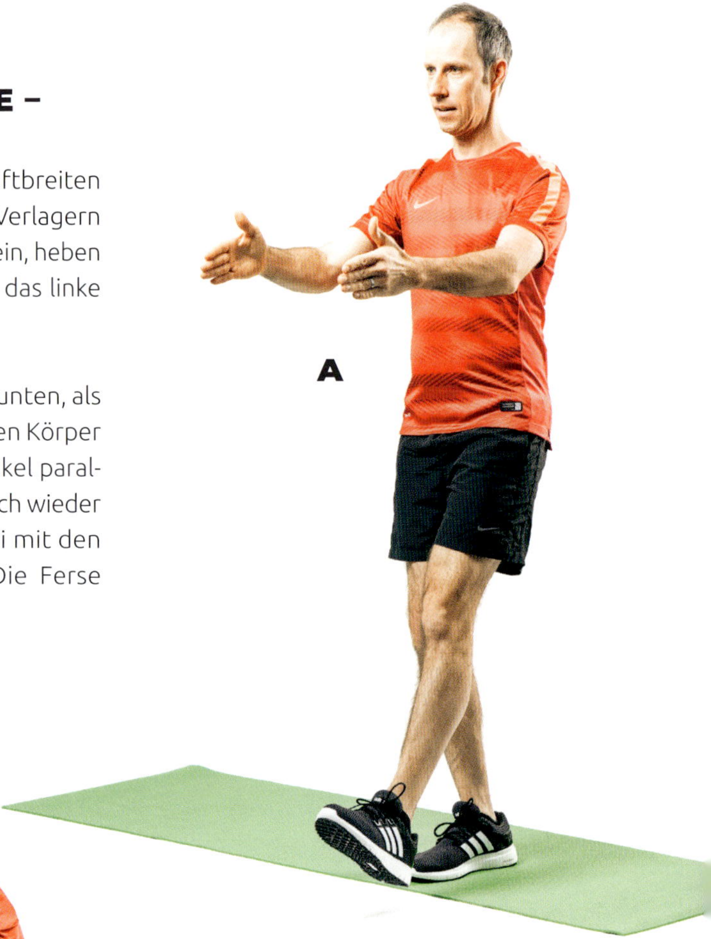

A

B

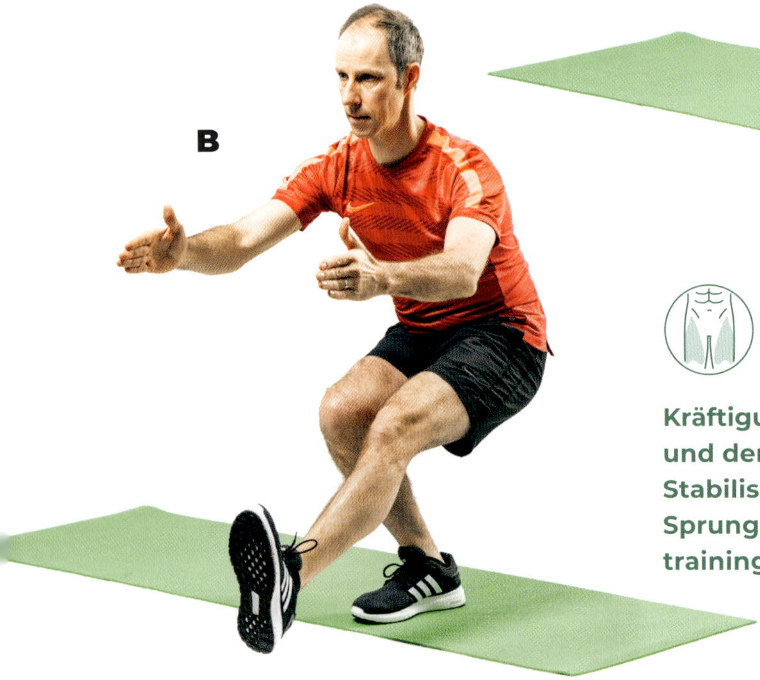

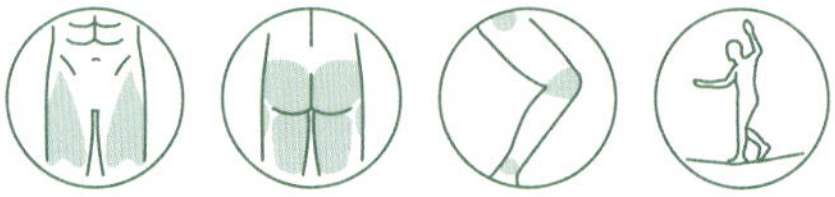

Kräftigung der Kniestreckmuskulatur und der Hüftstreckmuskulatur, Stabilisation im Hüft-, Knie- und Sprunggelenk; Gleichgewichtstraining

„Königsübung unter den Kniebeugen"

A

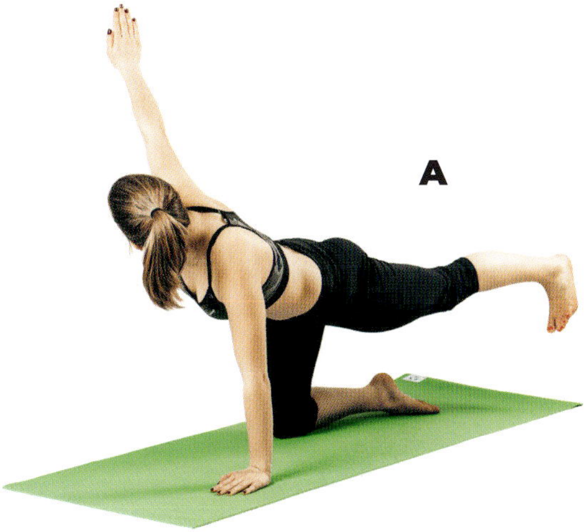

B

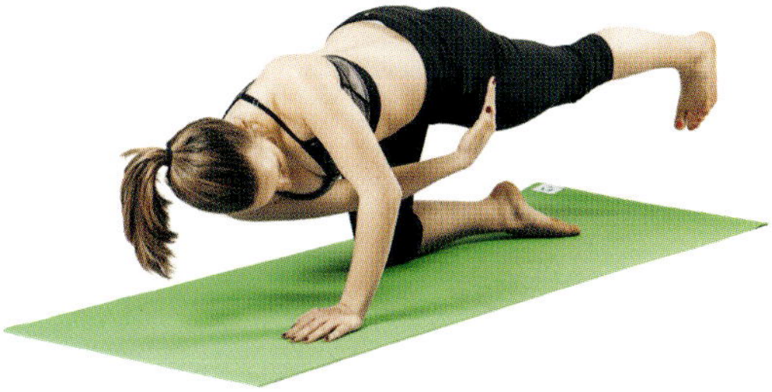

CORE PUSH

Gehen Sie in den Vierfüßlerstand. Die Hände befinden sich senkrecht unter den Schultern, die Knie etwas mehr als hüftbreit unter den Hüftgelenken. Achten Sie auf eine neutrale Wirbelsäulenposition! Aktivieren Sie Ihre Rumpfspannung, indem Sie den Bauchnabel sanft nach innen ziehen. Das linke Bein nach hinten strecken, den gegenüberliegenden Arm seitlich zur Decke strecken. Ziehen Sie die Fußspitzen an (A).

Nun den freien Arm weit unter dem aufgestellten Arm parallel zum Boden durch bewegen (B). Der Blick folgt der Hand! Bringen Sie den Arm und den Rumpf wieder in die Ausgangsposition zurück.

Wichtig: Das Becken stets waagerecht halten!

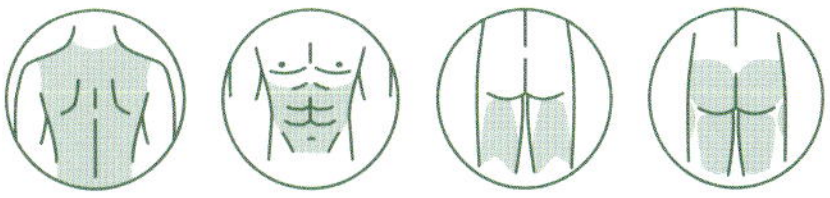

Kräftigung der Rückenmuskulatur (gesamter Rückenstrecker, Kapuzenmuskel, Rautenmuskel, viereckige Lendenmuskel), der Bauchmuskulatur (quer, schräg) der Beinbeugemuskulatur (M. Ischiocrurale) und der Hüftstreckmuskulatur (Gesäßmuskulatur)

SCHWIMMER

Gehen Sie in Bauchlage auf Ihre Gymnastikmatte, die Beine sind gestreckt, die Zehen aufgestellt. Ihre Arme strecken Sie in Verlängerung der Körperlängsachse aus. Aktivieren Sie Ihre Rumpfspannung, indem Sie den Bauchnabel sanft nach innen ziehen.

Heben Sie nun Ihre gestreckten Beine und Arme einige Zentimeter vom Boden ab. Die Zehenspitzen sind dabei gestreckt und die Handflächen zeigen nach unten. Ihr Kopf befindet sich in Verlängerung der Wirbelsäule. Heben und senken Sie dynamisch Ihre Beine sowie die Arme diagonal zueinander in der Luft. Beine und Arme werden während der Übungsausführung nicht mehr abgelegt.
Tipp: Die Bewegung kommt aus dem Hüft- bzw. den Schultergelenken!

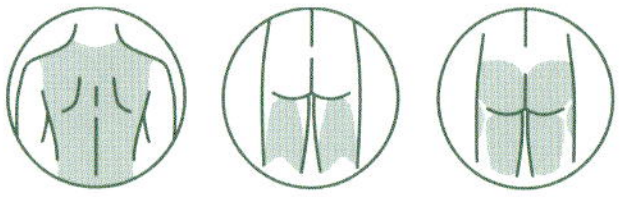

Kräftigung der Rückenmuskulatur (lange Rückenstrecker, tiefe Anteile des Rückenstreckers), der Beinbeugemuskulatur und der Hüftstreckmuskulatur (Gesäß)

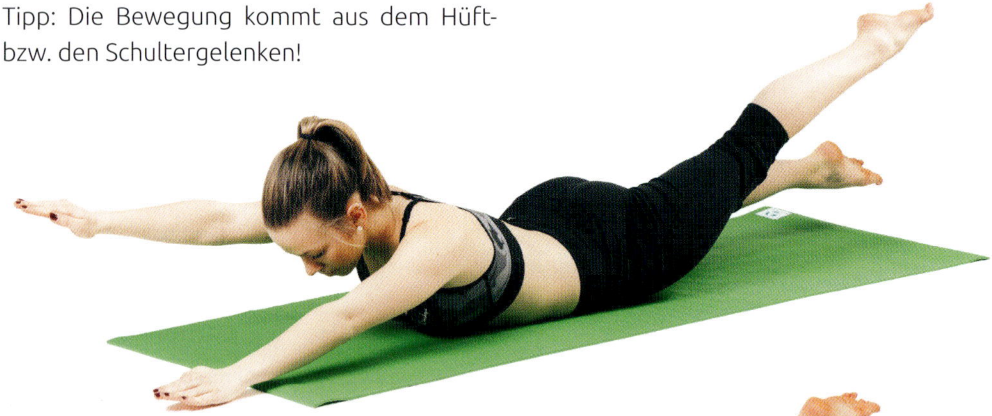

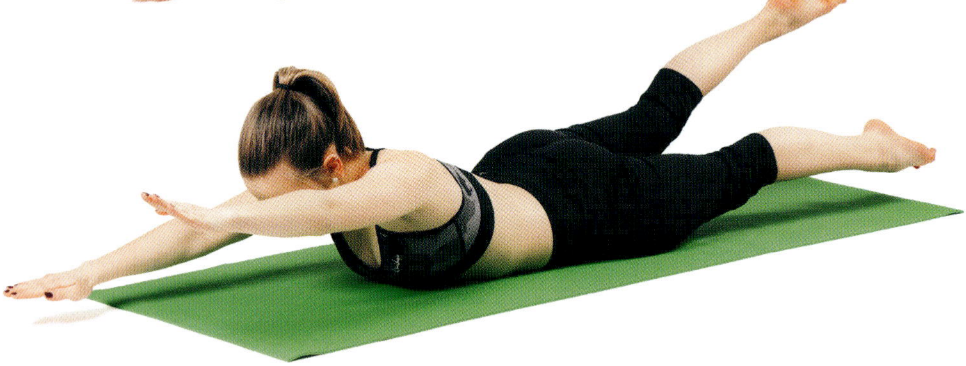

CROSS-BERGSTEIGER

In der Liegestützposition schwebt der ganze Körper in der Luft, nur die Zehen sowie die Hände haben Kontakt zum Boden. Das Gewicht ruht allein auf den Händen und Zehen. Die Hände befinden sich dabei genau unter den Schultern, die Finger sowie der Bizeps zeigen nach vorne. Spannen Sie Ihre Bauch- und Gesäßmuskulatur an, damit Sie nicht in der Lendenwirbelsäule durchhängen.

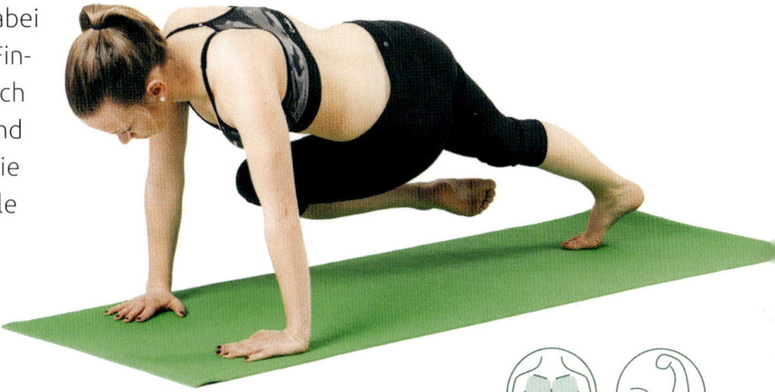

Führen Sie Ihr linkes Knie unter dem Körper diagonal zum rechten Ellbogen nach vorne (A). Anschließend das Bein wieder nach hinten zurückstellen. Danach das rechte Knie zum linken Ellbogen ziehen (B) und wieder abstellen. Achten Sie darauf, dass Sie Ihren Rumpf stabil halten!

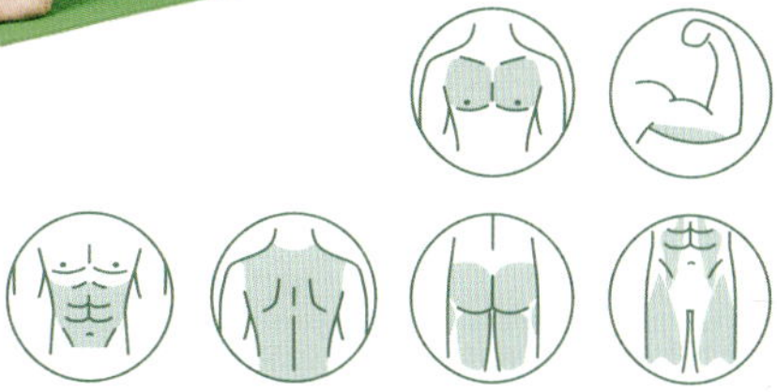

Kräftigung der Brustmuskulatur, der Armmuskulatur (Trizeps), der Bauchmuskeln (quere, schräge, gerade), der Rückenmuskulatur (mittellang und kurze, Rückenstrecker, Kapuzenmuskel, Rautenmuskel), der Hüftstreck- und der Hüftbeugemuskulatur

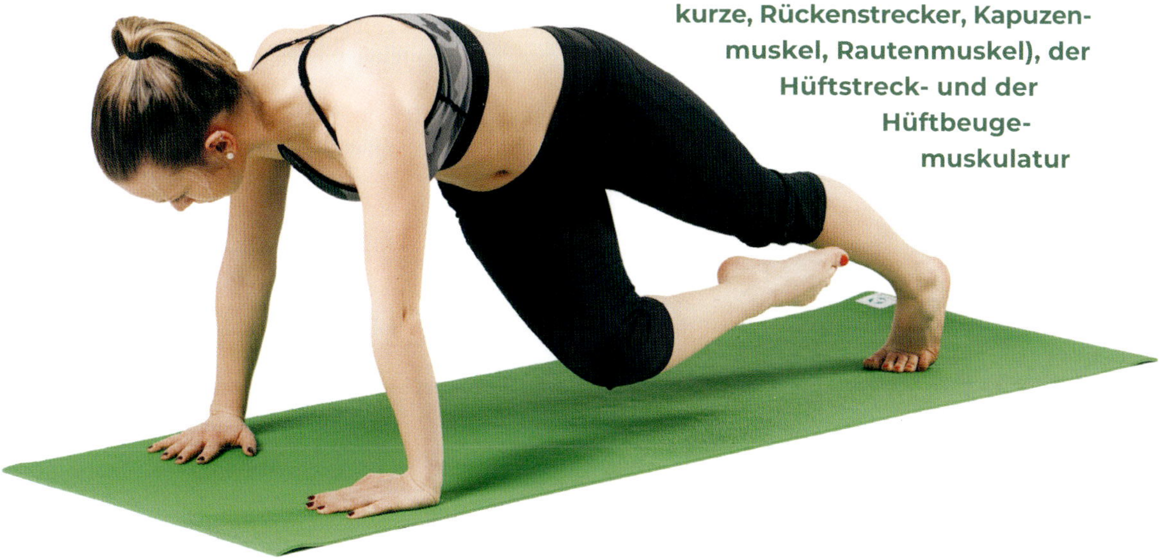

V-CRUNCH

Gehen Sie in Seitenlage auf Ihre Fitnessmatte. Sie liegen mit der rechten Seite auf dem Boden, wobei der rechte Arm mit der Handinnenfläche vor Ihnen auf dem Boden liegt. Mit den Fingerspitzen der linken Hand berühren Sie sich am Hinterkopf, sodass der linke Ellbogen zur Decke weist (A).

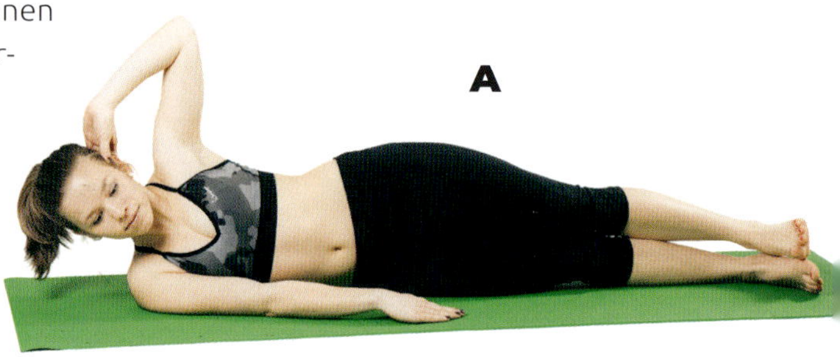
A

Den Bauchnabel sanft nach innen ziehen, um die tiefliegenden Rumpfmuskeln zu aktivieren. Beim Ausatmen den Rumpf in der Hüfte beugen, dabei den Oberkörper sowie die gestreckten Beine anheben, bis der linke Ellbogen das linke Knie fast berühren kann (B). Danach wieder langsam zurück in die Ausgangsposition absenken.

Tipp: Der untenliegende Arm sollte so passiv wie möglich bleiben!

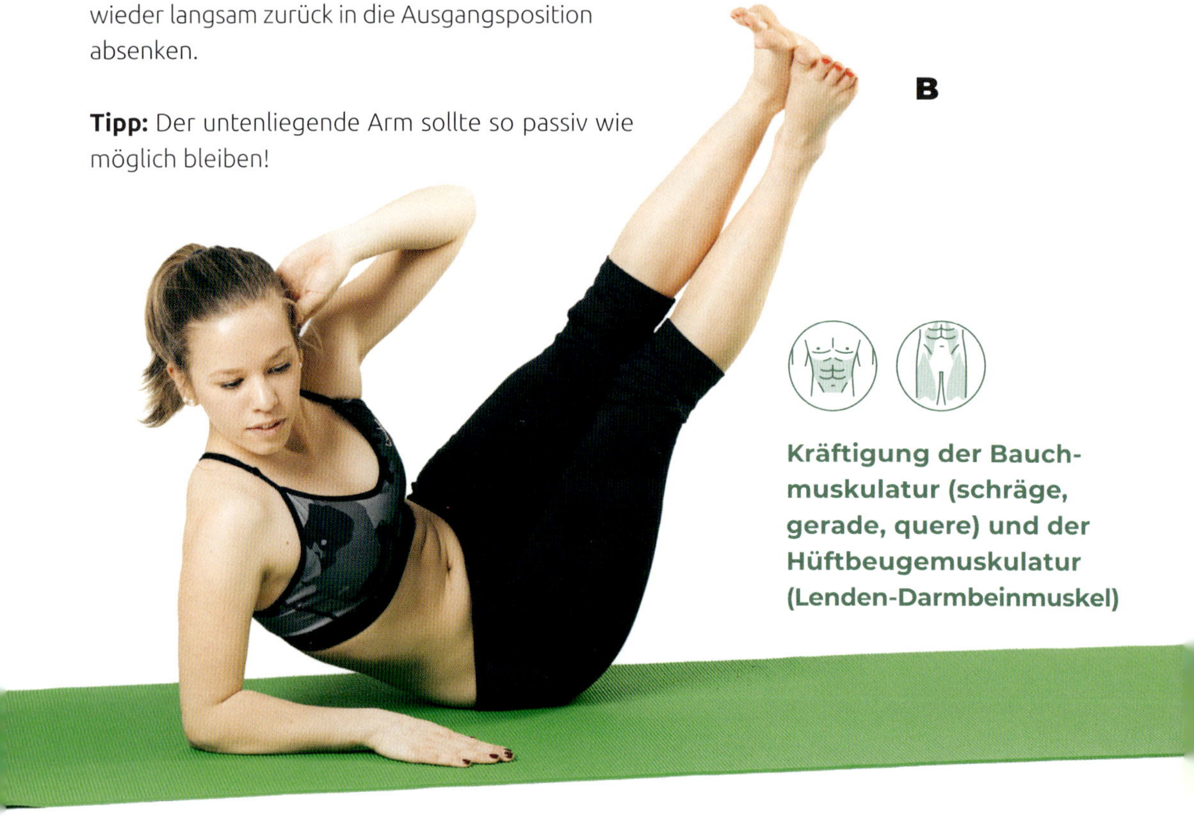
B

Kräftigung der Bauchmuskulatur (schräge, gerade, quere) und der Hüftbeugemuskulatur (Lenden-Darmbeinmuskel)

SIDE PLANK – ELBOWS TO KNEE CRUNCH

Legen Sie sich auf Ihrer Fitnessmatte in linker Seitenlage auf den Boden. Stützen Sie jetzt Ihren linken Ellbogen mit dem Handrücken nach unten auf, der rechte Arm berührt mit den Fingerspitzen den Hinterkopf, der Ellbogen weist nach oben. Beide Beine sind lang ausgestreckt, die Füße sind angezogen. Heben Sie nun den Körper vom Boden ab, sodass Kopf, Oberkörper, Hüfte und Beine eine möglichst gerade Linie bilden.

Den Bauchnabel sanft nach innen ziehen, um die tiefliegenden Rumpfmuskeln zu aktivieren. Nun das rechte Bein nach oben abspreizen (A). Aus dieser Position heraus einen „Crunch" ausführen, d. h. der rechte Ellbogen und das rechte Knie vor dem Körper zueinander bringen (B) und wieder lang ausstrecken.

A

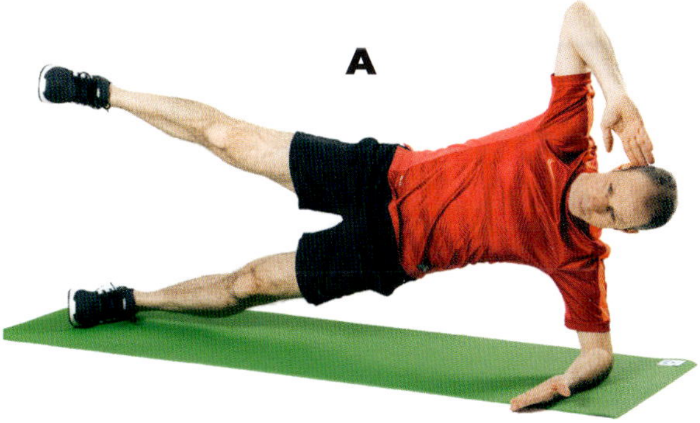

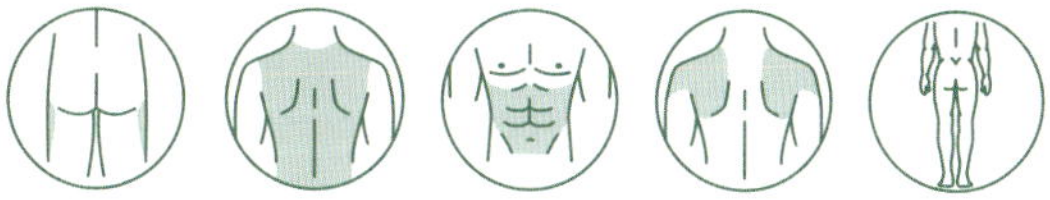

Kräftigung der Abduktoren, der Rückenmuskulatur (langer Rückenstrecker, viereckiger Lendenmuskel, Kapuzenmuskel), der Bauchmuskulatur (quere, gerade und schräge) und der Schultermuskulatur (Delta); Ganzkörperstabilisation

B

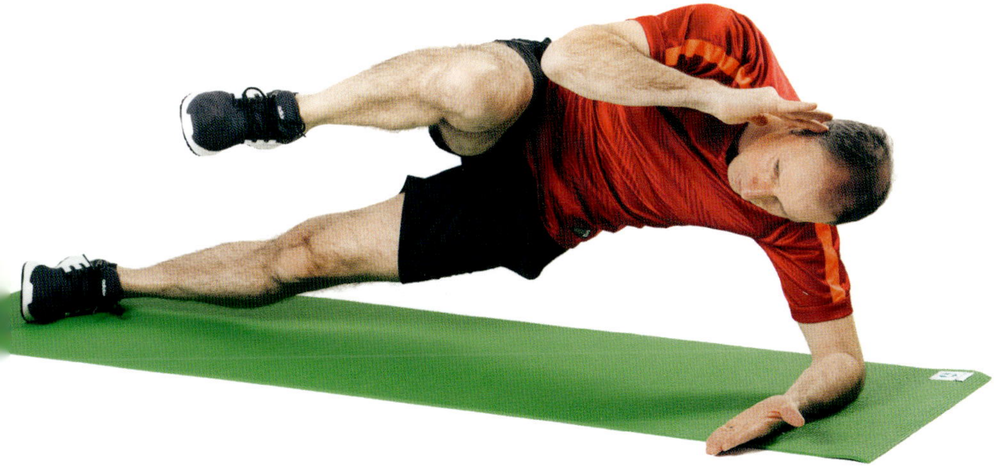

A

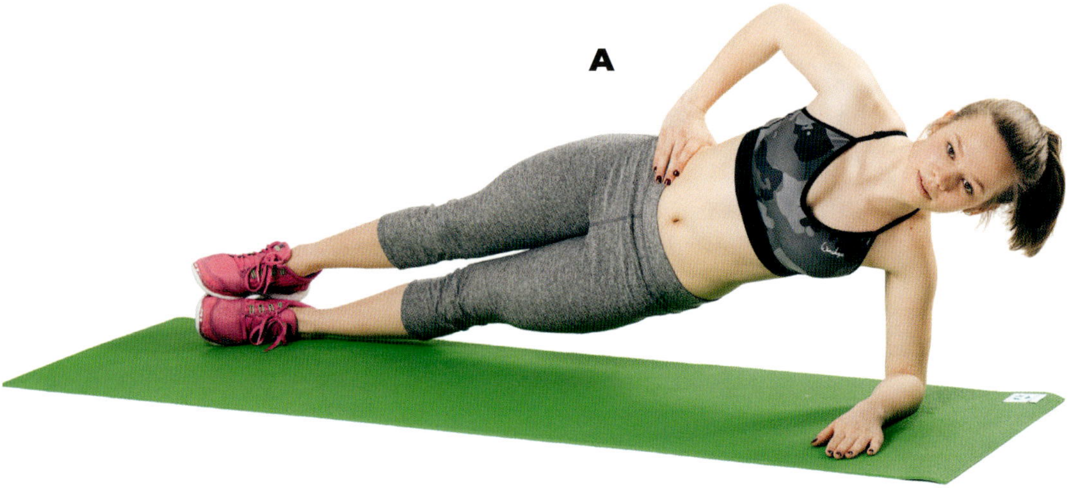

B

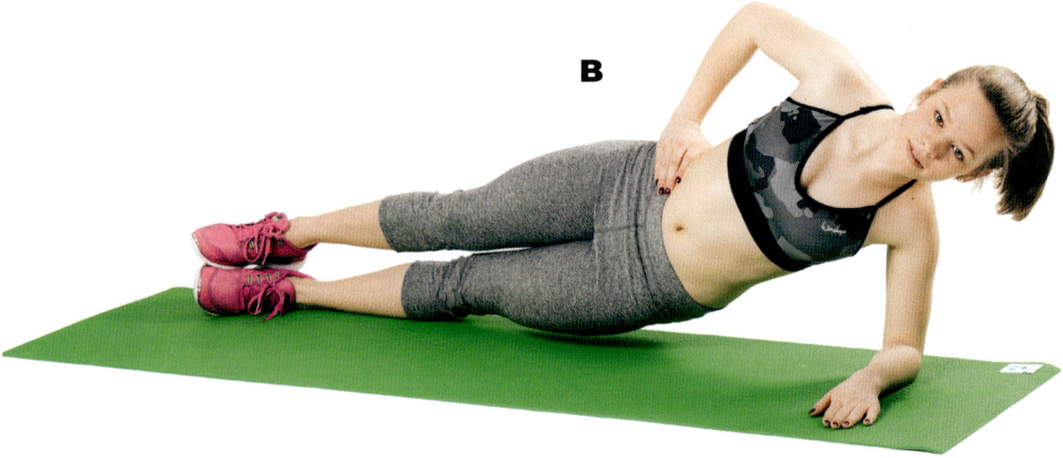

TAILLENWIPPE

Legen Sie sich auf Ihrer Fitnessmatte in linker Seitenlage auf den Boden. Stützen Sie jetzt Ihren linken Ellbogen mit dem Handrücken nach unten auf, die rechte Hand in die Taille stemmen.

Den Bauchnabel sanft nach innen ziehen, um die tiefliegenden Rumpfmuskeln zu aktivieren. Heben Sie den Körper vom Boden ab, sodass Kopf, Oberkörper, Hüfte und Beine eine möglichst gerade Linie bilden (A). Senken Sie dann Ihre Hüfte langsam bis kurz vor dem Boden ab (B) und strecken Sie diese wieder.

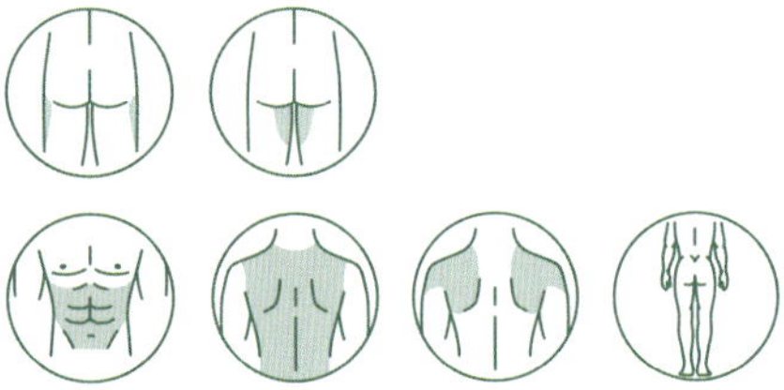

Kräftigung der Abduktoren, der Adduktoren, der Bauchmuskeln (quere, schräge, gerade, viereckiger Lendenmuskel), der Rückenmuskeln (langer Rückenstrecker; einseitig) und der Schultermuskeln; Ganzkörperstabilisation

PLANK

Legen Sie sich in Bauchlage auf Ihre Fitnessmatte und gehen in den Unterarmstütz. Beide Ellbogen befinden sich schulterbreit unterhalb der Schulterachse. Die Handflächen liegen auf dem Boden, die Füße berühren den Boden nur mit den Zehen, das Becken ist so weit angehoben, dass sich eine gerade Linie von Rumpf über die Beine bildet. Die Bauchmuskulatur – „Core" – ist aktiviert und die Schulterblätter werden nach unten (Richtung Gesäß) gezogen.

Diese Position halten Sie 30 bis 90 Sekunden lang!

Wichtig: Den unteren Rücken stets gerade halten! Damit ist gemeint, dass keine Ausweichbewegungen ausgeführt werden sollen und somit ein sogenanntes Hohlkreuz vermieden wird!

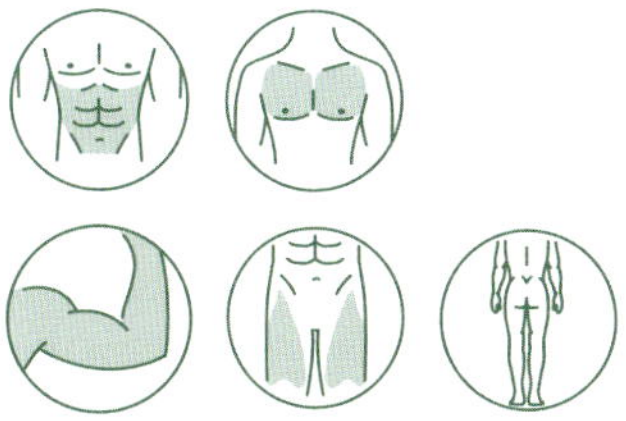

Kräftigung der Bauchmuskulatur (quere, schräge, gerade), der Brustmuskulatur, der Armmuskulatur (Trizeps) und der Beinstreckmuskulatur; Ganzkörperstabilisation

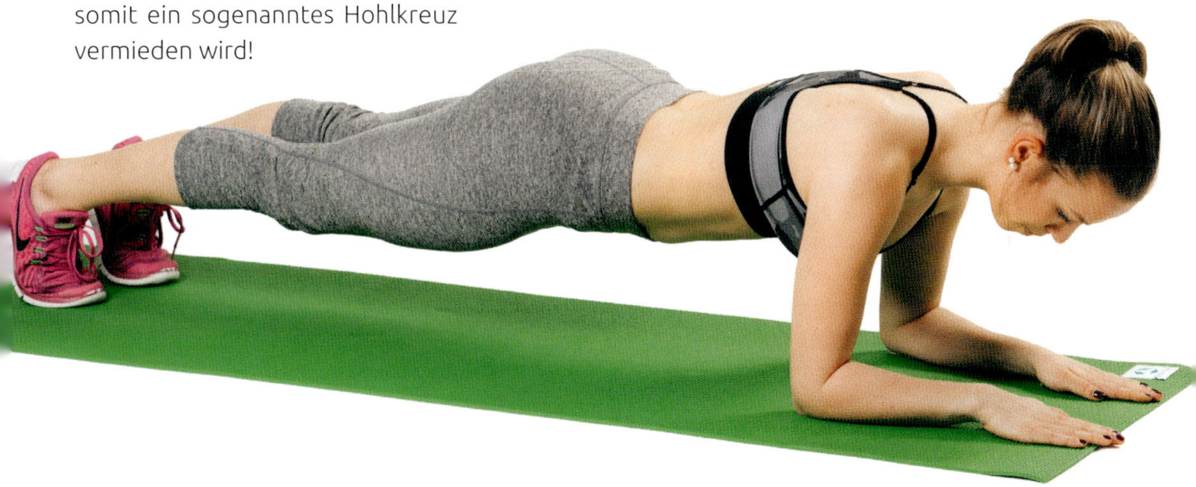

UP AND DOWN PLANK

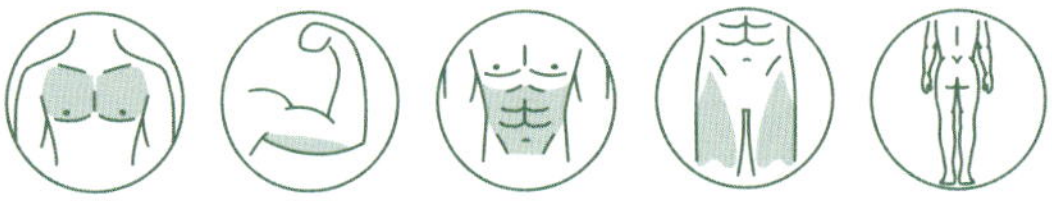

Kräftigung der Brustmuskulatur, der Armmuskulatur (Trizeps), der Bauchmuskulatur (quere, gerade, schräge) und der Beinstreckmuskulatur; Ganzkörperstabilisation

Legen Sie sich in Bauchlage auf Ihre Fitnessmatte und gehen Sie in die Liegestützposition (A). Das Gewicht ruht allein auf den Händen und den Zehen. Die Hände befinden sich dabei genau unter den Schultern, die Finger sowie der Bizeps zeigen nach vorne. Spannen Sie Ihre Bauch- und Gesäßmuskulatur an, damit Sie nicht in der Lendenwirbelsäule durchhängen.

Zunächst die linke Hand lösen, um sich mit dem Unterarm abzustützen (B), dann die rechte Seite vom Handstütz in den Unterarmstütz wechseln (C). Anschließend zuerst rechts, dann links von der Unterarmstützposition zurück in die Liegestützposition wechseln.

A

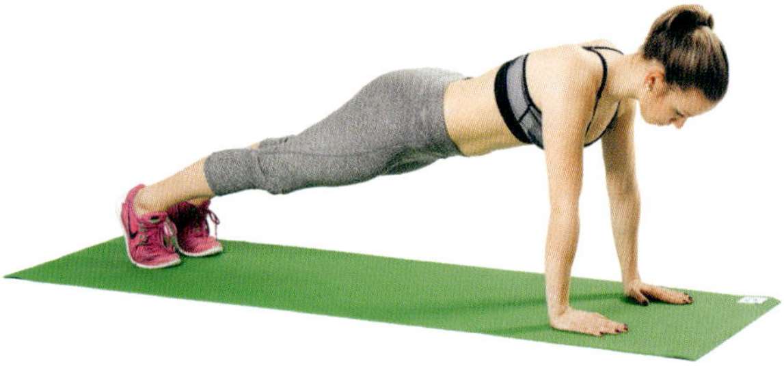

B

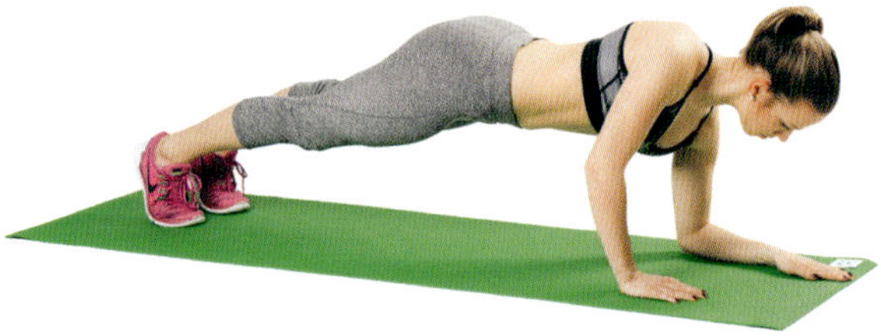

C

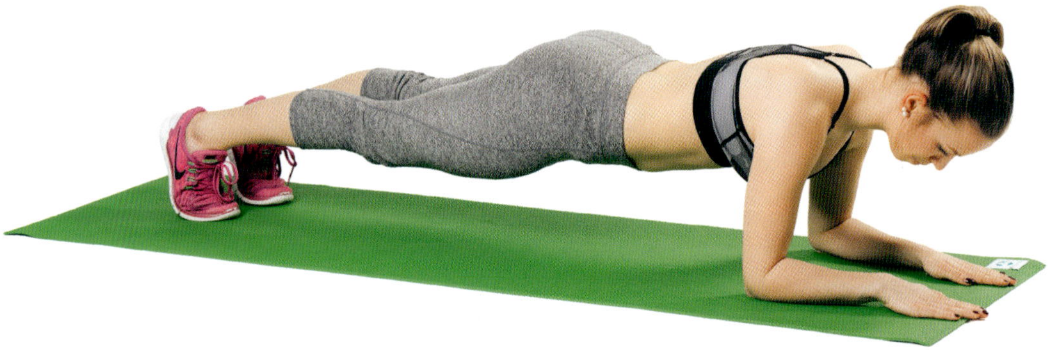

SUPERMAN TO HOLLOW HOLD

Gehen Sie in Rückenlage auf Ihre Sportmatte, die Beine sind gestreckt. Ihre Arme strecken Sie in Verlängerung der Körperlängsachse aus. Aktivieren Sie Ihre Rumpfspannung, indem Sie den Bauchnabel sanft nach innen ziehen.

Schultern, Kopf, Arme und Beine vom Boden abheben. Der Kopf befindet sich in Verlängerung der Wirbelsäule zwischen den Armen (A). Von hier durch Verlagerung des Körperschwerpunktes langsam über die Seite in Bauchlage drehen. Während der Drehung Arme und Beine stets in der Luft halten. Verweilen Sie so einige Sekunden in der „Superman"-Position (B)! Anschließend drehen Sie sich über die gleiche Seite zurück in Rückenlage.

B

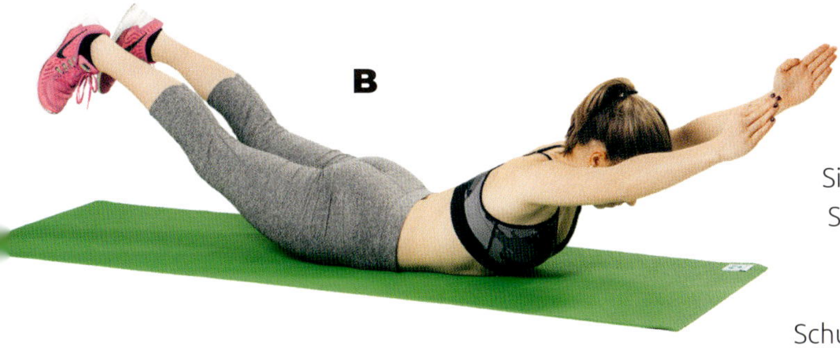

A

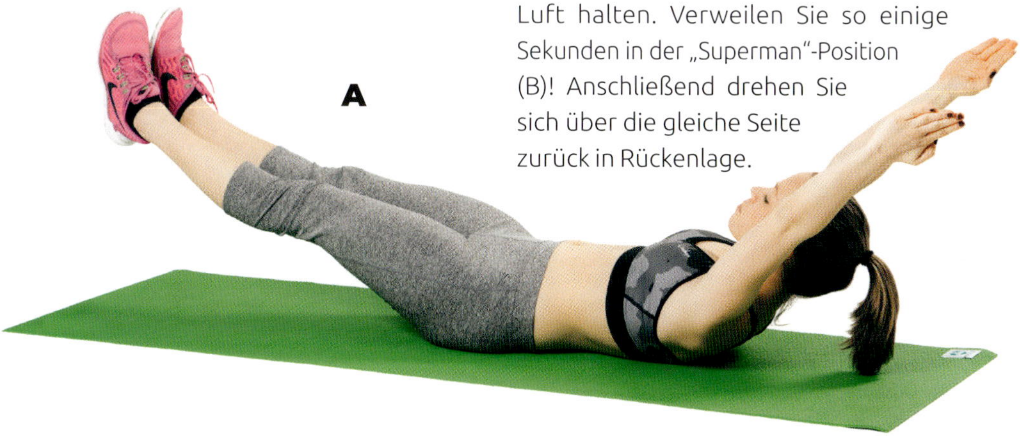

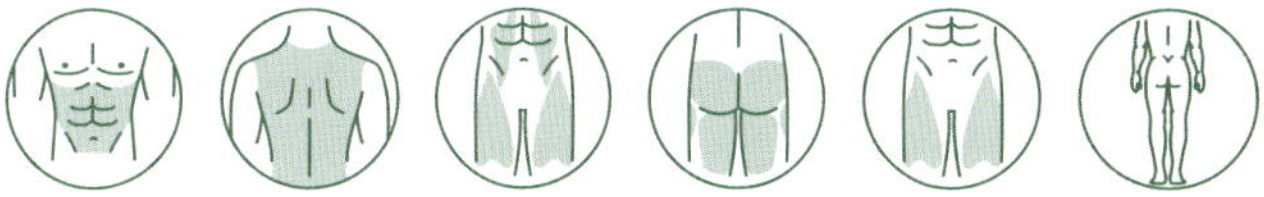

Kräftigung der Bauchmuskeln (quere, schräge, gerade), der Rückenmuskeln (langer Rückenstrecker), der Hüftbeuge- (Lenden-Darmbeinmuskel) sowie der Hüftstreckmuskeln (Gesäß) und der Kniestreckmuskulatur (M. Quadrizeps femoris); Ganzkörperstabilisation

ONE LEG PUSH-UP

In der Liegestützposition befindet sich der ganze Körper in der Luft, nur die Zehen sowie die Hände haben Kontakt zum Boden. Die Hände befinden sich dabei genau unter den Schultern, die Finger sowie die Ellbogen zeigen nach vorne. Spannen Sie Ihre Bauch- und Gesäßmuskulatur an, damit Sie nicht in der Lendenwirbelsäule durchhängen.

Nun den rechten Fuß etwa zehn Zentimeter vom Boden lösen und ihn parallel zum Boden nach rechts weit abspreizen (A). Dort mehrere Sekunden lang halten. Das Bein danach wieder heranführen und in der hüftbreiten Liegestützposition abstellen. Anschließend den linken Fuß abheben und nach außen abspreizen (B).

A

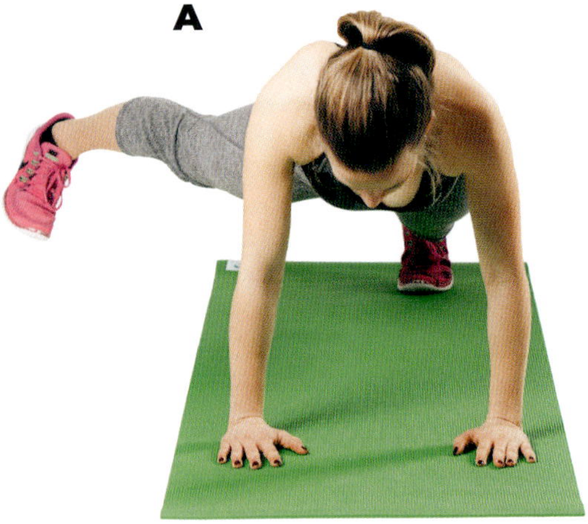

B

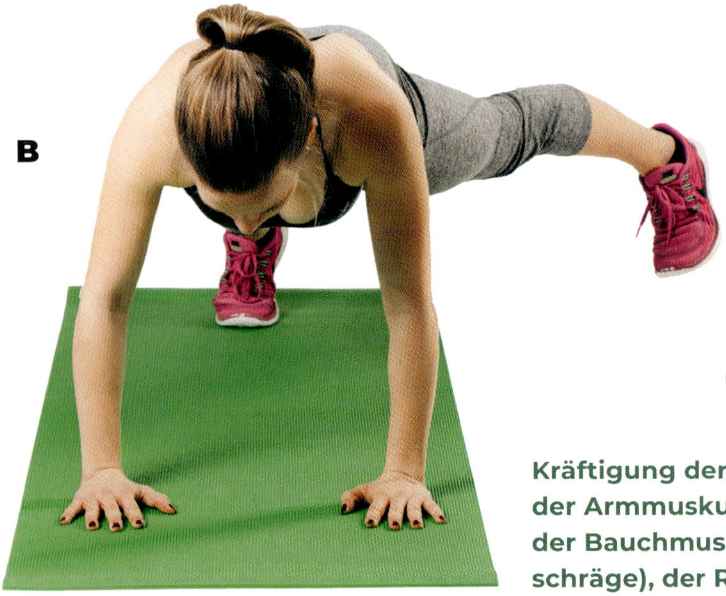

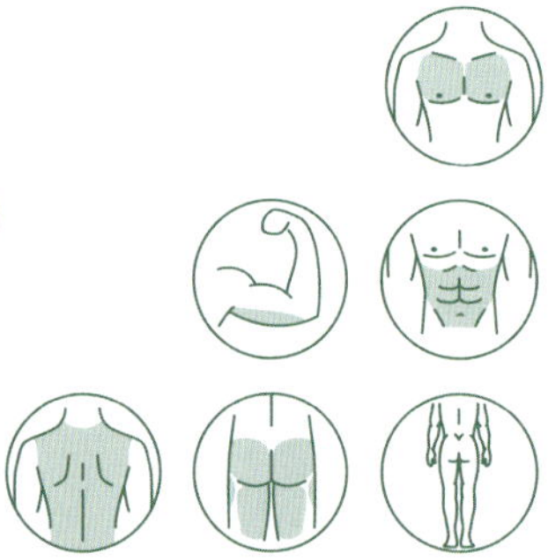

Kräftigung der Brustmuskulatur, der Armmuskulatur (Trizeps), der Bauchmuskulatur (quere, gerade, schräge), der Rückenmuskulatur (langer Rückenstrecker) und der Hüftstreckmuskulatur (Gesäß); Ganzkörperstabilisation

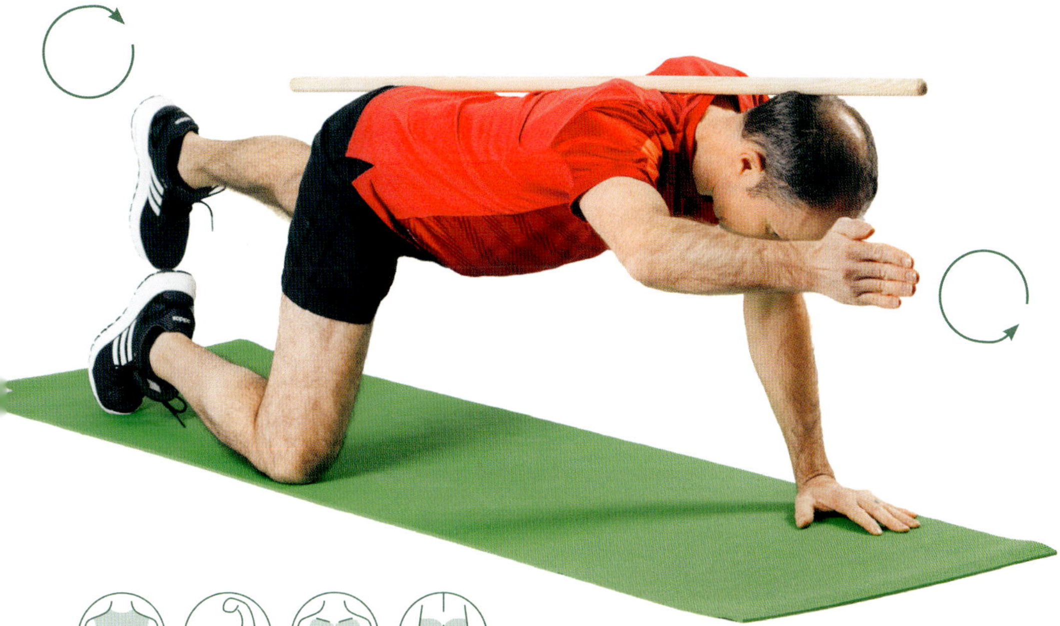

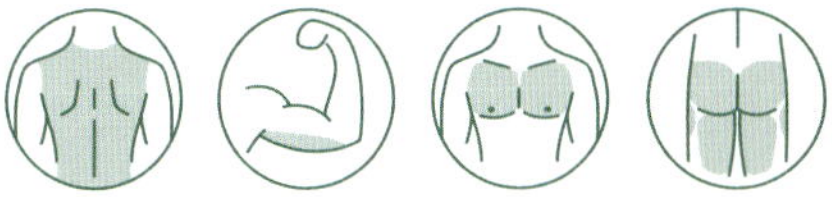

Kräftigung der Rückenmuskulatur (gesamter Rückenstrecker), der Armmuskulatur (Trizeps), der Brustmuskulatur (großer Brustmuskel) und der Hüftstreckmuskulatur (Gesäß)

VIERFÜSSLERSTAND

Gehen Sie in den Vierfüßlerstand. Die Hände befinden sich senkrecht unter den Schultern, die Knie sind etwas mehr als hüftbreit unter den Hüftgelenken positioniert. Achten Sie auf eine neutrale Wirbelsäulenposition! Aktivieren Sie Ihre Rumpfspannung, indem Sie den Bauchnabel sanft nach innen ziehen. Das linke Bein nach hinten ausstrecken, den gegenüberliegenden (rechten) Arm nach vorne ausstrecken. Ziehen Sie die Fußspitze an.

Gleichmäßig mit dem rechten Bein aus dem Hüftgelenk und mit dem linken Arm aus dem Schultergelenk heraus kleine, gleichmäßige, kreisende Bewegungen durchführen. Arm und Bein nur so weit anheben, dass die Schultern und das Becken noch parallel zum Boden gehalten werden können.

Tipp: Zur Kontrolle, ob Rücken, Becken und Schultern gerade bleiben, einen Gymnastikstab mittig auf den Rücken legen!

ONE-ARM ONE-HAND PLANK

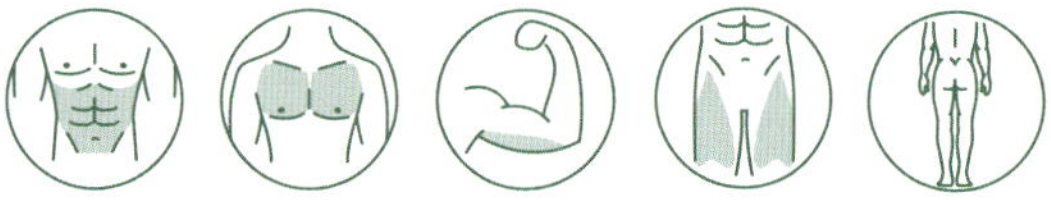

Kräftigung der Bauchmuskulatur (quere, schräge, gerade), der Brustmuskulatur, der Armmuskulatur (Trizeps), und der Beinstreckmuskulatur; Ganzkörperstabilisation

Legen Sie sich in Bauchlage auf Ihre Fitnessmatte und gehen Sie in den Unterarmstütz. Beide Ellbogen befinden sich schulterbreit unterhalb der Schulterachse. Die Handaußenkanten liegen auf dem Boden, die Füße berühren den Boden nur mit den Zehen, das Becken ist so weit angehoben, dass sich eine gerade Linie von Rumpf über die Beine bildet. Die Bauchmuskulatur – „Core" – ist aktiviert und die Schulterblätter werden nach unten (Richtung Gesäß) gezogen.

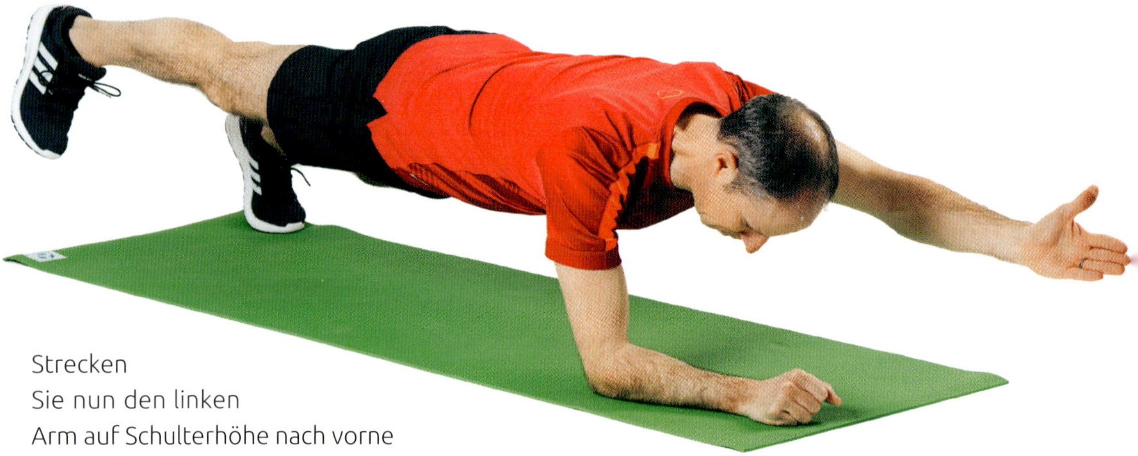

Strecken Sie nun den linken Arm auf Schulterhöhe nach vorne aus. Der Handrücken zeigt dabei nach außen. Gleichzeitig strecken Sie das rechte Bein nach hinten aus. Ziehen Sie Ihre Fußspitzen an. Der Kopf befindet sich in Verlängerung der Wirbelsäule mit Blick zum Boden gerichtet. Ziel ist es, diese Position für ein bis zwei Minuten halten zu können.

Wichtig: Die Schultern und Becken stets gerade (waagerecht) halten!

STAHLSEIL

Gehen Sie auf Ihrer Fitnessmatte in den Vierfüßlerstand. Die Hände befinden sich senkrecht unter den Schultern, die Ellbogen sind leicht gebeugt, die Knie sind etwas mehr als hüftbreit unter den Hüftgelenken positioniert. Der Rücken ist gerade und der Kopf in Verlängerung der Wirbelsäule. Achten Sie auf eine neutrale Wirbelsäulenposition! Stellen Sie die Füße an.

Aktivieren Sie Ihre Rumpfspannung, indem Sie den Bauchnabel sanft nach innen ziehen. Das rechte Bein nach hinten in einer Linie zum Oberkörper ausstrecken und gleichzeitig den gegenüberliegenden (linken) Arm entsprechend nach vorne ausstrecken. Ziehen Sie die Fußspitze an.

Halten Sie die Position jeweils für 15 bis 20 Sekunden. Übung im Seitenwechsel ausführen.

Hinweis: Das Becken, der Körperschwerpunkt, bleibt immer mittig, KEIN AUSWEICHEN ZUR SEITE!

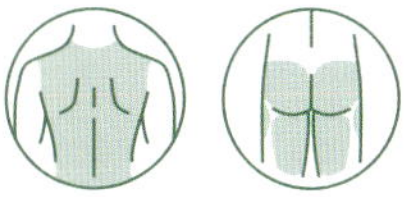

Kräftigung der Rückenmuskulatur (Rückenstrecker, Kapuzenmuskel, Rautenmuskel) und der Hüftstreckmuskulatur

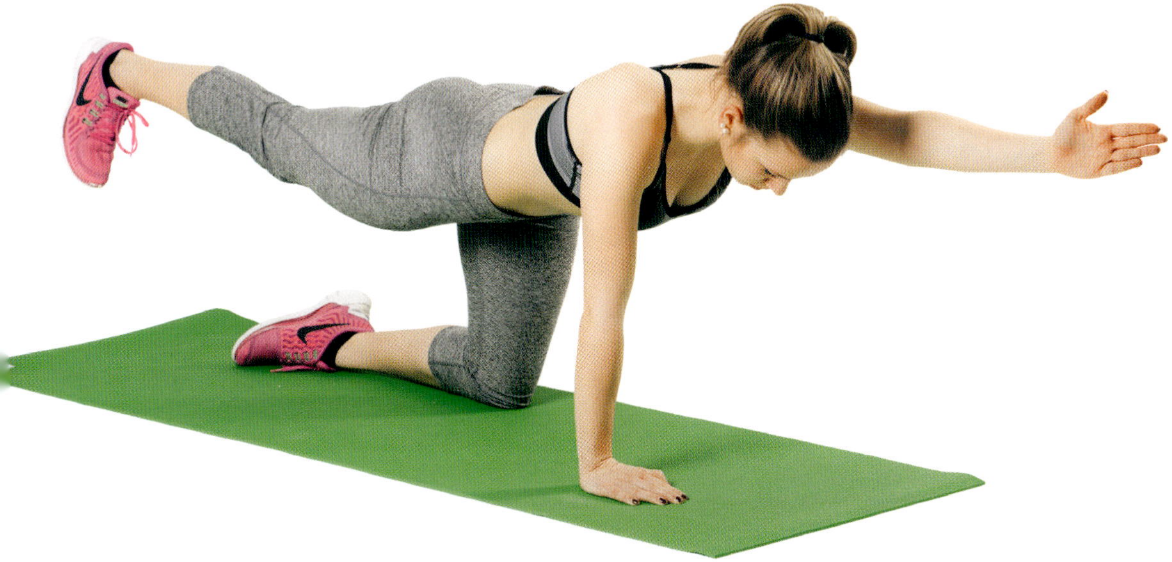

T-LIEGESTÜTZ

Legen Sie sich in Bauchlage auf Ihre Fitnessmatte und gehen Sie in die Liegestützposition. Das Gewicht ruht allein auf den Händen und den Zehen. Die Hände befinden sich dabei genau unter den Schultern, die Ellbogen sind leicht gebeugt, die Finger sowie der Bizeps zeigen nach vorne. Spannen Sie Ihre Bauch- und Gesäßmuskulatur an, damit Sie nicht in der Lendenwirbelsäule durchhängen.

Nachdem Sie einen Liegestütz durchgeführt haben, lösen Sie die rechte Hand vom Boden. Den so vom Boden gelösten Arm sowie den Rumpf zur rechten Seite hin öffnen, bis der Körper eine „T-Form" bildet (A). Die Füße sind dabei hintereinander jeweils auf der Innen- bzw. Außenkante aufgestellt. Anschließend kehren Sie wieder zurück in die Liegestützposition und führen sofort die gleiche Drehbewegung zur linken Seite aus. Nun erneut einen Liegestütz (B) mit eng am Körper vorbeiführenden Ellbogen ausführen, um die Übungsabfolge von vorne zu wiederholen.

B

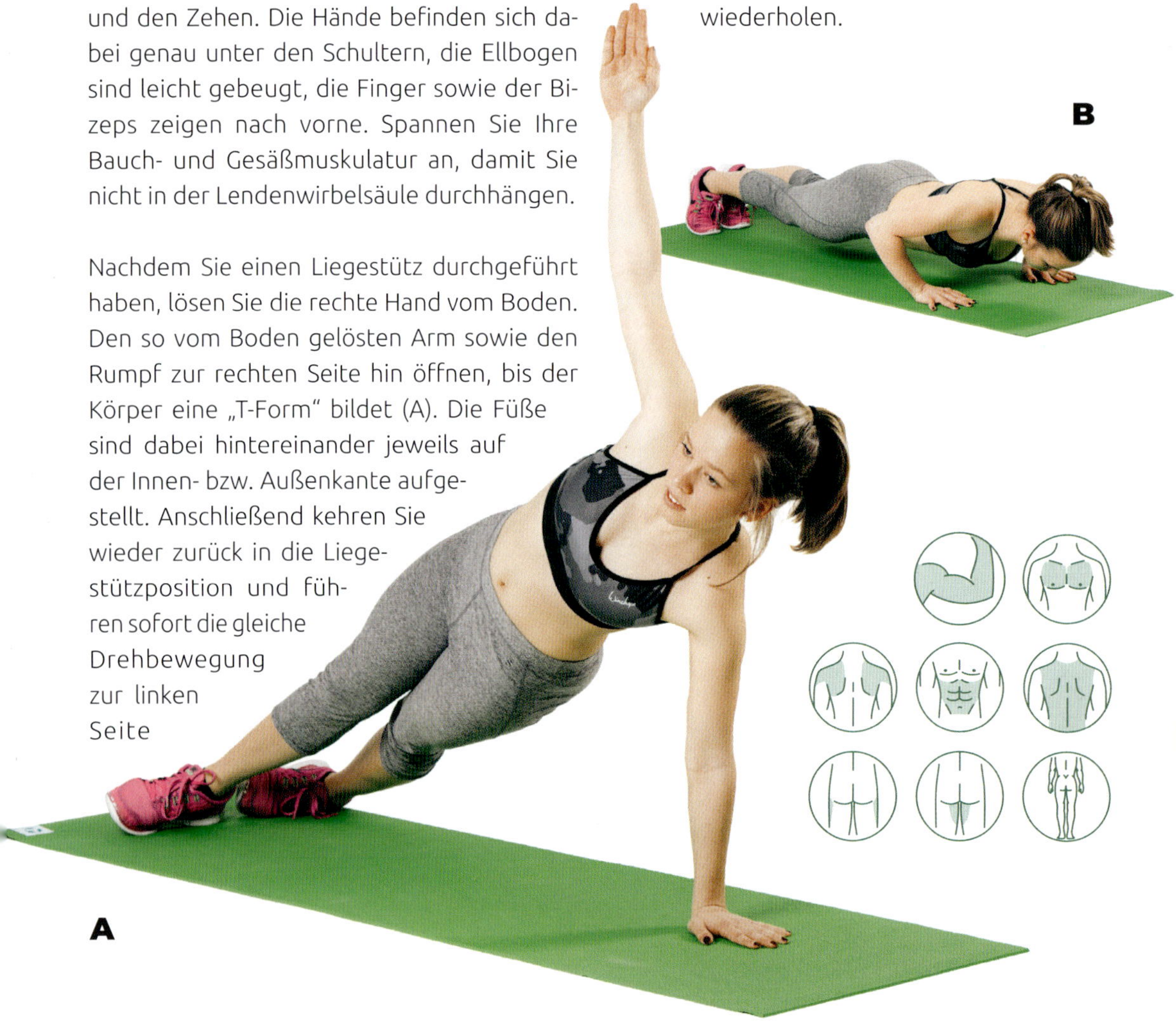

A

Kräftigung der Armmuskulatur (Trizeps), der Brustmuskulatur, der Schultermuskulatur (Delta), der Bauchmuskulatur (quere, schräge, gerade), der Rückenmuskulatur (langer Rückenstrecker, viereckiger Lendenmuskel, Kapuzenmuskel), der Abduktoren und der Adduktoren; Ganzkörperstabilisation

REVERSE FLY

Gehen Sie auf Ihrer Fitnessmatte in den Vierfüßlerstand. Die Hände befinden sich senkrecht unter den Schultern, die Ellbogen sind leicht gebeugt, die Knie sind etwas mehr als hüftbreit unter den Hüftgelenken positioniert. Der Rücken ist gerade und der Kopf in Verlängerung der Wirbelsäule. Achten Sie auf eine neutrale Wirbelsäulenposition!

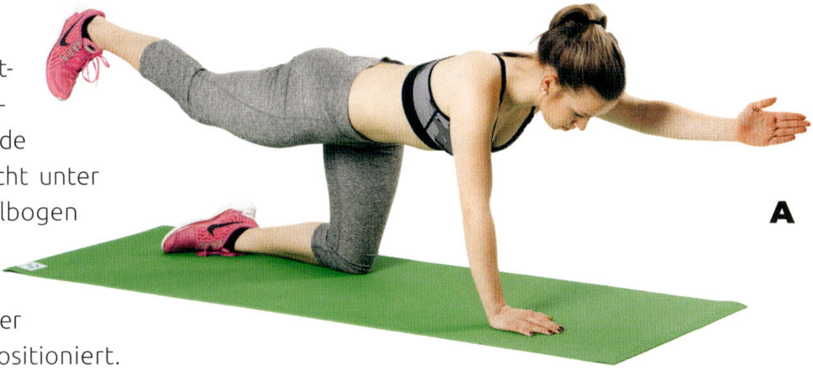

A

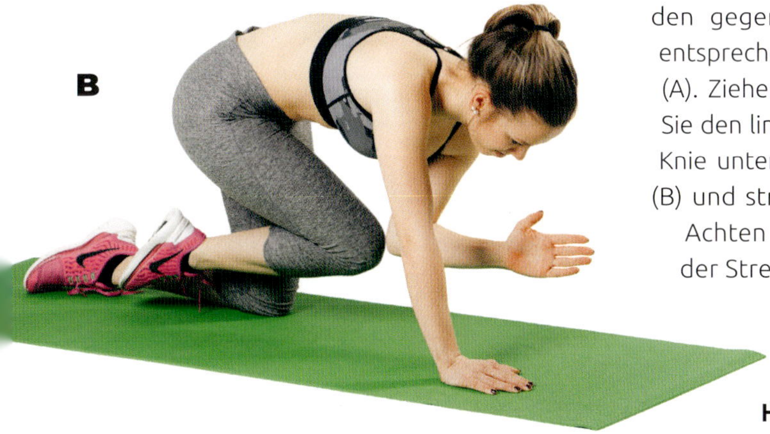

B

Aktivieren Sie Ihre Rumpfspannung, indem Sie den Bauchnabel sanft nach innen ziehen. Das rechte Bein nach hinten in einer Linie zum Oberkörper ausstrecken und gleichzeitig den gegenüberliegenden (linken) Arm entsprechend nach vorne ausstrecken (A). Ziehen Sie die Fußspitze an. Führen Sie den linken Ellbogen sowie das rechte Knie unter Ihrer Körpermitte zusammen (B) und strecken Sie beides wieder aus. Achten Sie darauf, dass Ihr Rücken in der Streckung gerade und der Kopf in Verlängerung der Wirbelsäule bleiben.

Hinweis: Das Becken, der Körperschwerpunkt, bleibt immer mittig, KEIN SEITLICHES AUSWEICHEN!

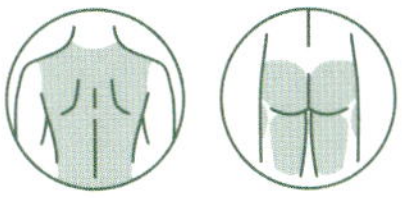

Kräftigung der Rückenmuskulatur (unterer Anteil des langen Rückenstreckers, Kapuzenmuskel, Rautenmuskel) und der Hüftstreckmuskulatur

SIDE TWIST CRUNCHES

Gehen Sie in Rückenlage und stellen Sie beide Beine im rechten Winkel an. Ziehen Sie die Fußspitzen an. Die Hände unter den Hinterkopf legen, die Ellbogen liegen seitlich auf dem Boden. Legen Sie die gebeugten Beine nach links um (A).

Beim Ausatmen den Bauchnabel sanft nach innen ziehen, den Kopf und die Schulterblätter nur leicht vom Boden lösen. Nun den Oberkörper gerade aufrollen, bis die Schulterblattspitzen sich vom Boden abheben (B).

Anschließend langsam wieder in die Ausgangsposition abrollen, sodass die Schulterblattspitzen weiterhin vom Boden gelöst sind.

Achtung: Der Abstand zwischen Kinn und Brust sollte durchgehend so sein, dass dort ein Tennisball Platz hätte!

Hinweis: Die Beine sollten ganz auf der Seite liegen bleiben. Die Ellbogen unbedingt außerhalb des Gesichtsfeldes lassen.

A

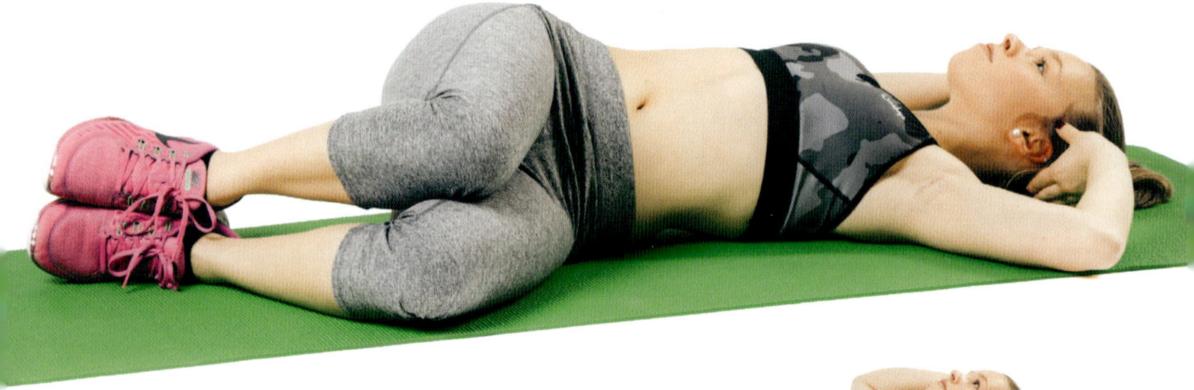

B

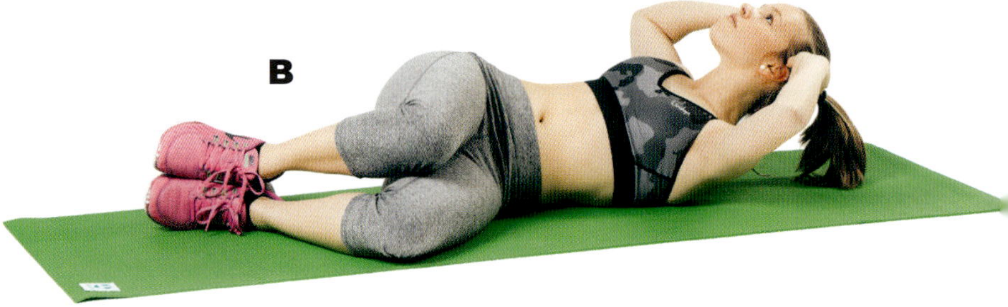

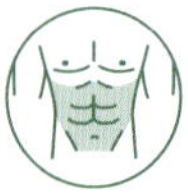

Kräftigung der Bauchmuskulatur (schräge, gerade, quere)

A

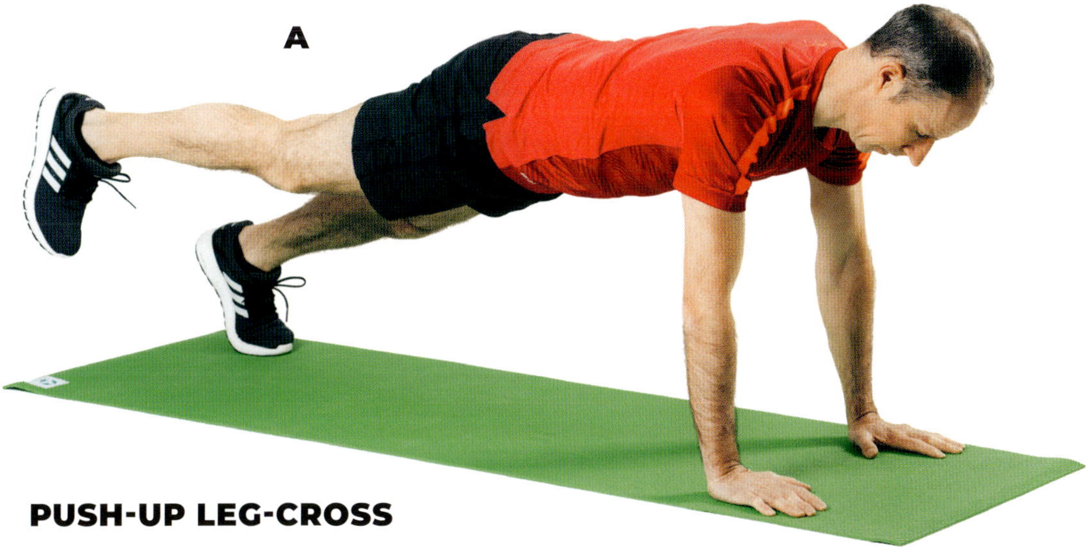

PUSH-UP LEG-CROSS

Legen Sie sich in Bauchlage auf Ihre Fitnessmatte und gehen Sie in die Liegestützposition. Das Gewicht ruht allein auf den Händen und den Zehen. Die Hände befinden sich dabei genau unter den Schultern, die Ellbogen sind leicht gebeugt, die Finger sowie der Bizeps zeigen nach vorne. Spannen Sie Ihre Bauch- und Gesäßmuskulatur an, damit Sie nicht in der Lendenwirbelsäule durchhängen. Der Kopf befindet sich in Verlängerung der Wirbelsäule.

B

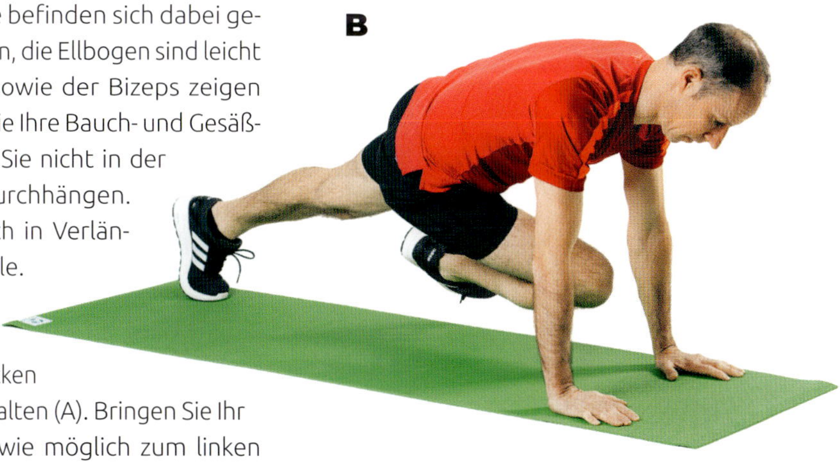

Nun das rechte Bein anheben, dabei das Becken gerade (waagerecht) halten (A). Bringen Sie Ihr rechtes Knie so weit wie möglich zum linken Ellbogen diagonal nach vorne (B). Das rechte Bein sodann nach hinten ausstrecken und diese Bewegung mehrmals langsam wiederholen.

Kräftigung der Brustmuskulatur, der Armmuskulatur (Trizeps) der Bauchmuskulatur (quere, gerade, schräge), der Rückenmuskulatur (langer Rückenstrecker), der Hüftbeuge- sowie der Hüftstreckmuskeln (Gesäß); Ganzkörperstabilisation

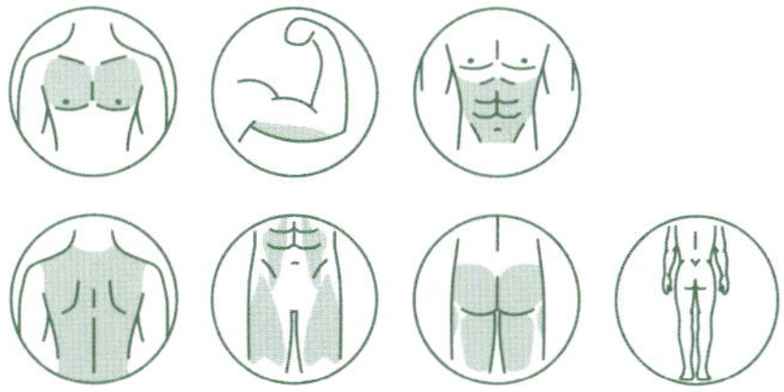

SIDE PLANK ROTATION

Legen Sie sich auf Ihrer Fitnessmatte in rechter Seitenlage auf den Boden. Stützen Sie jetzt Ihren rechten Ellbogen mit dem Handrücken nach unten auf, der linke Arm berührt mit den Fingerspitzen den Hinterkopf, der Ellbogen weist nach oben. Beide Beine sind lang ausgestreckt, die Füße liegen aufeinander und sind angezogen.

Den Bauchnabel sanft nach innen ziehen, um die tiefliegenden Rumpfmuskeln zu aktivieren. Heben Sie nun den Körper vom Boden ab, sodass Kopf, Oberkörper, Hüfte und Beine eine möglichst gerade Linie bilden (A). Den oberen (linken) Ellbogen mit einer Oberkörperrotation nach vorne zur rechten Stützhand nach unten führen (B). Darauf achten, dass die Finger der linken Hand am Hinterkopf bleiben. Den Oberkörper wieder aufrichten und in die „Side Plank"-Position zurückkehren.

Kräftigung der Abduktoren, der Rückenmuskulatur (langer Rückenstrecker, viereckiger Lendenmuskel, Kapuzenmuskel), der Bauchmuskulatur (quere, gerade, schräge) und der Schultermuskeln (Delta); Ganzkörperstabilisation

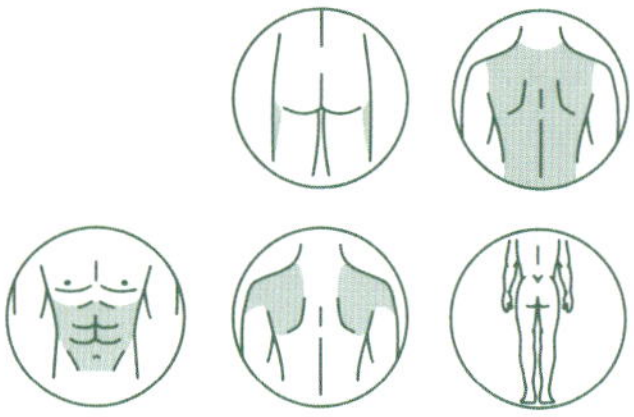

A

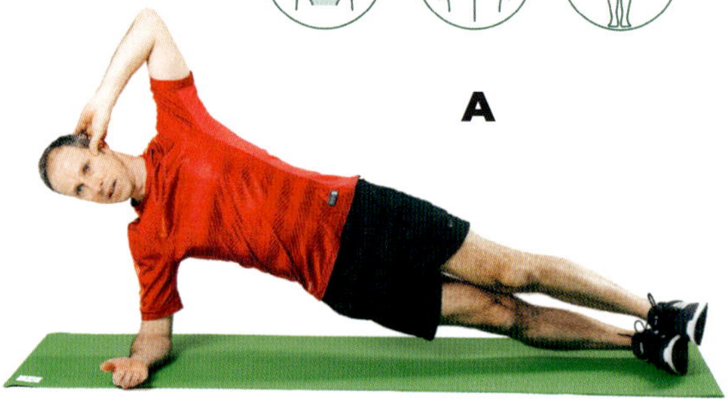

B

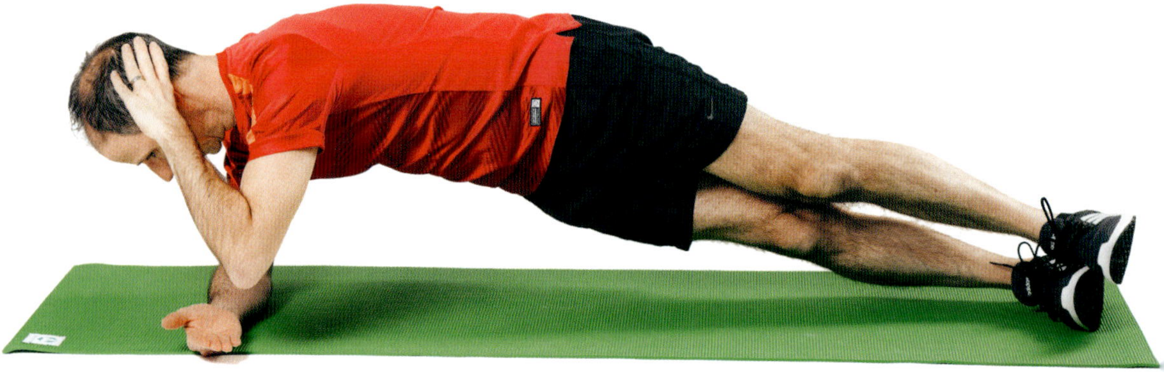

SEITSTÜTZ-ROTATION PLUS SEITCRUNCH

Legen Sie sich auf Ihrer Fitnessmatte in rechter Seitenlage auf den Boden. Stützen Sie jetzt Ihre rechte Hand auf, der linke Arm befindet sich in einer Linie zum rechten Arm nach oben ausgestreckt. Beide Beine sind gestreckt, die Füße sind dabei hintereinander jeweils auf der Innen- bzw. Außenkante aufgestellt.

Den Bauchnabel sanft nach innen ziehen, um die tiefliegenden Rumpfmuskeln zu aktivieren. Heben Sie nun den Körper vom Boden ab, sodass Kopf, Oberkörper, Hüfte und Beine eine möglichst gerade Linie bilden (A). Nun tauchen Sie mit Ihrem oberen Arm unter der rechten Flanke hindurch (B). Drehen Sie sich wieder zurück in den Seitstütz. Anschließend führen Sie einen Crunch mit dem oberen Arm und dem oberen Bein durch – dazu beugen Sie Arm und Bein seitlich so an, dass es zu einer seitlichen Kontraktion der Rumpfmuskulatur kommt (C). Gehen Sie dann zurück in die Ausgangsposition. Der obere Arm wird jetzt an der Taille aufgestützt (D) und Sie senken (E) und heben (F) die Hüfte.

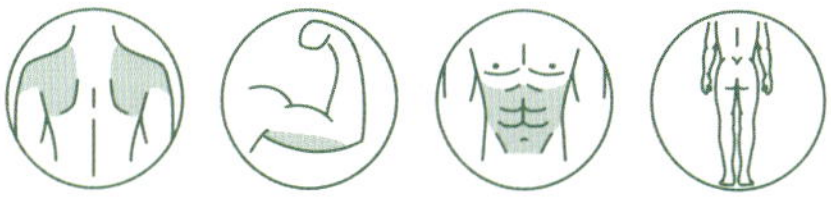

Kräftigung der Schultermuskulatur, der Armstreckmuskulatur (Trizeps) und der gesamten lateralen Rumpfmuskulatur; Ganzkörperstabilisation

A

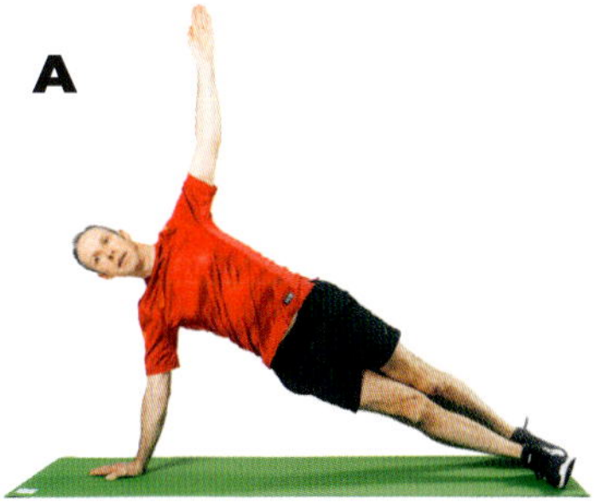

B

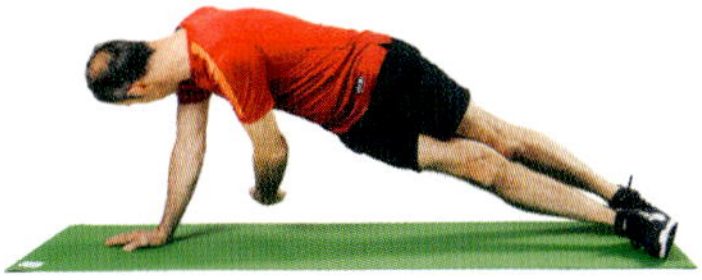

C

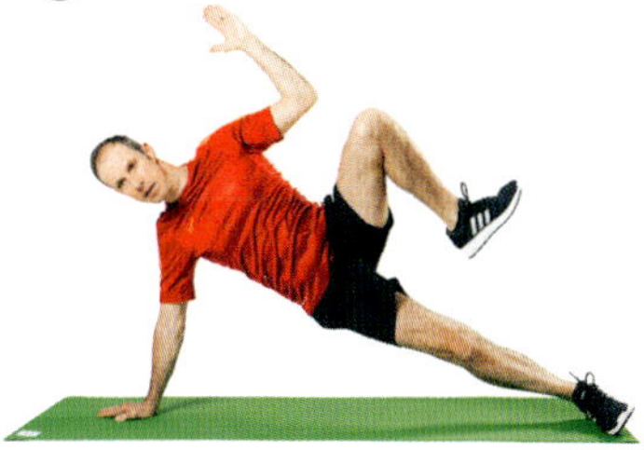

D

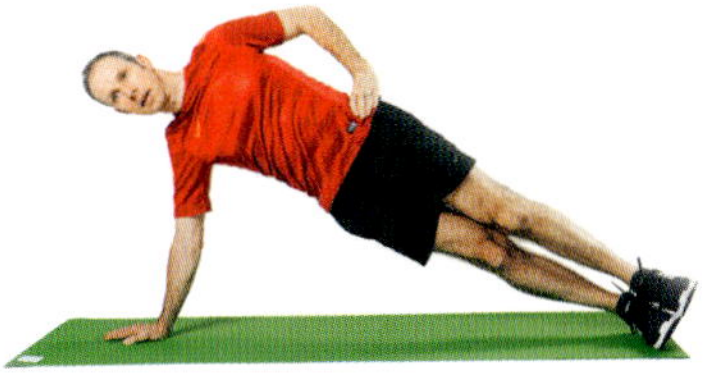

E

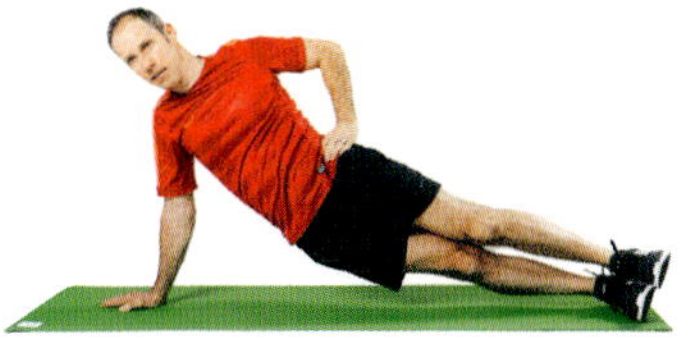

F

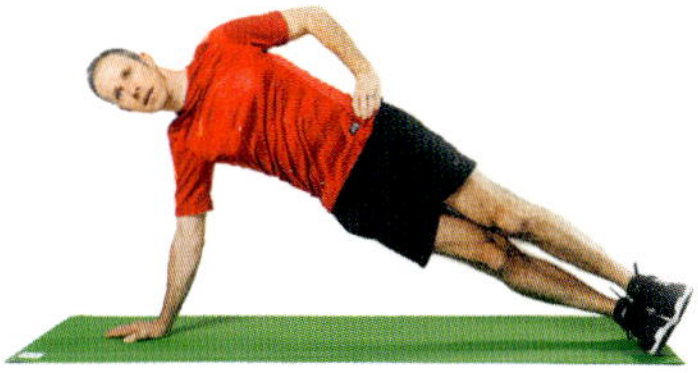

GLEITZUG-LIEGESTÜTZ

A

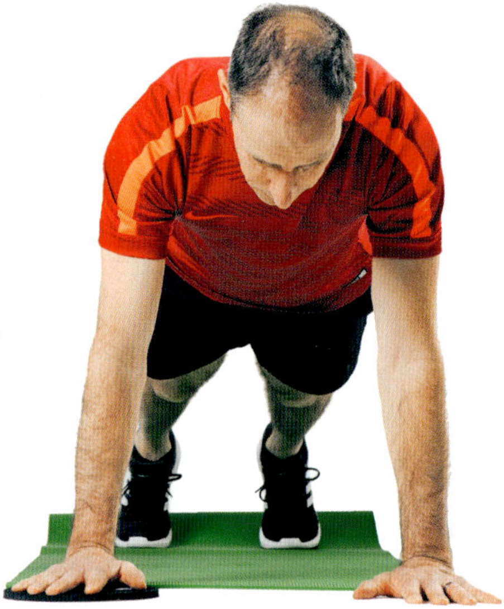

Legen Sie sich in Bauchlage auf Ihre Fitnessmatte und gehen Sie in die Liegestützposition. Das Gewicht ruht allein auf den Händen und Zehen. Die Hände befinden sich dabei genau unter den Schultern, die Ellbogen sind leicht gebeugt, die Finger sowie der Bizeps zeigen nach vorne. Dabei befindet sich die rechte Hand auf einem gleitfähigen Pad (A). Spannen Sie Ihre Bauch- und Gesäßmuskulatur an, damit Sie nicht in der Lendenwirbelsäule durchhängen. Der Kopf befindet sich in Verlängerung der Wirbelsäule.

Beim Einatmen senken Sie den Oberkörper langsam bis kurz vor dem Boden ab, indem Sie den linken Arm beugen und mit dem rechten Arm nach rechts zur Seite gleiten (B). Beim Ausatmen drücken Sie sich durch Strecken des linken Arms und zeitgleiches Heranziehen des rechten Arms wieder nach oben.

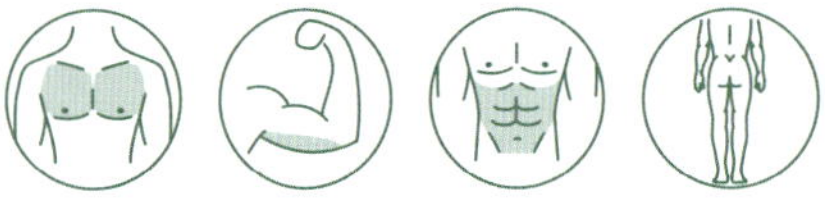

Kräftigung der Brustmuskulatur, der Armmuskulatur (Trizeps) und der Bauchmuskulatur (quere, gerade, schräge); Ganzkörperstabilisation

B

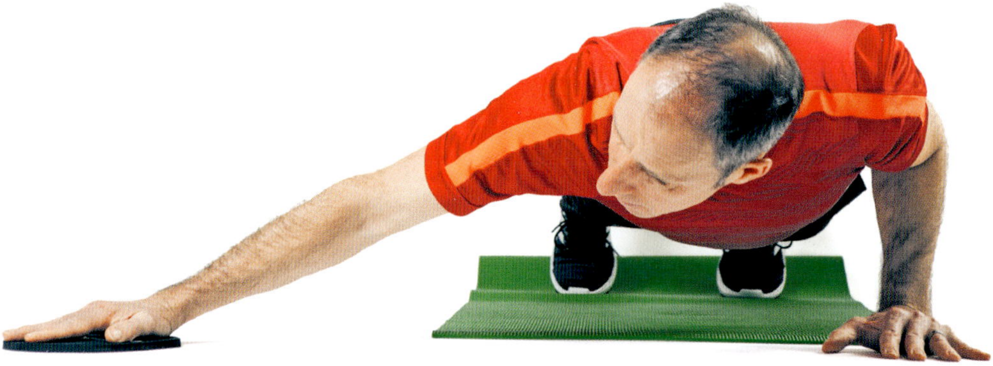

5d

ANIMAL MOVES UND REBOUND ELASTICITY (FASZIENTRAINING)

DIE BODY-WORKOUT-ÜBUNGEN

HÜFTDREHEN

Stellen Sie sich aufrecht hin, die Schultern sind gerade. Drehen Sie Ihre Hüfte in einem 45°-Winkel nach links (A).

Nun drehen Sie mittels kleiner Sprünge Ihre Hüfte in einem 45°-Winkel nach rechts (B) und links. Benutzen Sie dazu Ihre Hüfte und halten Sie Ihre Schultern stabil. Drehen Sie die Arme in die jeweils entgegengesetzte Richtung, also Hüfte nach rechts und Arme nach links und umgekehrt.

Tipp: Stellen Sie sich ein großes **X** auf dem Boden vor. Sie drehen Ihre Hüfte so, dass Ihre Füße sich jeweils auf den Enden des **X** befinden. Drehen Sie sich aus der Säule, die Schultern bleiben stabil.

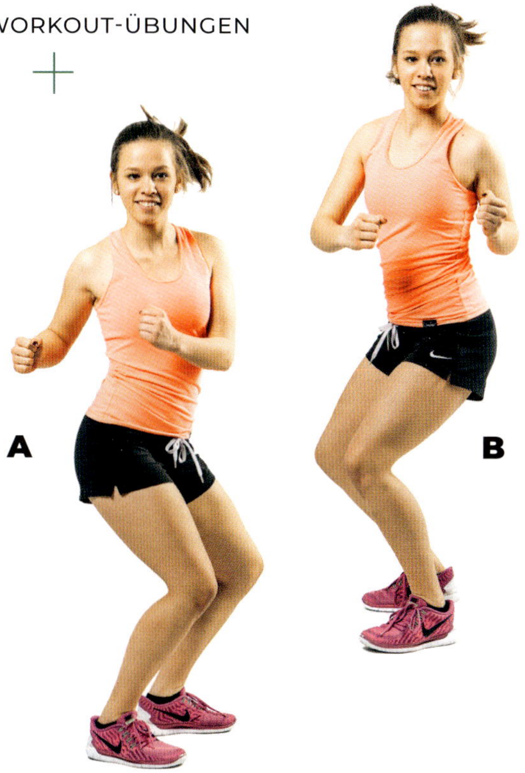

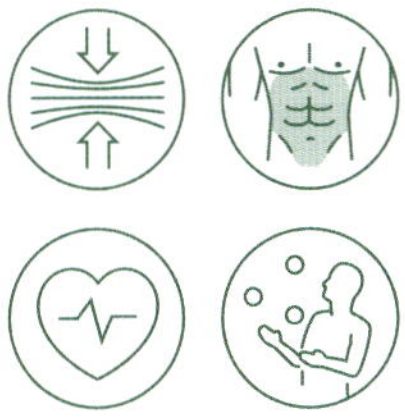

Elastizität (elastisches Federn); Core-Spannung! Herz-Kreislauf-Training und Koordinationstraining

ERNÄHRUNGSTIPP

Vitamin D – das „Sonnen"-Vitamin

Vitamin D finden wir in Butter, Hering, Pilzen, Käse, Leber, Fisch und Huhn. Über die Iris nehmen wir die meiste UV-Strahlung auf, 80 % vom Bedarf werden in der Haut gebildet. Bei den meisten Menschen genügt die Besonnung von Händen, Gesicht und Armen während 10–15 Minuten an mehreren Tagen der Woche für eine ausreichende Menge an Vitamin D. Nach Aufnahme aus Lebensmitteln wird Vitamin D in der Leber in eine Speicherform umgewandelt. Im Bedarfsfall kann es dann in der Niere in seine aktive Form verwandelt werden. Die gute Funktion von Leber und Niere ist also eine Voraussetzung für einen optimalen Vitamin-D-Status.

ACHTUNG! Werden mehr als 50 µg/Tag zugeführt, **kann** es zu einer Calciumfreisetzung im Knochen kommen, was für Frauen in den Wechseljahren und ältere Menschen nicht förderlich ist.

JUMPING JACK

Stehen Sie in einem aufrechten hüft- bis schulterbreiten Stand. Die Füße sind parallel und die Arme befinden sich seitlich am Körper (A).

Springen Sie vom Boden ab, dabei die Beine etwas mehr als schulterbreit öffnen und landen Sie dabei auf den Fußballen. Bewegen Sie währenddessen die Arme schnell außen in einem Bogen nach oben über den Kopf (B). Nun schwingen Sie die Arme wieder nach unten und Sie springen zurück in die Ausgangsposition.

Hinweis: Springen Sie dynamisch und gleichmäßig in Ihrem eigenen Rhythmus, versuchen Sie dabei, so leise wie irgend möglich auf dem Fußballen zu landen. Die Energie stammt nicht primär aus der reinen (Bein-)Muskelkraft, sondern vielmehr aus der Spannkraft der Plantarfaszie.

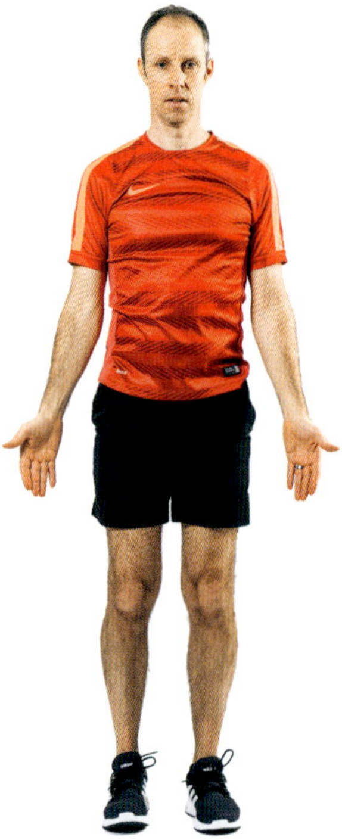

A

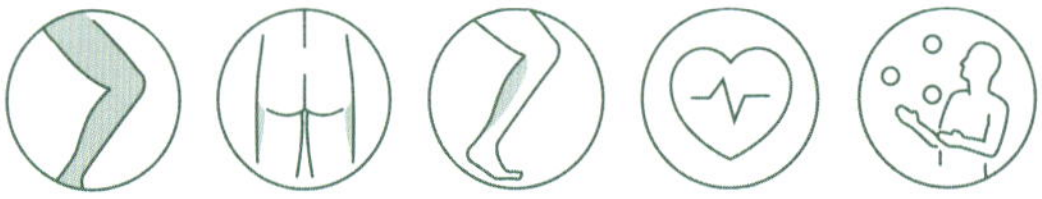

Kräftigung der Beinmuskulatur (Abduktoren und Adduktoren) und der Wadenmuskulatur; Herz-Kreislauf-Training und Koordinationstraining

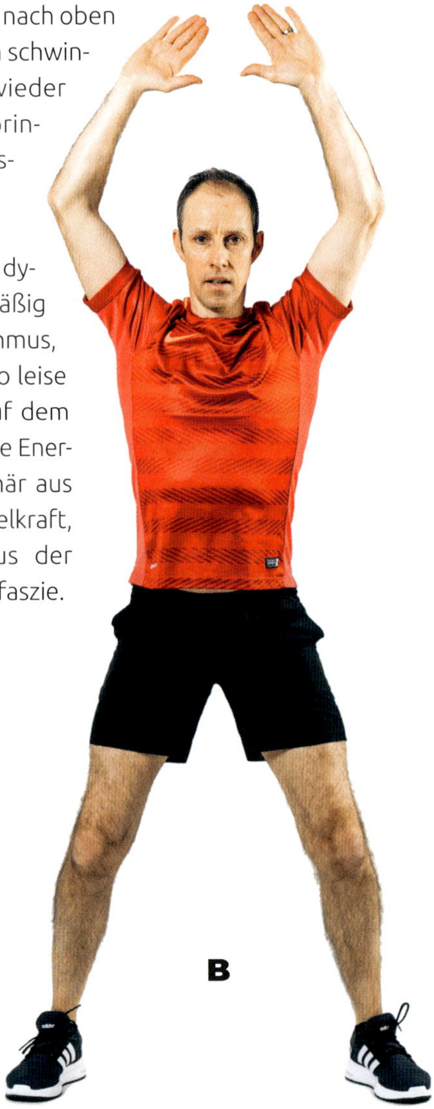

B

DOWN DOG CRUNCH

Gehen Sie auf Ihrer Fitnessmatte in die Liegestützposition. Schieben Sie Ihre Schultern zurück in Richtung Matte, lassen Sie die Fersen auf dem Boden, führen Sie den Po nach oben und kommen Sie in den sogenannten „hinabschauenden Hund". Strecken Sie das rechte Bein in einer Linie zum Oberkörper nach hinten aus (A). Den Bauchnabel sanft nach innen ziehen, um die tiefliegenden, stabilisierenden Rumpfmuskeln zu aktivieren.

Ziehen Sie Ihr rechtes Bein zum rechten Ellbogen, gleichzeitig führen Sie auch eine „Crunch"-Bewegung durch (B). Den Oberkörper wieder strecken, das Bein nach hinten oben in einer Linie ausstrecken, damit Sie in Position des einbeinigen „hinabschauenden Hundes" gelangen.

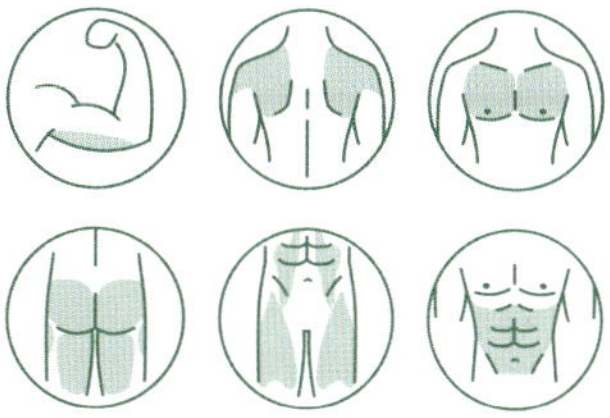

Kräftigung der Armstreckmuskulatur (Trizeps), der Schultermuskulatur (Delta), der Brustmuskulatur, der Hüftstreckmuskulatur (Gesäßmuskel), der Hüftbeugemuskulatur und der Bauchmuskulatur (schräge, gerade, quere)

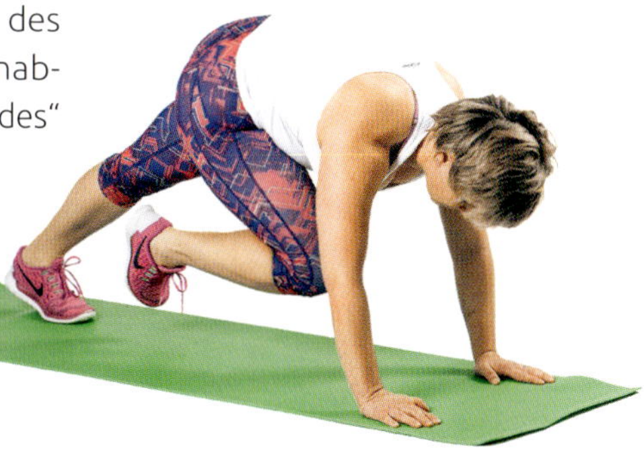

B

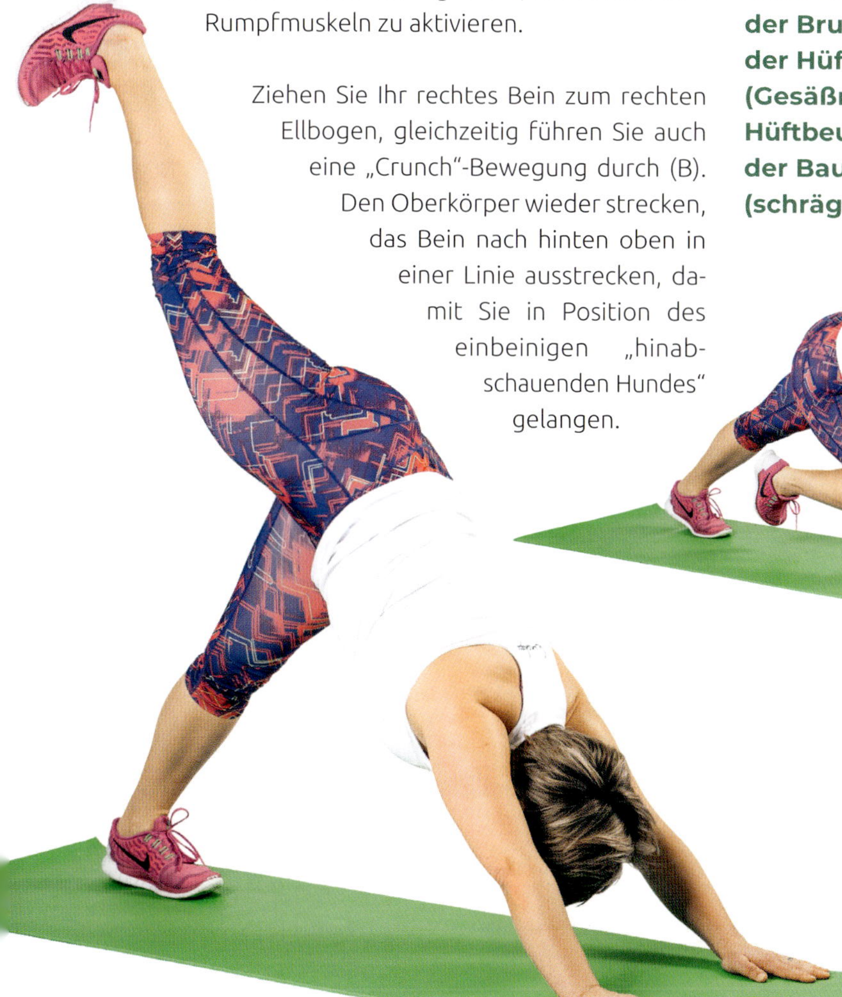

A

X-HOPS

Sie beginnen in einer tiefen Kniebeugeposition (A). Ihre Füße sind mehr als schulterbreit geöffnet, die Fußspitzen etwa im 30°-Winkel nach außen gedreht und Ihre Fußsohlen fest auf dem Boden. Der Rücken ist gerade. Halten Sie Ihre Hände vor der Brust. Den Bauchnabel sanft nach innen ziehen, um die tiefliegenden Rumpfmuskeln zu aktivieren.

Springen Sie nun mit voller Kraft in die Luft und stemmen Sie dabei Ihre Arme an die Hüfte und landen Sie mit dem linken Bein hinten in einem Ausfallschritt (B). Nun drücken Sie sich wieder mit beiden Füßen ab und kommen Sie in die tiefe Kniebeugeposition zurück. Beim nächsten Sprung landen Sie mit dem rechten Bein im Ausfallschritt. Als Abschluss springen Sie erneut in die tiefe Kniebeugeposition (A).

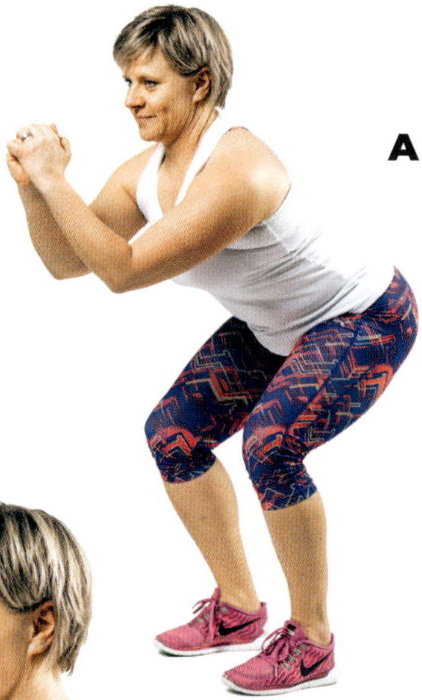

A

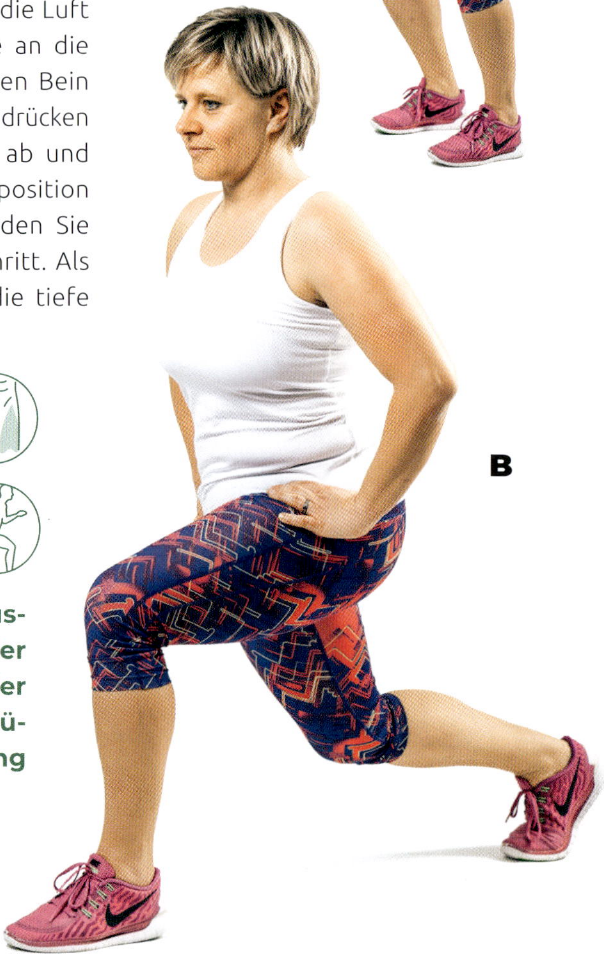

B

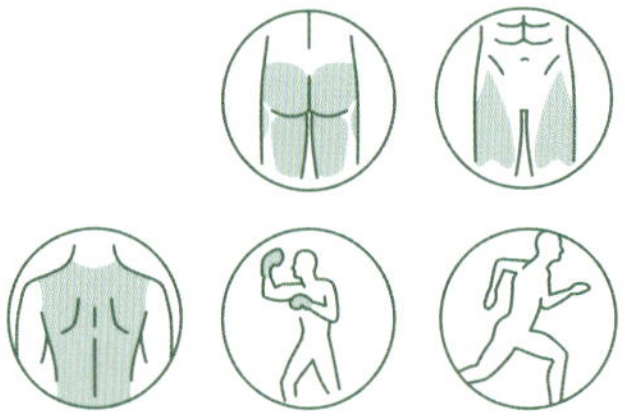

Kräftigung der Hüftstreckmuskulatur (Gesäßmuskel), der Beinstreckmuskulatur und der Rückenmuskulatur (langer Rückenstrecker); Cardio-Training

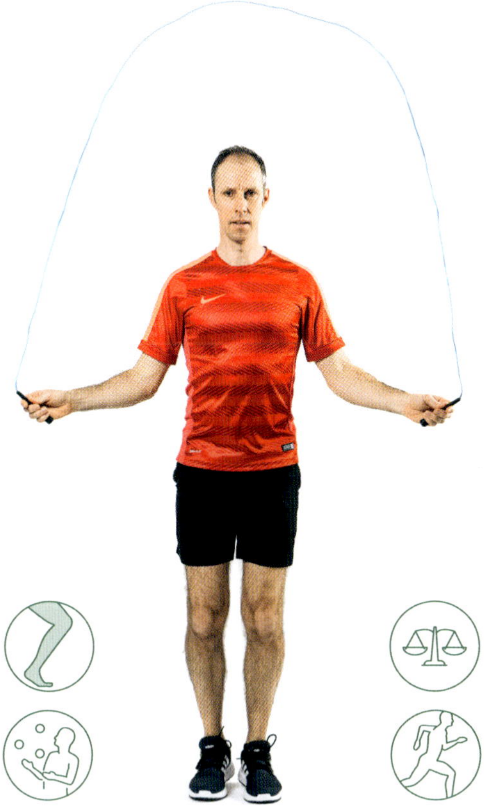

Kräftigung der gesamten Bein- und Fußmuskulatur; Koordination, Balance, Cardio-Training

ROPE SKIPPING

Stehen Sie aufrecht und schulterbreit; dabei liegen Ihre Arme eng am Oberkörper an und die Unterarme zeigen nach vorne. Das Seil wird locker gehalten und die erste Einwärtsdrehung geschieht aus den Handgelenken heraus und darf dabei locker und rhythmisch sein. Die Kniegelenke halten Sie leicht gebeugt. Der Sprung muss nicht hoch sein, nur gerade so viel Raum zum Boden schaffen, dass das Springseil hindurchpasst. Denn zu hohe Sprünge kosten Sie unnötig Kraft. Sie sollten darauf achten, auf den Fußballen zu springen – das hat eine federnde „Faszien"-Wirkung.

Verschiedene Grundsprünge im Seilspringen

Bounce Step
Hierbei handelt es sich um den Grundsprung. Das heißt schulterbreite Stellung, das Seil reicht bis zum Solarplexus – beziehungsweise den Achseln. Dann schwingen Sie das Seil um sich und „hopsen" im Prinzip darüber.

Side Straddle
Dieser Sprung funktioniert in etwa wie der „Bounce Step", nur dass man beim Springen die Beine auseinander und wieder zusammennimmt – also wie beim Hampelmann.

Forward Straddle
Hier werden die Füße beim Springen abwechselnd nach vorne und wieder zurück genommen. Das heißt, wenn man den einen Fuß nach vorne nimmt, zieht man den anderen nach hinten.

Side to Side
Bei der Übung „Side to Side", die sich ebenfalls gut für Anfänger eignet, wird zu den Seiten hin gesprungen. Also abwechselnd nach links und dann wieder nach rechts „hopsen".

Noch ein paar Tipps zum „Rope Skipping"
- Das Springseil sollte bis zum Solarplexus reichen.
- Niemals höher als zwei bis drei Zentimeter springen.
- Immer mit dem Fußballen springen und aufkommen – nicht mit dem ganzen Fuß.
- Die Arme müssen so nah wie möglich am Körper gehalten werden – und nicht zu sehr weg gestreckt, so, als wolle man losfliegen.

DOWN DOG PUSH-UP

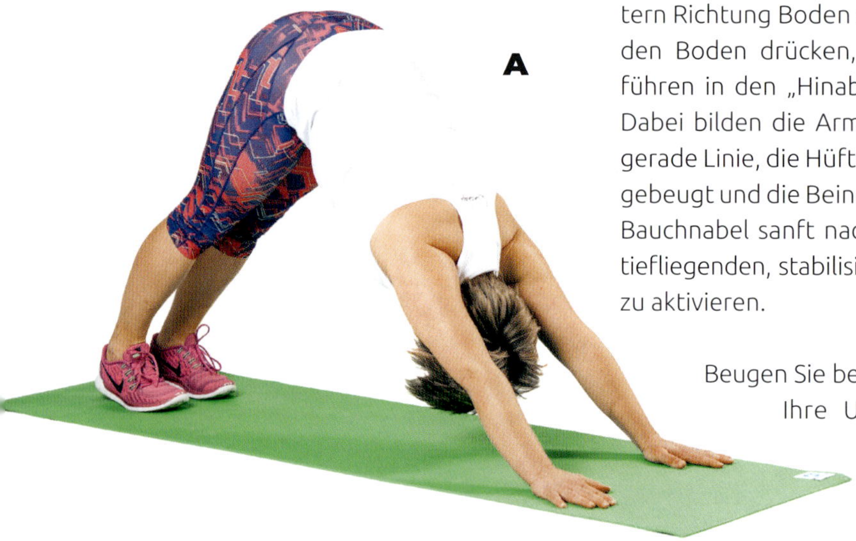

A

Gehen Sie auf Ihrer Fitnessmatte in die Liegestützposition. Aus dem Liegestütz die Schultern Richtung Boden schieben, die Fersen auf den Boden drücken, das Gesäß nach oben führen in den „Hinabschauenden Hund" (A). Dabei bilden die Arme mit dem Rumpf eine gerade Linie, die Hüfte ist in einem 90°-Winkel gebeugt und die Beine bleiben gestreckt. Den Bauchnabel sanft nach innen ziehen, um die tiefliegenden, stabilisierenden Rumpfmuskeln zu aktivieren.

Beugen Sie beide Ellbogen so weit, bis Ihre Unterarme parallel auf dem Boden aufliegen (B). Nun die Hände in den Boden drücken, die Ellbogen strecken, um wieder nach oben in die Position des „Hinabschauenden Hundes" zu gelangen.

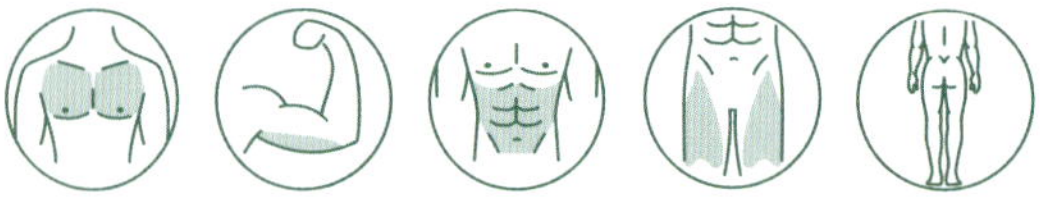

Kräftigung der Brustmuskulatur, der Armmuskulatur (Trizeps), der Bauchmuskulatur (quere, gerade, schräge) und der Beinstreckmuskulatur; Ganzkörperstabilisation

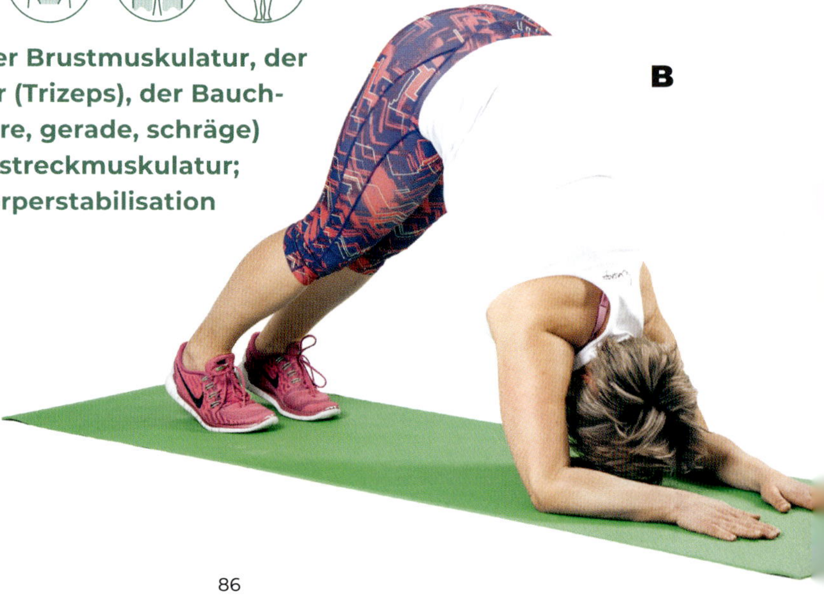

B

DOWNWARD DOG PUSH-UP

A

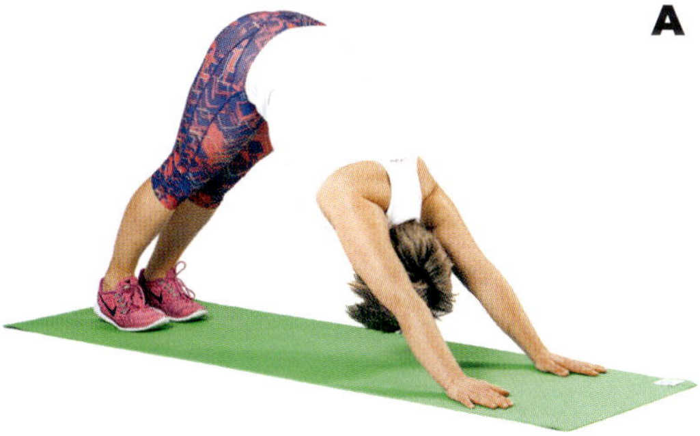

Gehen Sie auf Ihrer Fitnessmatte zuerst in die Liegestützposition. Den Bauchnabel sanft nach innen ziehen, um die tiefliegenden, stabilisierenden Rumpfmuskeln zu aktivieren.

Aus dem Liegestütz die Schultern zurück in Richtung Matte schieben, die Fersen sollten auf dem Boden bleiben, das Gesäß nach oben führen, damit Sie in die Haltung des „Hinabschauenden Hundes" (A) gelangen. Dabei bilden die Arme mit dem Rumpf eine gerade Linie, die Hüfte ist in einem 90°-Winkel gebeugt und die Beine bleiben in den Knien gestreckt. Nachdem Sie diese Position für einen Moment gehalten haben, kehren Sie in die Liegestützposition (B) zurück. Hiernach führen Sie einen Trizeps betonten Liegestütz durch (C). Dazu befinden sich Ihre Ellbogen während der Liegestützbewegung seitlich ganz eng an Ihrem Körper.

B

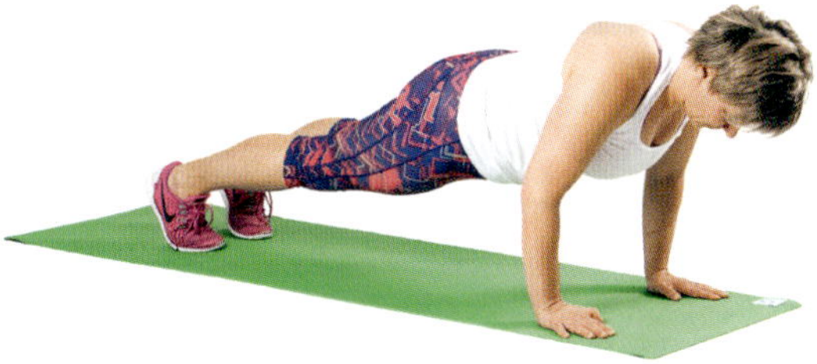

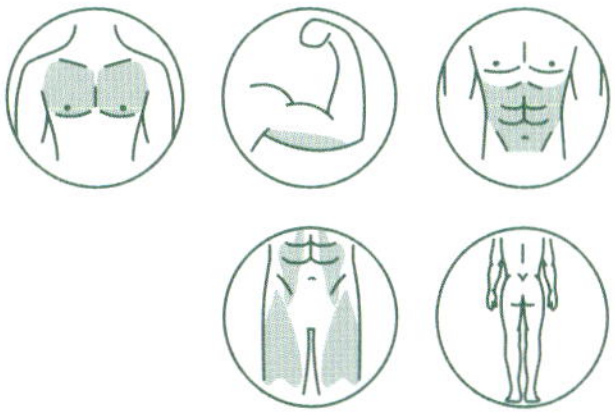

Kräftigung der Brustmuskulatur, der Armmuskulatur (Trizeps), der Bauchmuskulatur (quere, gerade, schräge) und der Hüftbeugemuskulatur; Ganzkörperstabilisation

C

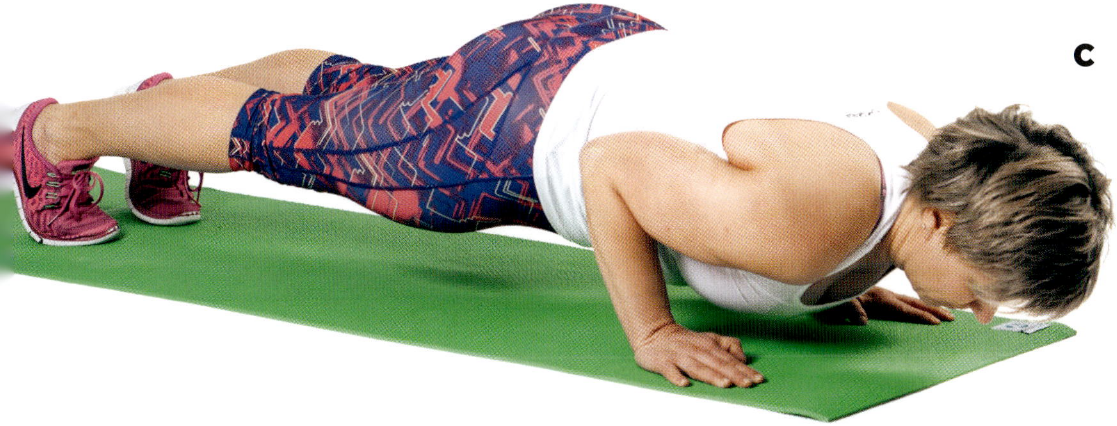

THE INCHWORM

Sie stehen in einem aufrechten und schulterbreiten Stand (A).

Unter Aktivierung der Rumpfmuskulatur führen Sie eine Rumpfvorbeuge nach vorne aus, bis Sie die Hände vor den Füßen aufsetzen können. Bei stets gestreckten Beinen wandern Sie mit den Händen in kleinen „Schritten" nach vorne (B) bis in die Liegestützposition (C). Beim Ausatmen ziehen Sie den Bauchnabel sanft nach innen, um die Hüfte weiter abzusenken und bei aktivierter Rumpfmuskulatur in eine leichte, kontrollierte Überstreckung (D) zu gelangen. Darauf laufen Sie in kleinen Schritten mit den Füßen (die Bewegung stammt ausschließlich aus dem Sprunggelenk) wieder nach vorne zu den Händen heran (E). Nach dem kompletten Aufrichten des Oberkörpers in den Stand beginnt die nächste „Raupengang"-Bewegung.

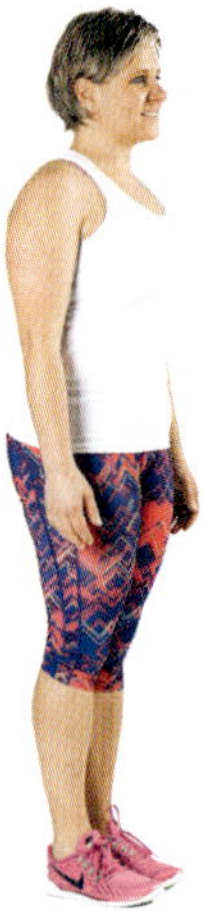

A

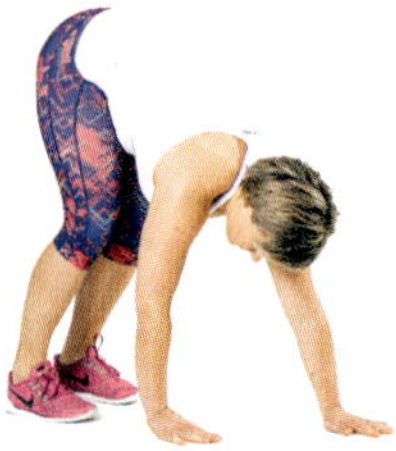

B

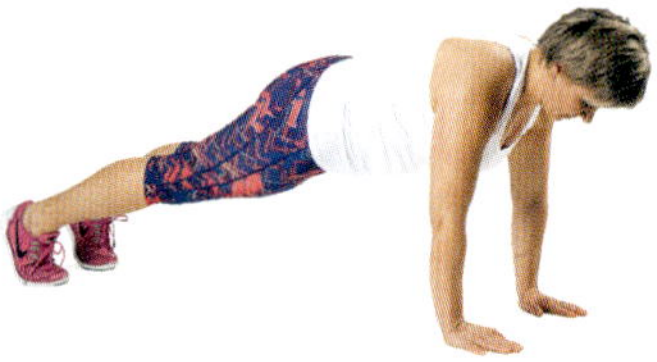

C

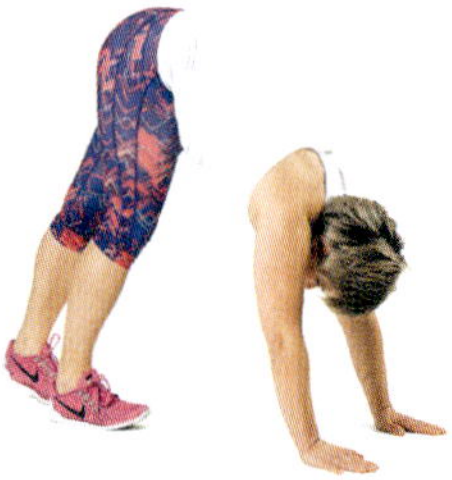

E

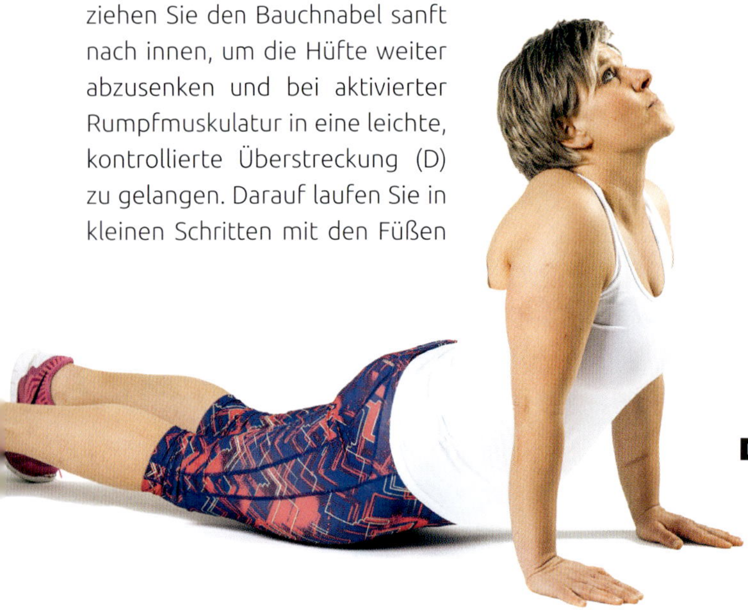

D

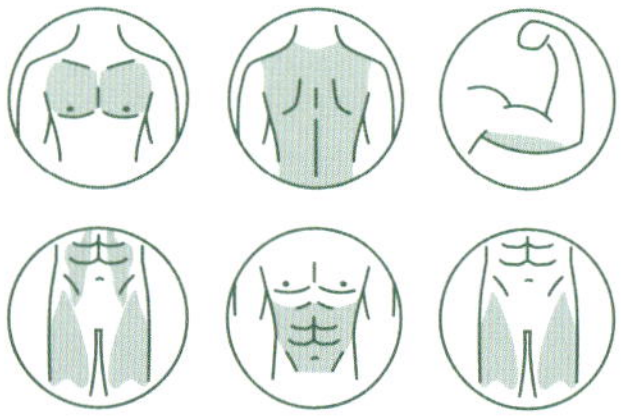

Kräftigung der Brustmuskulatur, der Rückenmuskulatur (langer Rückenstrecker, breiter Rückenmuskel, Kapuzenmuskel, Rautenmuskel), der Armmuskulatur (Trizeps), der Hüftbeugemuskulatur, der Bauchmuskulatur (quere, schräge, gerade) und der Kniestreckmuskulatur

A

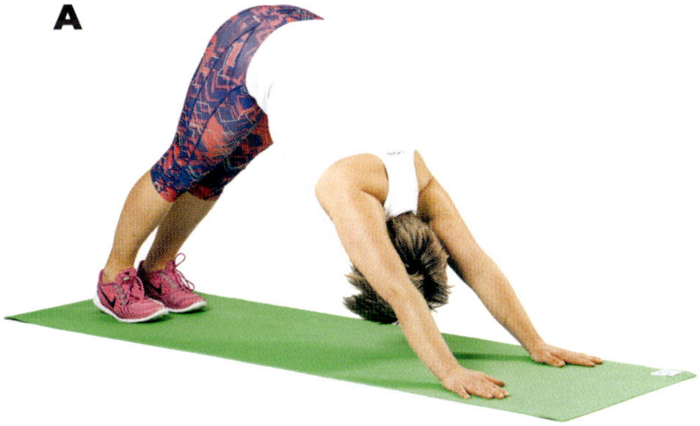

B

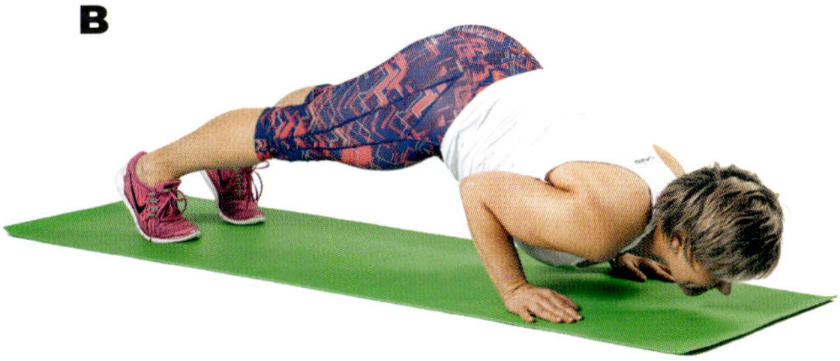

C

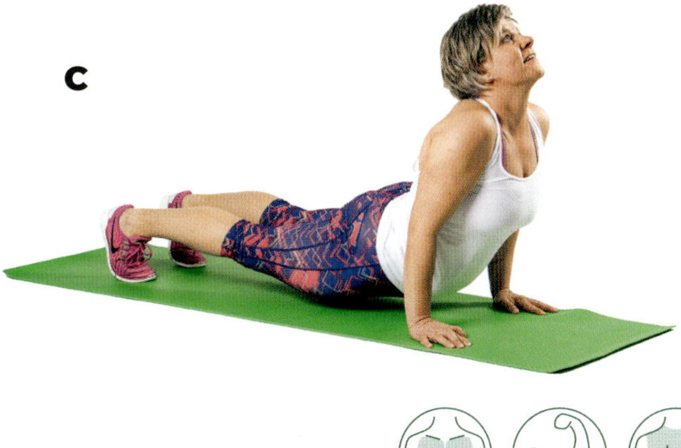

TAUCHER

Legen Sie sich auf Ihrer Fitnessmatte in Bauchlage und gehen Sie in die Liegestützposition über. Spannen Sie Ihre Bauch- und Gesäßmuskulatur an, damit Sie nicht in der Lendenwirbelsäule durchhängen.

Schieben Sie aus der Liegestützposition Ihre Schultern in Richtung Boden, das Gesäß Richtung Decke nach oben und kommen Sie so in den „Hinabschauenden Hund" (A). Der Winkel zwischen Oberkörper und Beine beträgt etwa 90°, die Fersen sind auf dem Boden. Senken Sie nun den Oberkörper langsam nach vorne (B), bis Ihre Ellbogen etwas unter 90° gebeugt sind. Schieben Sie den Oberkörper unter eine gedachte Linie, die die Ellbogen verbindet, hindurch. Strecken Sie die Arme anschließend wieder, bis der Oberkörper im „hinaufschauenden Hund" aufgerichtet ist (C). Danach die Bewegung in entgegengesetzter Richtung zurück ausführen.

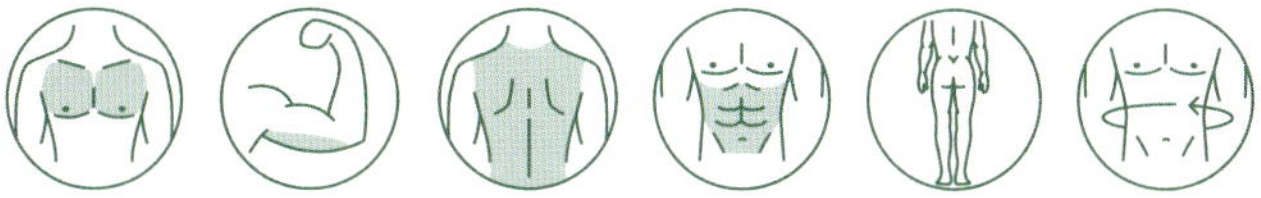

Kräftigung der Brustmuskulatur, der Armmuskulatur (Trizeps), der Rückenmuskulatur (langer Rückenstrecker) und der Bauchmuskulatur (quere, gerade, schräge); Ganzkörperstabilisation, Rumpfbeweglichkeit

A

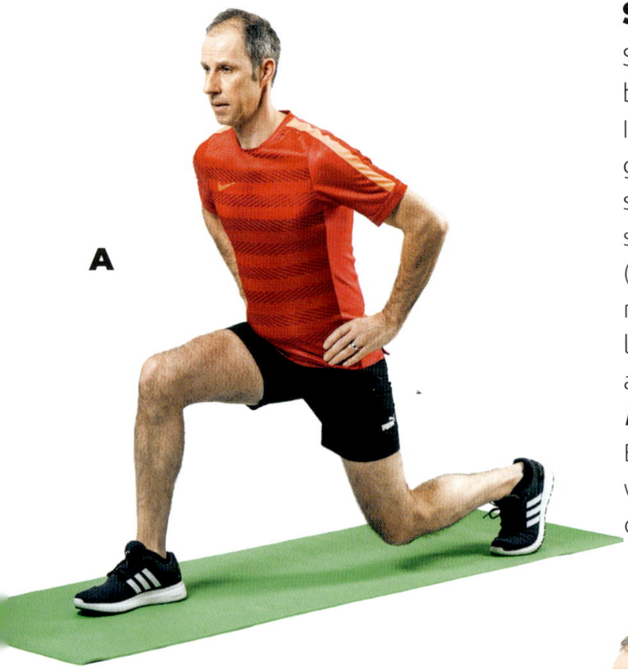

SPLIT JUMP LUNGES

Sie stehen in einem aufrechten und schulterbreiten Stand. Beide Hände stemmen Sie in Ihre Hüfte. Den rechten Fuß anheben und einen großen Schritt nach vorne ausführen, dabei so weit absenken, bis sich der rechte Oberschenkel etwa parallel zum Boden befindet (A). Der Blick geht gerade aus. Den Bauchnabel sanft nach innen ziehen, um die tiefliegenden, stabilisierenden Rumpfmuskeln zu aktivieren.

Explosivartig mit dem vorderen Bein vom Boden abdrücken, bis man in der Luft die Beine wechseln kann. Beim Landen sollte somit nun das linke Bein vorne sein (B).

Tipp: Die Sprünge nicht zu hastig hintereinander ausführen, sondern einen kurzen Moment vor jedem Sprung verharren, um bei jedem einzelnen Sprung mit maximaler Kraft abspringen zu können!

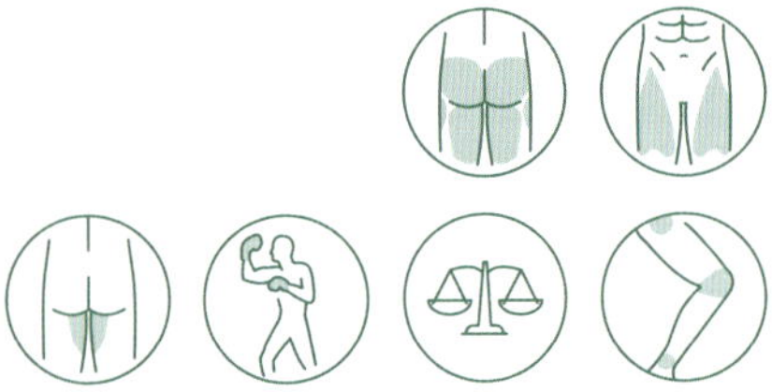

Kräftigung der Hüftstreckmuskulatur (Gesäßmuskulatur), der Kniestreckmuskulatur und der Adduktoren; Schnellkraft, Balance und Stabilisation in Sprung-, Knie- und Hüftgelenk

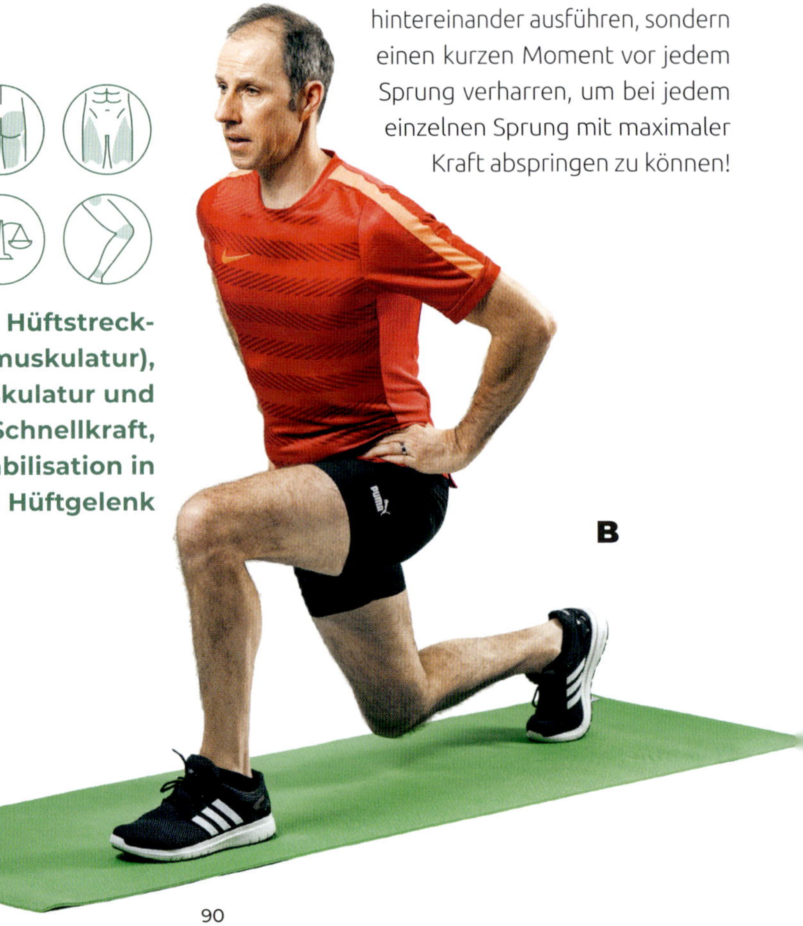

B

KOMPLEXE BODY-WORKOUT-ÜBUNGEN

„BASIC“ BURPEE

Stehen Sie in einem aufrechten hüft- bis schulterbreiten Stand (A). Ziehen Sie den Bauchnabel sanft nach innen, um die tiefliegenden, stabilisierenden Rumpfmuskeln zu aktivieren. Gehen Sie wie bei einem Squat in die Hocke (B) und stützen Sie sich mit den Händen seitlich neben dem Körper auf dem Boden ab. „Stoßen" Sie Ihre Beine nach hinten, sodass Sie in eine Liegestützposition kommen (C). Achten Sie unbedingt darauf, beim „Landen“ in der Liegestützposition nicht mit dem Rücken durchzuhängen! Danach wieder mit den Füßen nach vorne zu den Händen heran springen (D). Die Hände vom Boden lösen und beide Arme mit einer dynamischen Streckbewegung nach oben in einen aufrechten Stand kommen (E).

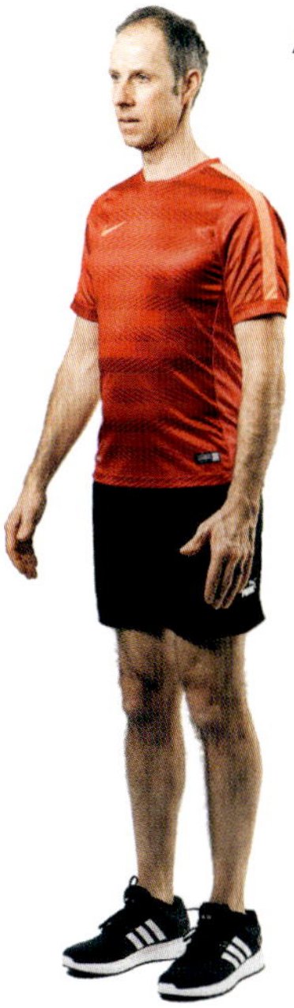
A

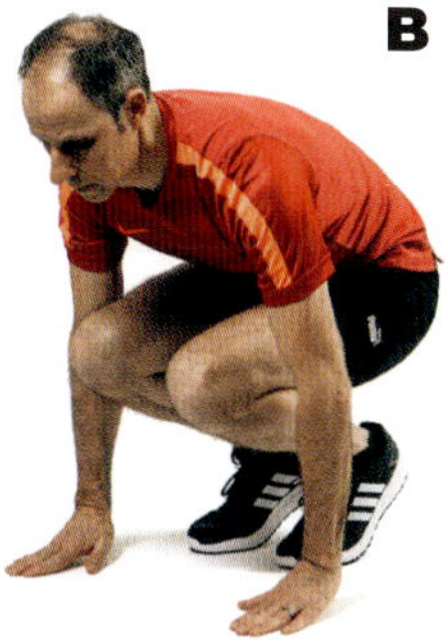
B

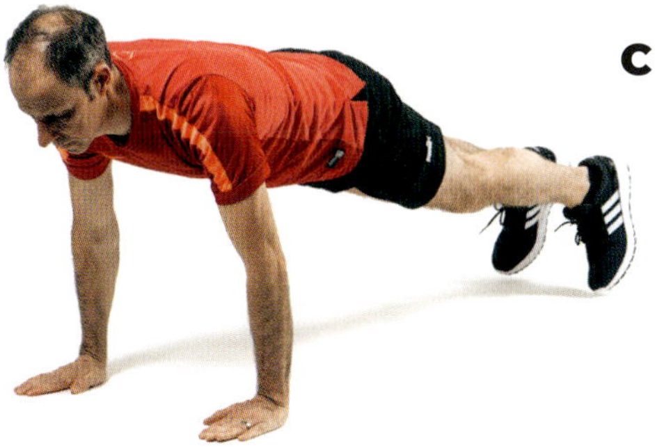
C

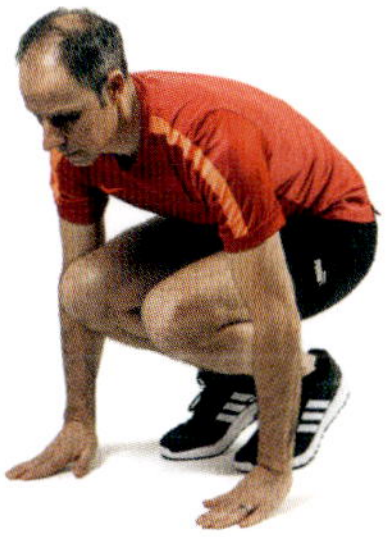
D

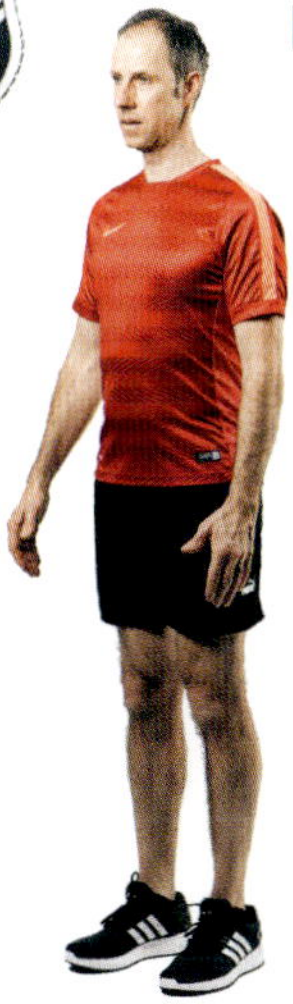
E

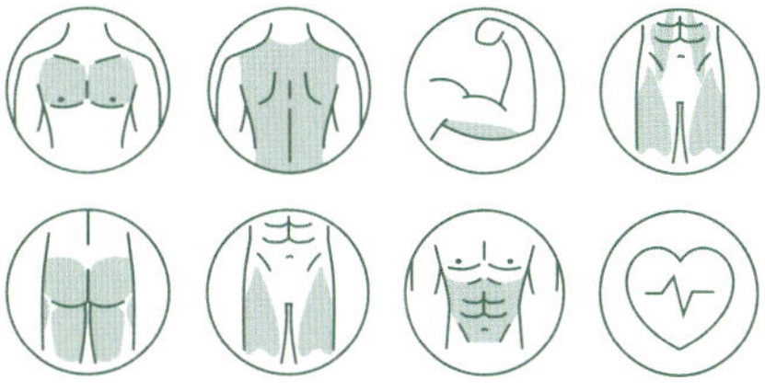

Kräftigung der Brustmuskulatur, der Rückenmuskulatur (langer Rückenstrecker, Kapuzenmuskel, Rautenmuskel), der Armmuskulatur (Trizeps), der Hüftbeugemuskulatur, der Hüftstreckmuskulatur (Gesäßmuskulatur), der Kniestreckmuskulatur und der Bauchmuskulatur (gerade, schräge); Herz-Kreislauf-Training

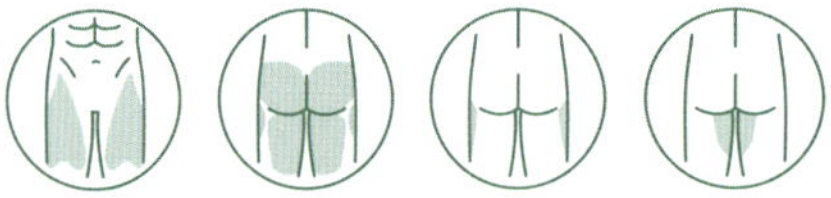

Kräftigung der Kniestreckmuskulatur, der Hüftstreckmuskulatur (Gesäßmuskulatur) und der Ab- und Adduktoren

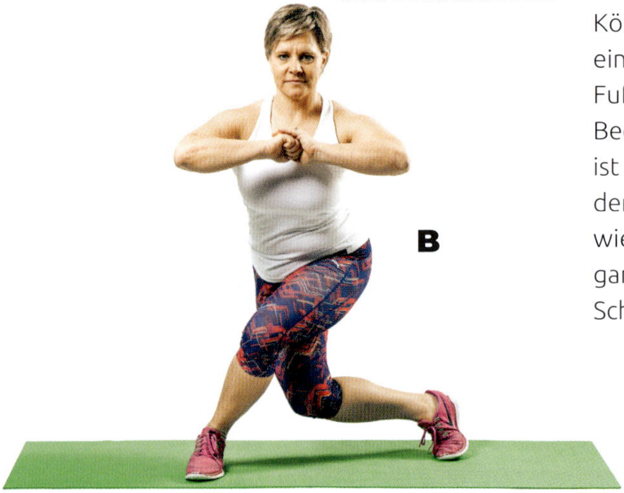

B

SIDE-CROSSOVER LUNGE

Stehen Sie in einem aufrechten hüft- bis schulterbreiten Stand. Halten Sie Ihre Hände mittig auf Brusthöhe vor dem Körper.

Vollführen Sie einen großen Ausfallschritt zur rechten Seite (A), dabei ruht der Großteil des Körpergewichts auf dem rechten Bein mit einem leicht nach außen gedrehten (rechten) Fuß. Das Knie beugen und gleichzeitig das Becken nach hinten unten führen. Der Rücken ist gerade und das rechte Knie bleibt über dem Fußrücken. Dann mit dem rechten Bein wieder abdrücken und zurück in die Ausgangsstellung kommen. Machen Sie einen Schritt nach vorne und kreuzen Sie mit dem linken Bein über das rechte (B). Gehen Sie dabei in eine Beuge, bis der linke Oberschenkel parallel zum Boden steht, danach wieder zurück in den schulterbreiten Stand.

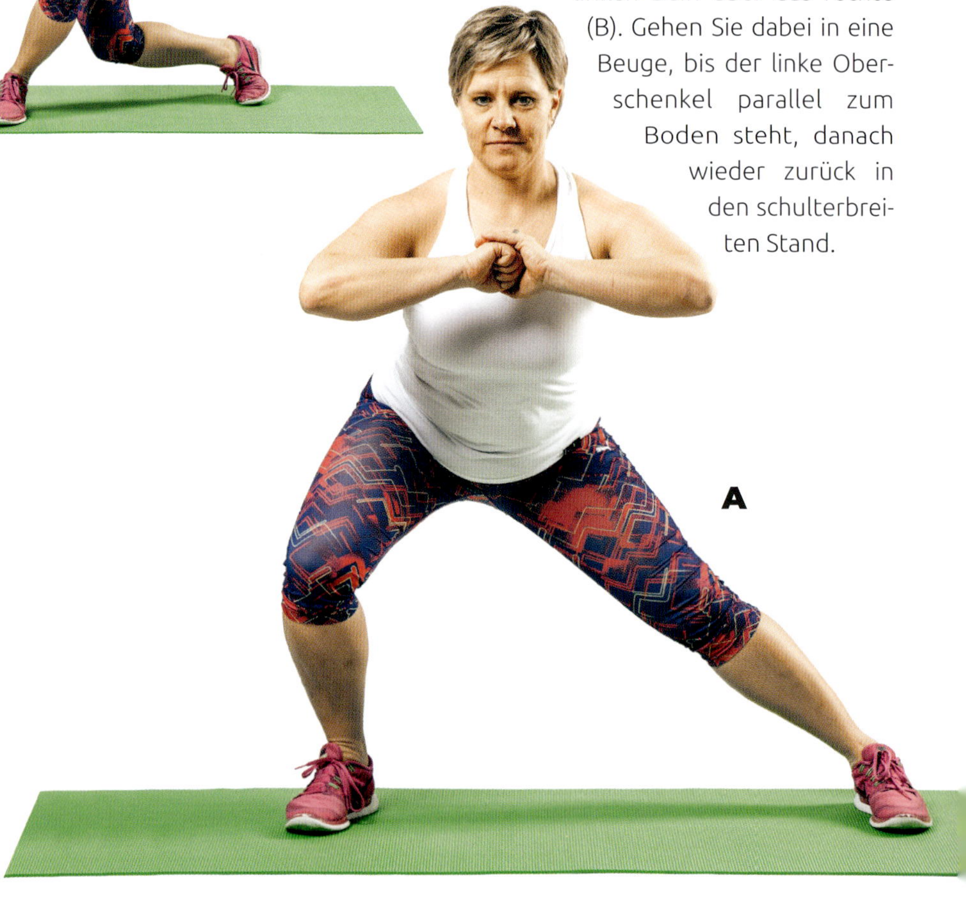

A

SQUAT SIDE CRUNCH

Gehen Sie in eine tiefe Squat-Position. Dazu sind die Füße zu einer breiten Kniebeuge aufgestellt, die Zehen und die Knie zeigen dabei nach außen. Beide Hände befinden sich seitlich am Hinterkopf, die Ellbogen sind weit außerhalb des Gesichtsfeldes (A).

In der Aufwärtsbewegung lösen Sie den rechten Fuß vom Boden und führen eine Seitneige auf der rechten Seite durch. Zeitgleich bringen Sie das rechte Knie sowie den rechten Ellbogen zueinander (B). Den Oberkörper aufrichten, das Bein wieder abstellen und in die tiefe Squat-Position zurückkehren. Anschließend dieselbe Bewegung seitengleich wiederholen.

Kräftigung der Beinstreckmuskulatur, der Hüftstreckmuskulatur (Gesäßmuskulatur), der Hüftbeugemuskulatur, der Rückenmuskulatur (langer Rückenstrecker, viereckige Lendenmuskel, Kapuzenmuskel) und der Bauchmuskeln (schräge, gerade)

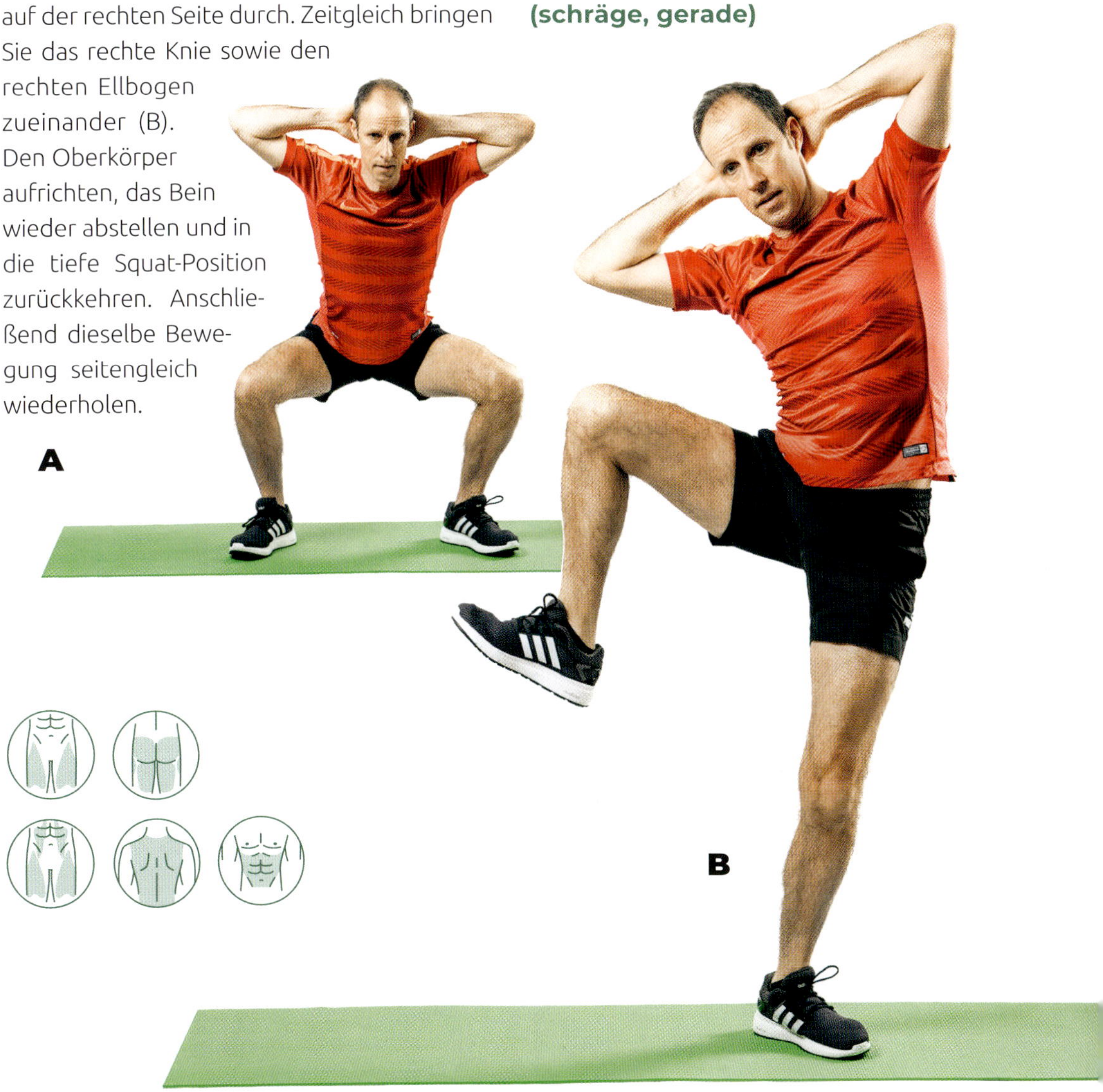

A

B

TOE-TOUCH SQUAT JACK

Sie beginnen in der tiefsten Position der Sumo-Kniebeuge. Ihre Füße sind weit mehr als schulterbreit geöffnet, die Fußspitzen etwa im 30°-Winkel nach außen gedreht und Ihre Fußsohlen fest auf dem Boden. Halten Sie Ihren Rücken gerade. Platzieren Sie die Hände direkt vor den Fußspitzen auf dem Boden (A).

Springen Sie nun mit voller Kraft in die Luft, strecken Sie dabei Ihre Arme seitlich nach oben aus und landen Sie mit geschlossenen Füßen (B). Danach springen Sie wieder ab und landen sanft in der tiefen Sumo-Kniebeuge.

Kräftigung der Hüftstreckmuskulatur (Gesäß), der Beinstreckmuskulatur (M. Quadrizeps), der Beinbeugemuskulatur (M. Ischiocrurale), der Wadenmuskeln und der Rückenmuskulatur (langer Rückenstrecker)

B

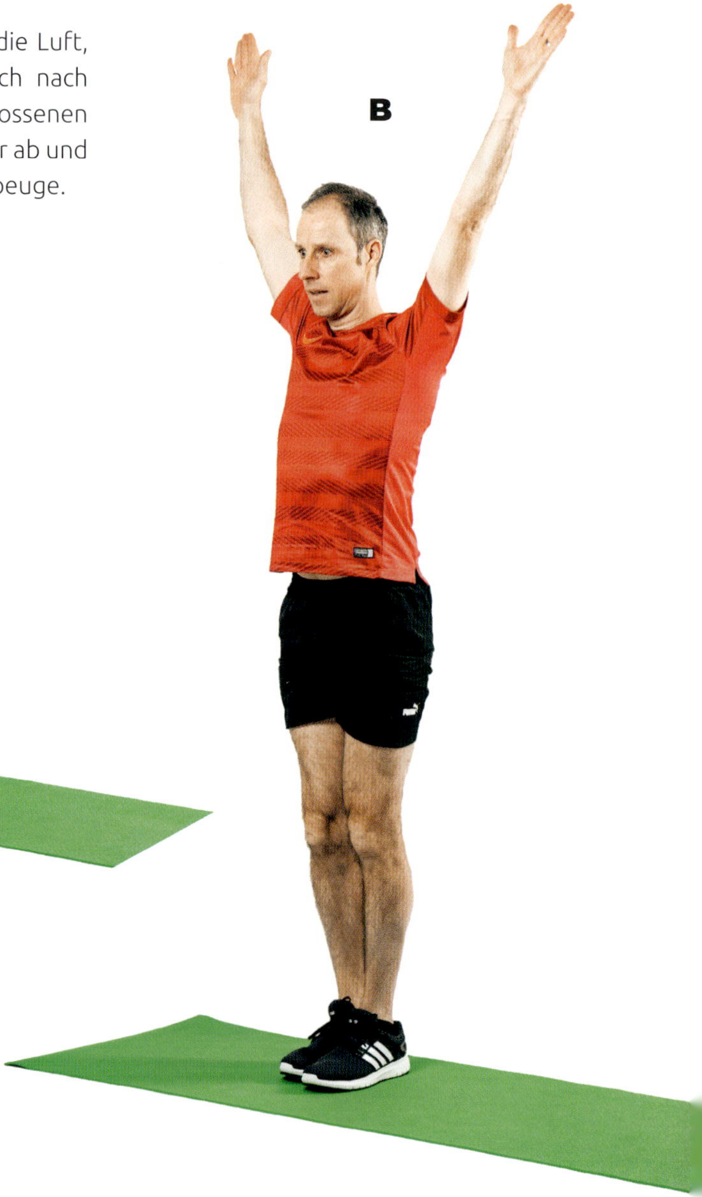

A

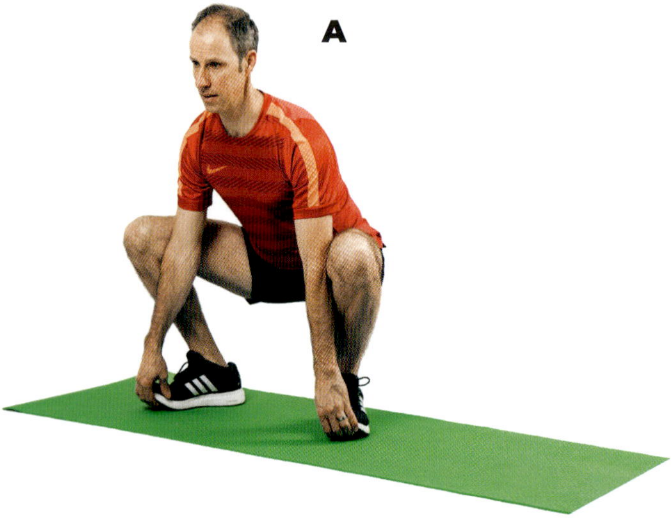

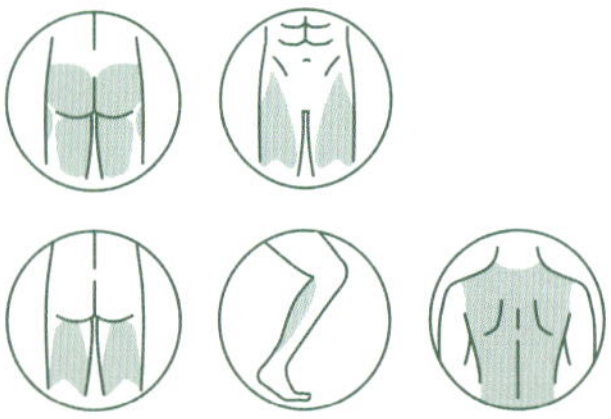

BREAKDANCE-KICK

Gehen Sie auf Ihrer Fitnessmatte in den Vierfüßlerstand. Die Hände befinden sich senkrecht unterhalb der Schultern, die Knie sind senkrecht unter den Hüftgelenken platziert. Heben Sie beide Knie so an, dass sie etwas über dem Boden schweben. Der Kopf befindet sich in Verlängerung der Wirbelsäule (A).

Spannen Sie Bauch und Beckenbodenmuskulatur an. Lösen Sie nun die linke Hand und den rechten Fuß vom Boden. Drehen Sie den Oberkörper zur linken Seite auf, dabei den rechten Fuß weit unter dem aufgestellten linken Bein in Richtung Decke hindurchschieben (B). Bringen Sie den rechten Fuß, den linken Arm und den Rumpf wieder zurück in den Vierfüßlerstand und wiederholen Sie die Bewegung zur rechten Seite.

A

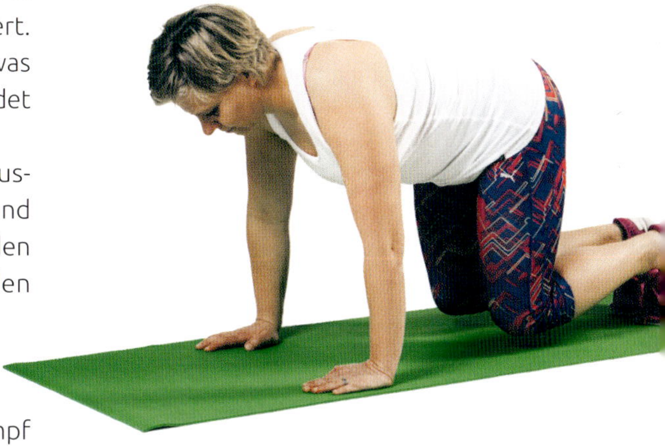

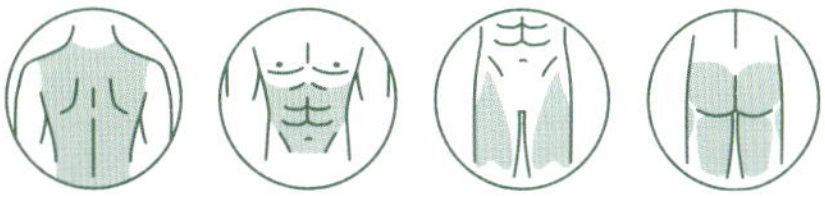

Kräftigung der Rückenmuskulatur (gesamter Rückenstrecker, Kapuzenmuskel, Rautenmuskel, viereckiger Lendenmuskel), der Bauchmuskulatur (quere, schräge) der Kniestreckmuskulatur (M. Quadrizeps) und der Hüftstreckmuskulatur (Gesäßmuskulatur)

B

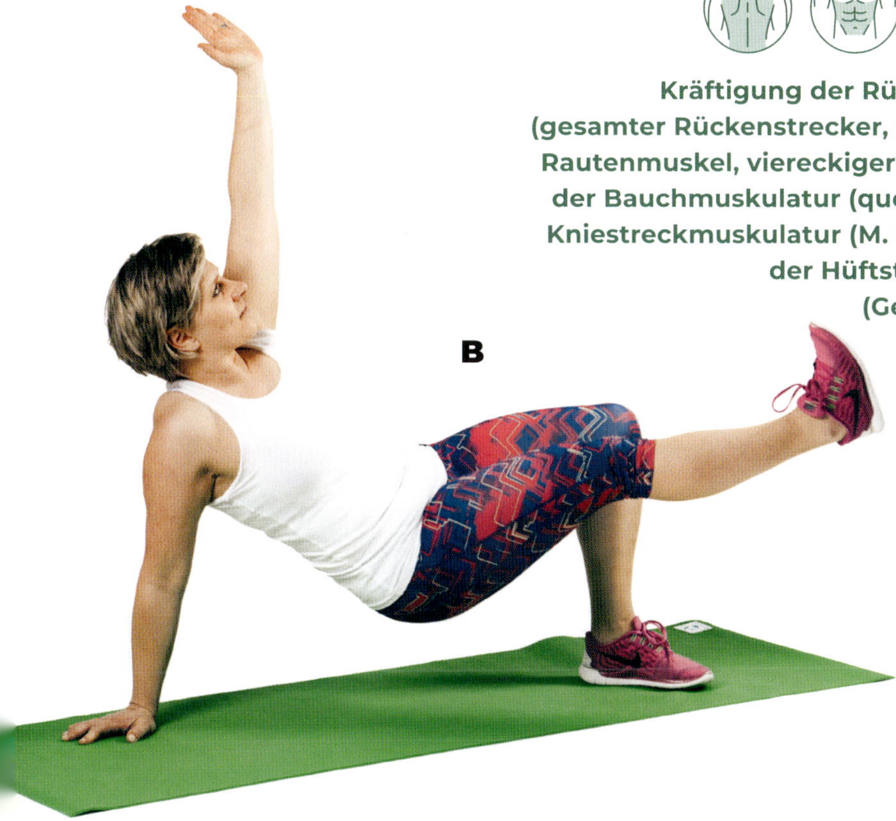

DECK SQUAT

Stehen Sie in einem aufrechten hüft- bis schulterbreiten Stand, die Arme in Vorhalte. Spannen Sie Bauch und Beckenboden an.

Gehen Sie nun in die Knie (A), rollen Sie nach hinten ab, indem Sie den Rücken rund machen (B). Halten Sie den Kopf immer vom Boden frei! Jetzt versuchen Sie, möglichst schnell die Umkehrbewegung einzuleiten und dabei Becken und Beine nacheinander mit Schwung auf den Boden zu drücken, dabei werden die Arme ruckartig nach vorne geworfen. Die Füße sollten etwa hüft- bis schulterbreit aufgesetzt werden. Vorne angekommen, sitzt man in einer tiefen Hocke (C). Den Schwung weiter nutzen, die Arme in Richtung Decke strecken und in den Stand nach oben kommen.

A

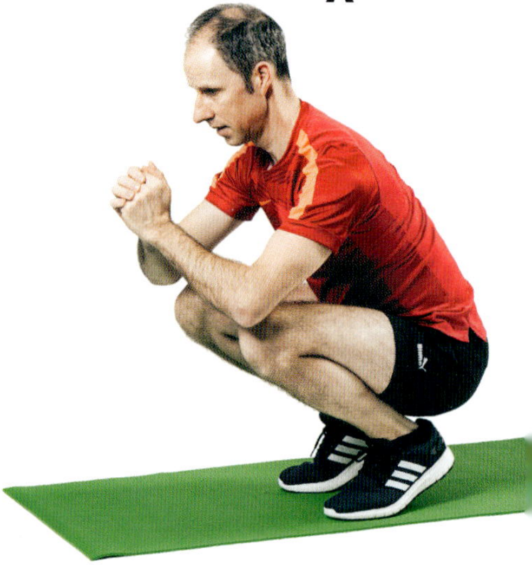

B

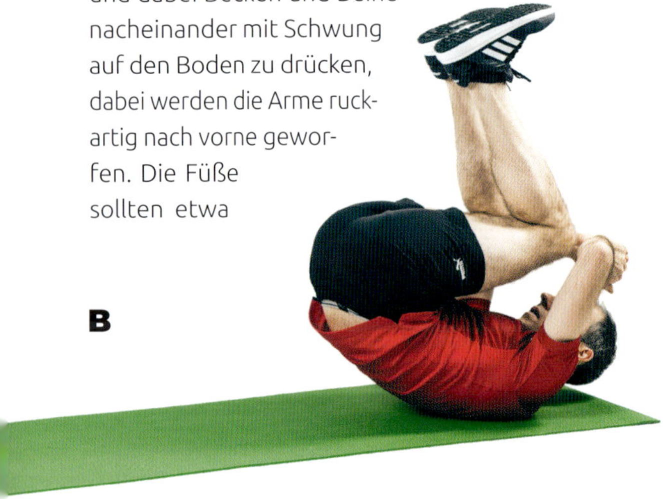

C

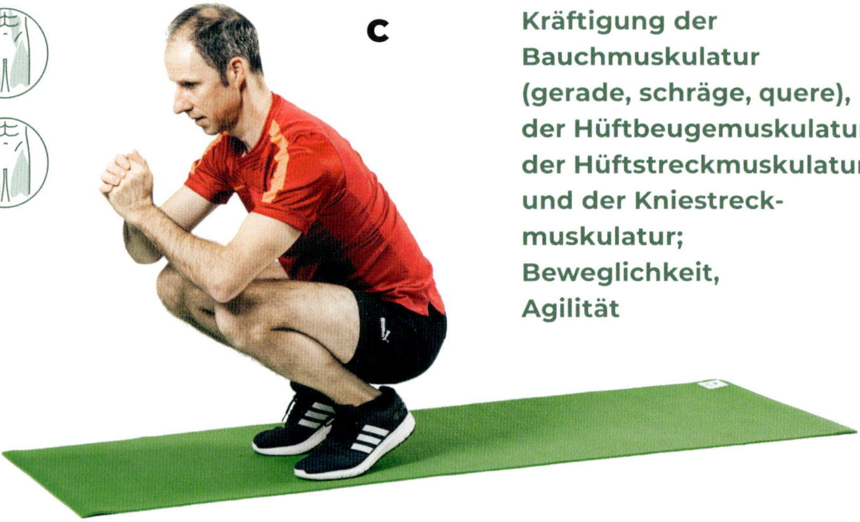

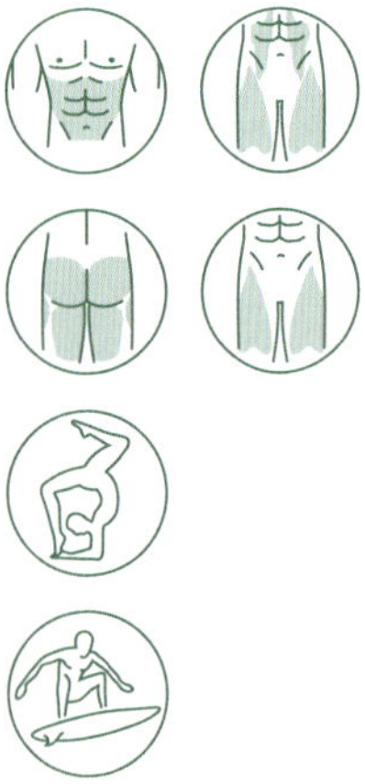

Kräftigung der Bauchmuskulatur (gerade, schräge, quere), der Hüftbeugemuskulatur, der Hüftstreckmuskulatur und der Kniestreckmuskulatur; Beweglichkeit, Agilität

HAND WALK

Stehen Sie in einem aufrechten hüft- bis schulterbreiten Stand (A).

Beim Ausatmen den Bauchnabel sanft nach innen ziehen, um die tiefliegenden Rumpfmuskeln zu aktivieren. Den Oberkörper, bei gestreckten Beinen so weit nach vorne neigen, bis Sie Ihre Hände nah vor den Füßen auf den Boden aufsetzen können. Nun auf den Händen mit gestreckten Beinen in die maximale Körperstreckung nach vorne laufen (B) – das heißt, die Hände sind so weit wie möglich vor den Schultern (C). Anschließend mit gestreckten Beinen in kleinen Schritten (nur aus den Sprunggelenken heraus „arbeiten"!) so nahe an die Hände heranlaufen, wie es für Sie möglich ist. Direkt im Anschluss zum nächsten „Hand Walk" ansetzen.

A

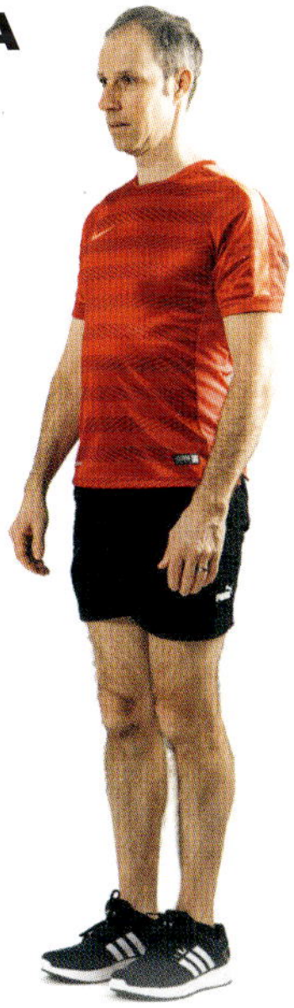

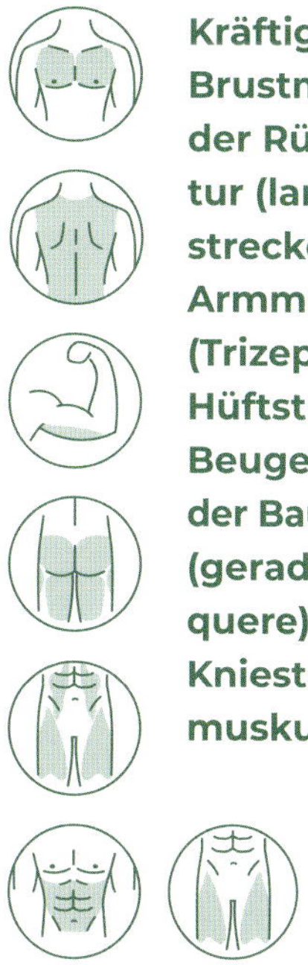

Kräftigung der Brustmuskulatur, der Rückenmuskulatur (langer Rückenstrecker), der Armmuskulatur (Trizeps), der Hüftstreck- und Beugemuskulatur, der Bauchmuskulatur (gerade, schräge, quere) und der Kniestreckmuskulatur

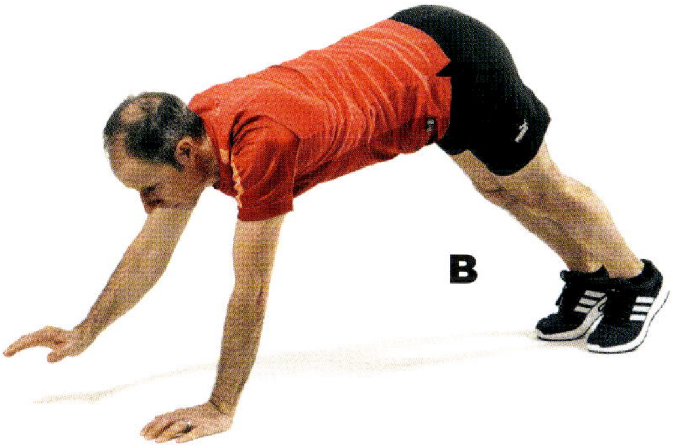

B

C

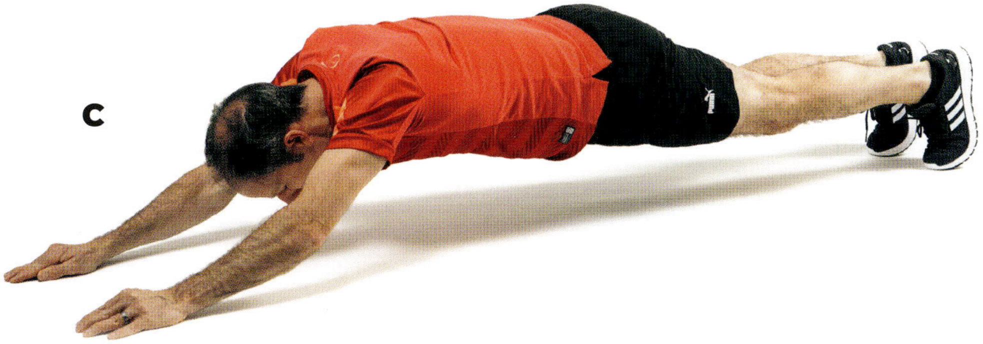

SUPERMAN PUSH-UP

Legen Sie sich in Bauchlage auf Ihre Fitnessmatte und gehen Sie in die Liegestützposition über (A). Spannen Sie Ihre Bauch- und Gesäßmuskulatur an, damit Sie nicht in der Lendenwirbelsäule durchhängen.

Aus der Liegestützposition heraus den Körper ganz auf der Fitnessmatte ablegen (B). Die Hände lösen, beide Arme nach vorne lang ausstrecken (C), die Zehen sind aufgestellt. Arme sowie Beine vom Boden anheben (D) und diese Position etwa drei bis vier Sekunden halten. Danach wieder Arme und Beine ablegen. Nun beide Hände jeweils seitlich auf Brusthöhe aufsetzen und sich wieder in die Liegestützposition hochdrücken. Bei jeder weiteren Wiederholung unbedingt auf die benötige Rumpfspannung – „Core"-Spannung – achten!

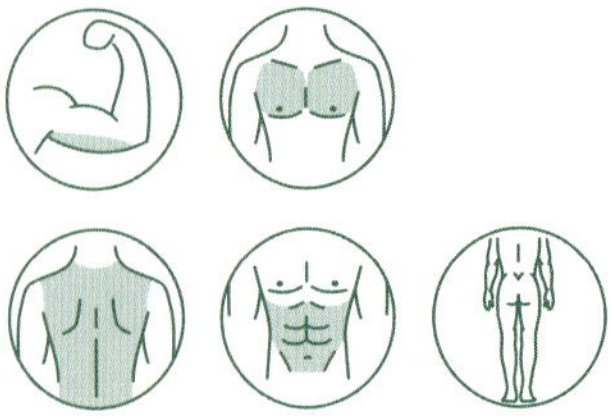

Kräftigung der Armstreckmuskulatur (Trizeps), der Brustmuskulatur (großer Brustmuskel), der Rückenmuskulatur (langer Rückenstrecker) und der Bauchmuskulatur (quere, gerade, schräge); Ganzkörperstabilisation

A

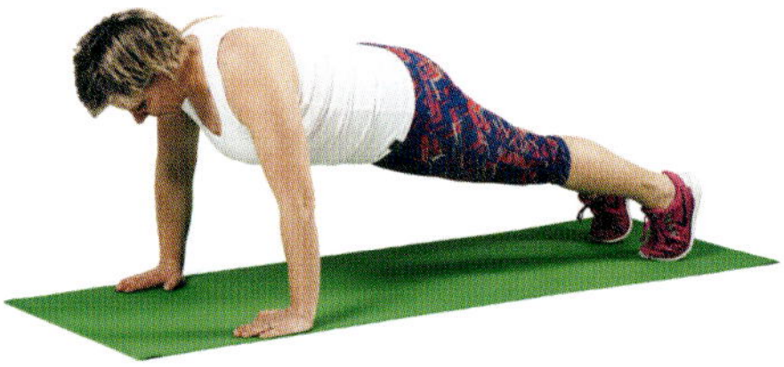

B

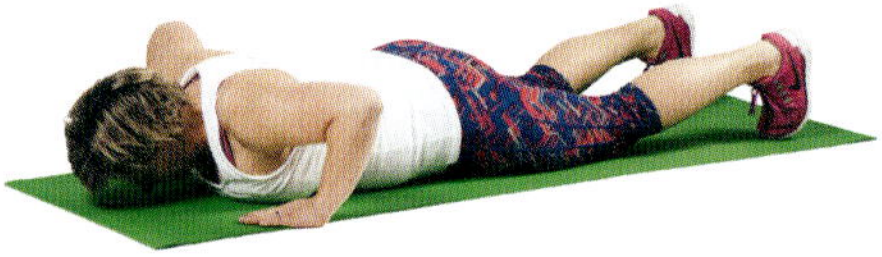

C

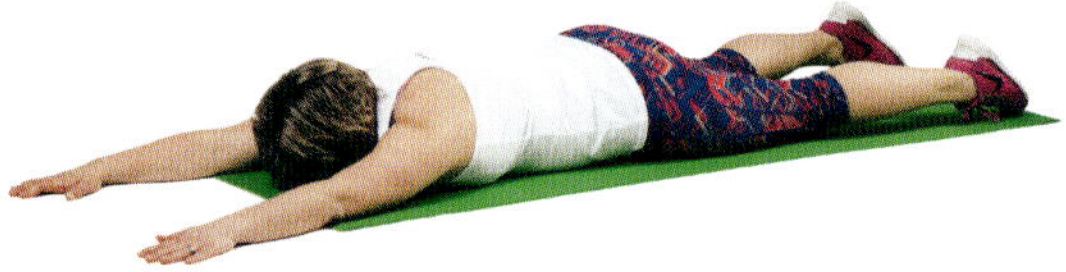

D

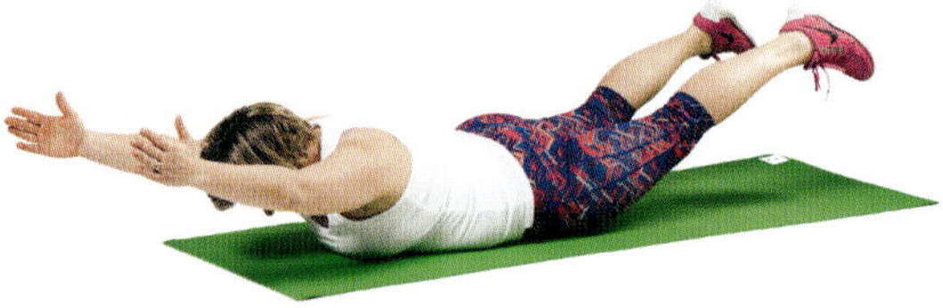

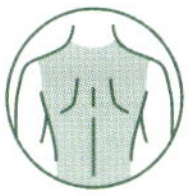

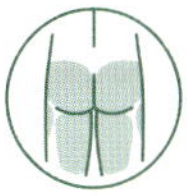

Kräftigung der Rückenmuskulatur (unterer Anteil des langen Rückenstreckers, Kapuzenmuskel, Rautenmuskel, Gesäßmuskulatur) und der Hüftstreckmuskulatur

SUPERMAN WORKOUT

In Bauchlage strecken Sie die Arme und Beine (A) aus und versuchen sich dabei möglichst lang zu machen. Mit der Ausatmung den Bauchnabel sanft nach innen ziehen, um die tiefliegenden, stabilisierenden Rumpfmuskeln zu aktivieren.

Den rechten Arm und das linke Bein nochmals versuchen in die „Länge" zu ziehen, danach anheben (B) und langsam wieder ablegen. Das Gleiche mit dem linken Arm und dem rechten Bein ausführen (C), anschließend beide Arme und Beine miteinander von der Fitnessmatte anheben (D), diese Position ca. drei bis fünf Sekunden halten, dann wieder ablegen. Anschließend diese Bewegungsabfolge erneut von vorne beginnen.

A

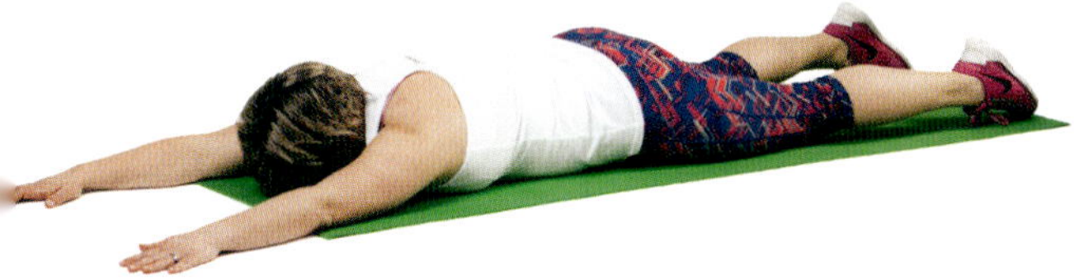

B

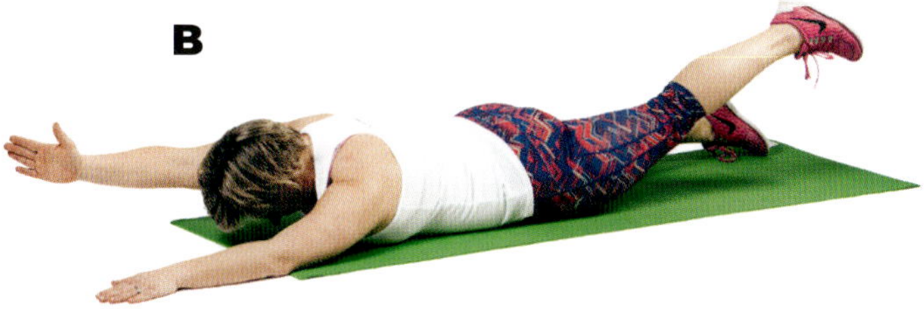

C

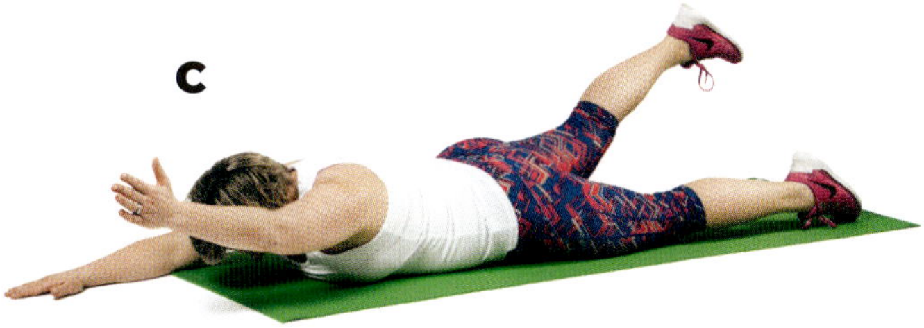

D

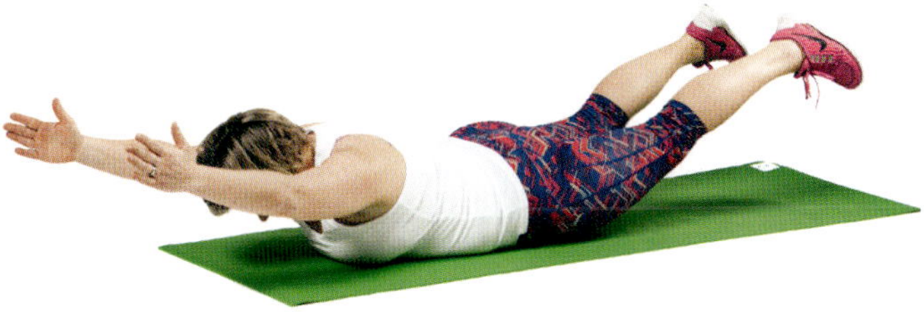

SPIDERMAN-KLAPPMESSER

Gehen Sie in die Liegestützposition. Den Bauchnabel sanft nach innen ziehen, um die tiefliegenden, stabilisierenden Rumpfmuskeln zu aktivieren.

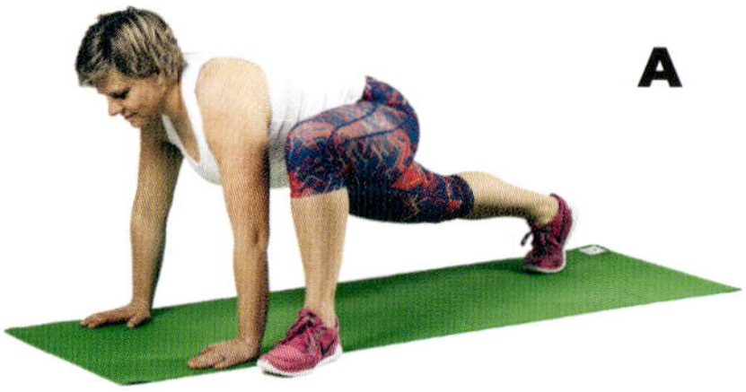

A

Das linke Bein seitlich nach vorne ziehen und den Fuß links außerhalb der Hand aufstellen (A). Das Bein wieder nach hinten bringen. Nun das rechte Bein seitlich nach vorne ziehen und den Fuß außerhalb der rechten Hand aufstellen (B). Auch das Bein wieder in die Liegestützposition zurückführen. Mit beiden Füßen abspringen und in einer leichten Grätsche hinter den Händen aufsetzen – „Klappmesser" (C). Im Anschluss daran wieder nach hinten in die Liegestützposition springen.

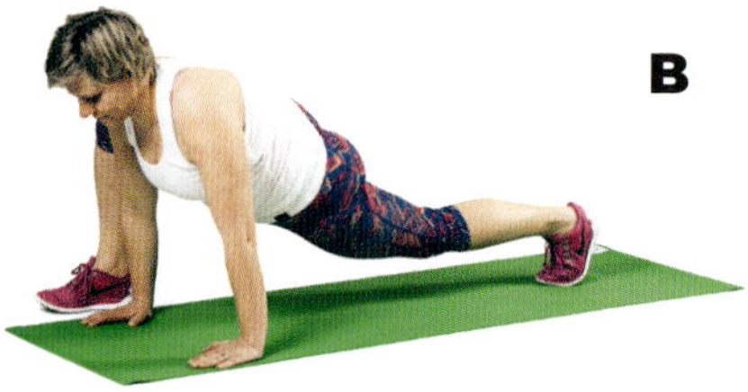

B

Kräftigung der Brustmuskulatur, der Armmuskulatur (Trizeps), der Bauchmuskeln (quere, schräge, gerade), der Rückenmuskulatur (mittellang und kurze Anteil des Rückenstreckers, Kapuzenmuskel, Rautenmuskel), der Hüftstreck- und der Hüftbeugemuskulatur

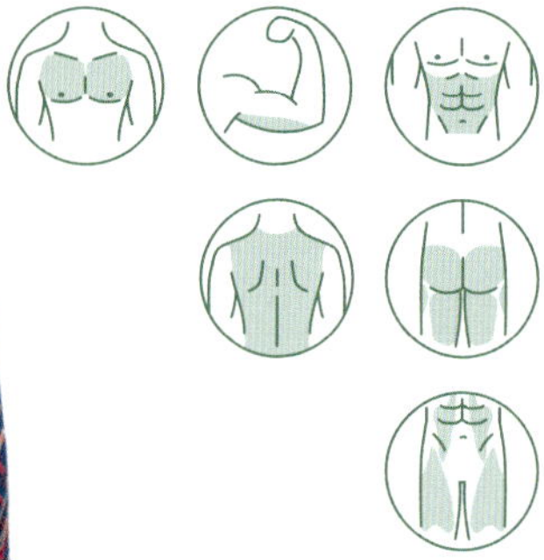

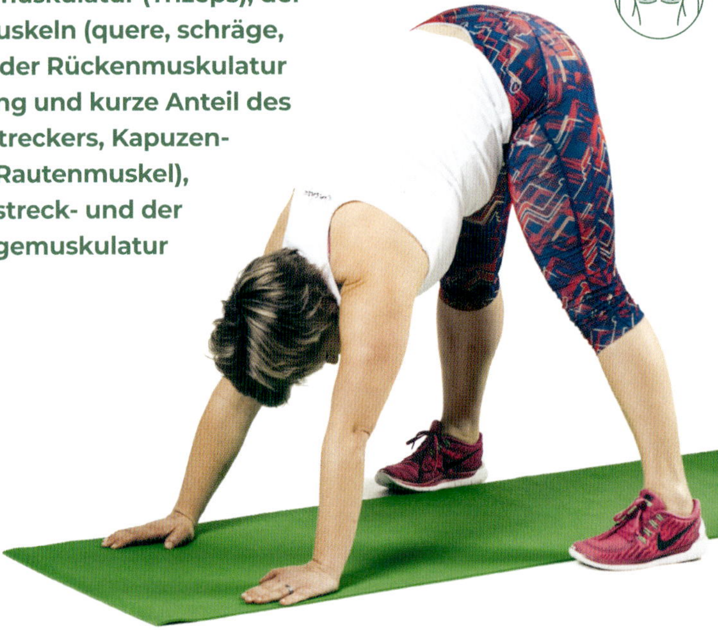

C

WARRIOR CROSS CRUNCH

Gehen Sie in die Standwaage, indem Sie den Oberkörper nach vorne neigen und das angehobene linke Bein nach hinten ausstrecken. Die Arme sind in Verlängerung des Oberkörpers nach vorne ausgestreckt (A).

Machen Sie eine Crunch-Bewegung, indem Sie den Rumpf leicht nach links drehen und beide Ellbogen sowie das linke Knie näher zusammenführen (B). Anschließend das Bein, beide Arme sowie den Oberkörper strecken und in eine Linie bringen.

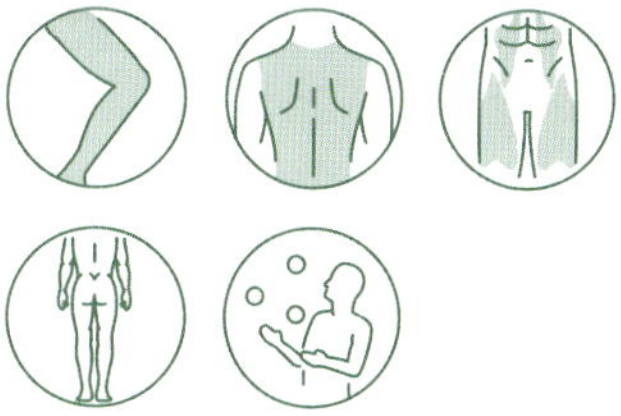

Kräftigung der gesamten Beinmuskulatur, der Rückenmuskulatur (langer Rückenstrecker) und der Hüftbeugemuskulatur; Ganzkörperstabilisation, Koordination (Gleichgewicht)

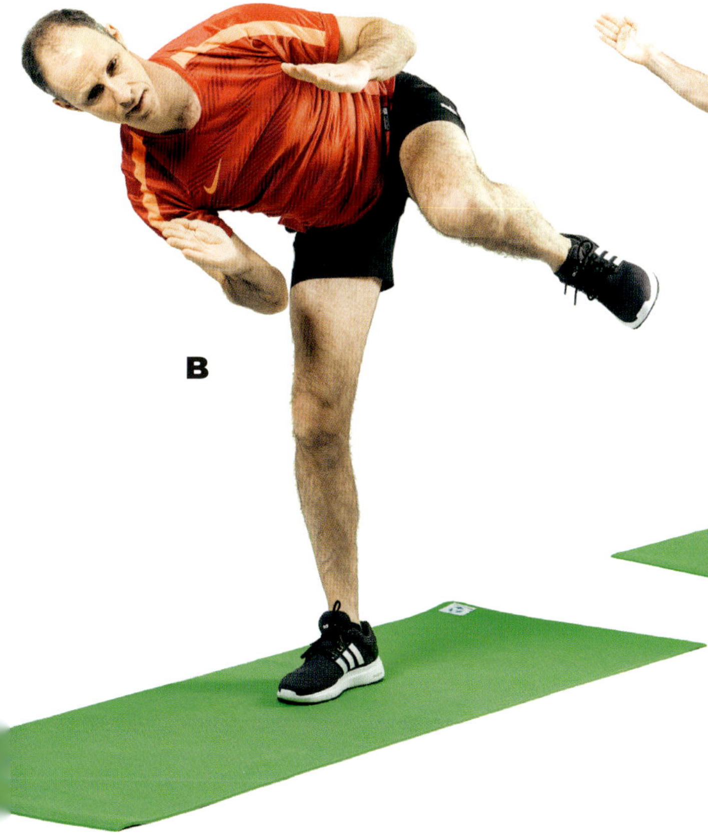

B

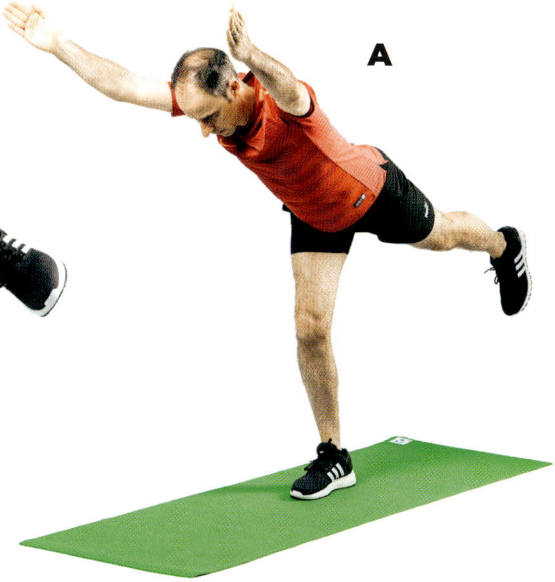

A

A

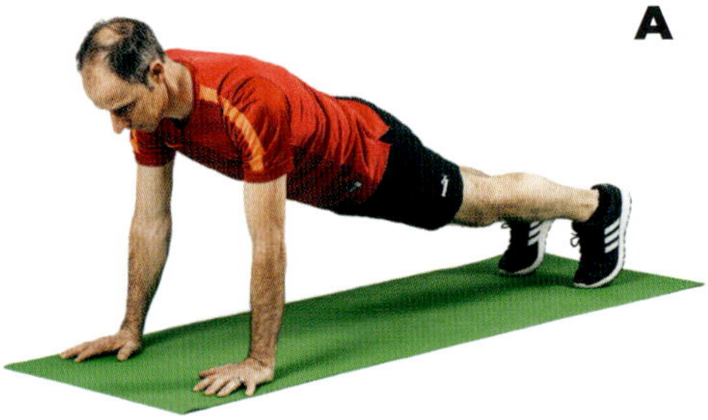

SKORPION

Gehen Sie in die Liegestützposition (A). Den Bauchnabel sanft nach innen ziehen, um die tiefliegenden, stabilisierenden Rumpfmuskeln zu aktivieren.

Beugen Sie langsam beide Arme, senken Sie Ihren Rumpf bis kurz vor dem Boden ab (B) und drücken Sie sich anschließend wieder nach oben. Danach das rechte Bein mit dem Fuß so weit wie möglich über den Rumpf hinweg zur linken Seite schieben (C). Dann das rechte gestreckte Bein weit mit dem Fuß unter dem Rumpf hindurch zur linken Seite schieben (D) und wieder zurück in die Liegestützposition kommen. Nach dem nächsten Liegestütz wiederholen Sie diese Reihenfolge mit dem linken Bein zur rechten Seite.

B

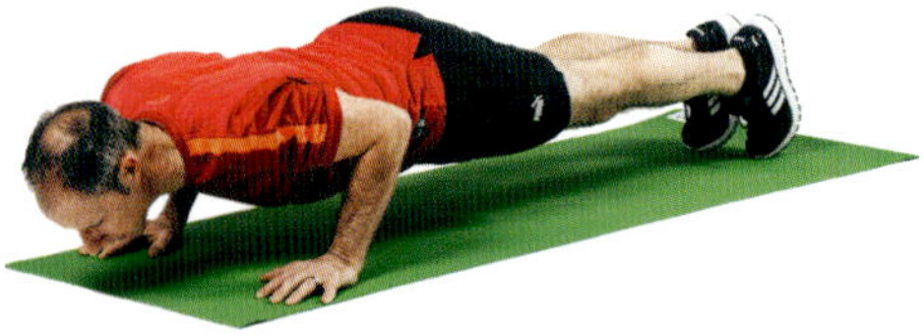

C

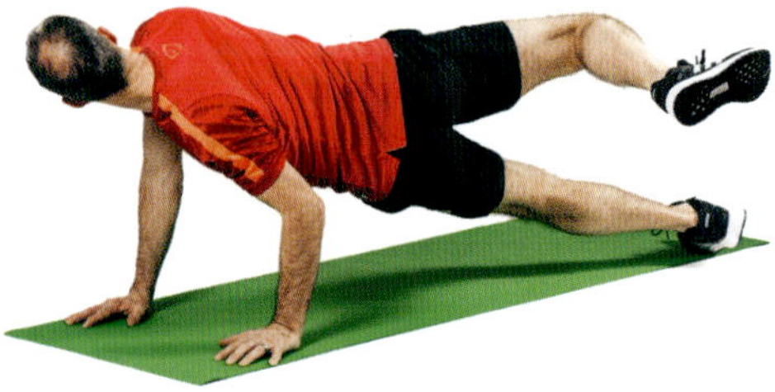

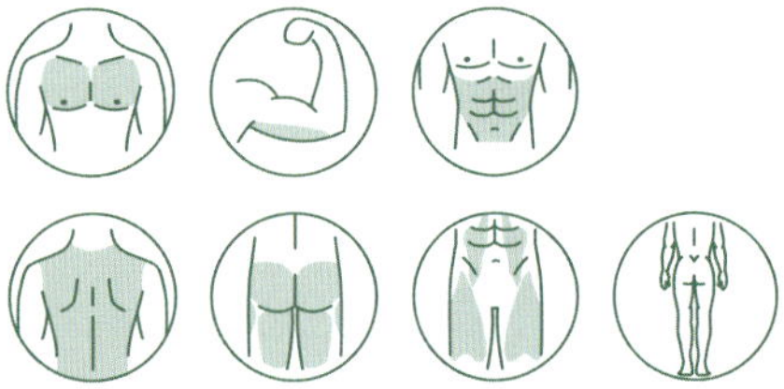

D

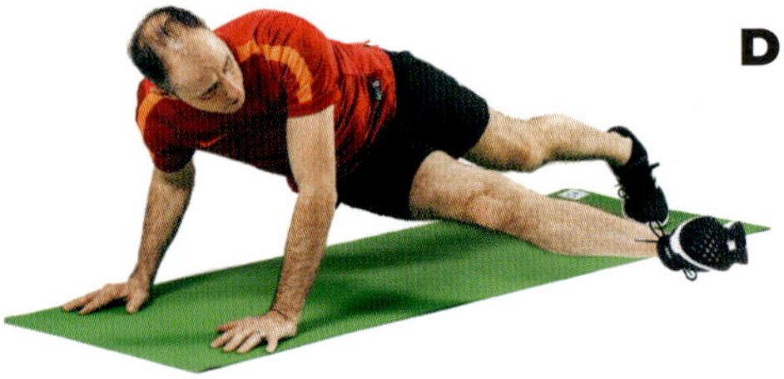

Kräftigung der Brustmuskulatur (großer Brustmuskel), der Armstreckmuskulatur (Trizeps), der Bauchmuskulatur (gerade, schräge, quere), der Rückenmuskulatur (gesamte Rückenstrecker), der Hüftstreck- und der Beugemuskulatur; Ganzkörperstabilisation

BURPEE

Aus dem aufrechten schulterbreiten Stand (A), in die Hockposition gehen (B), die Hände sind neben dem Körper auf dem Boden. Spannen Sie Bauch und Beckenbodenmuskulatur an. Mit den Beinen nach hinten in eine Liegestützposition abspringen (C). Den Rumpf am Boden ablegen, die Hände kurz vom Boden lösen und wieder aufstützen. Hoch in die Liegestützposition drücken, anschließend mit den Füßen an die Hände heranspringen (E). Danach die Hände vom Boden lösen, um mit einer dynamischen Armbewegung einen Strecksprung (F) nach oben auszuführen. Sie landen wieder in einer aufrechten Position und sind bereit für den nächsten Burpee.

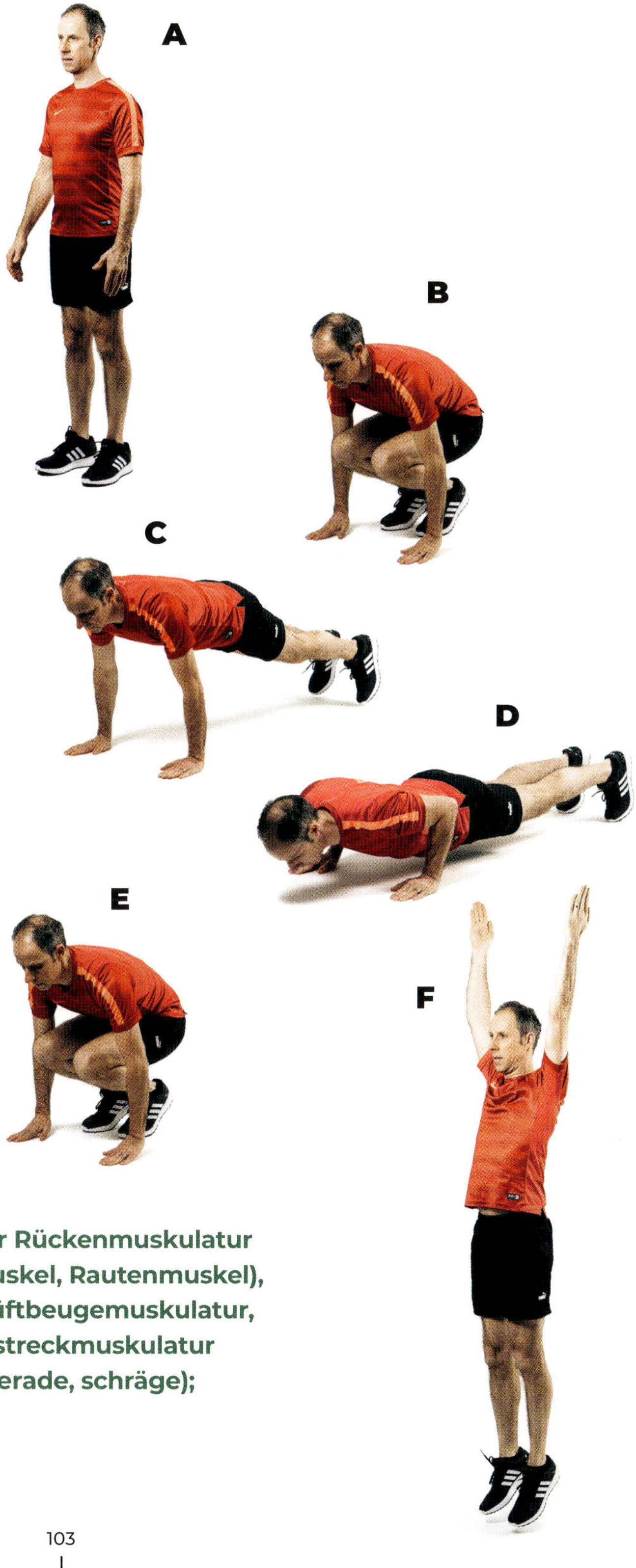

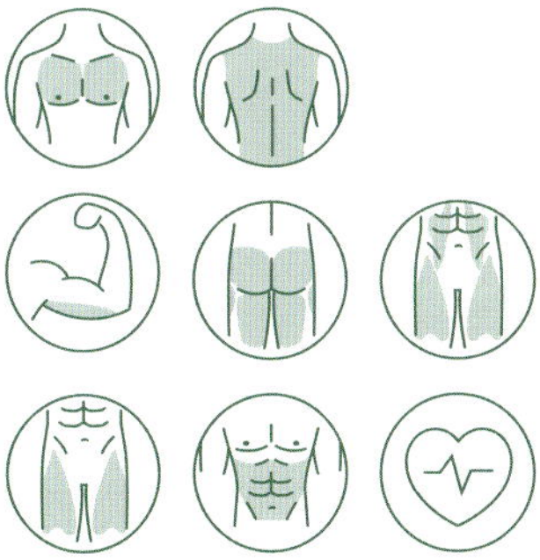

Kräftigung der Brustmuskulatur, der Rückenmuskulatur (langer Rückenstrecker, Kapuzenmuskel, Rautenmuskel), der Armmuskulatur (Trizeps), der Hüftbeugemuskulatur, der Hüftstreckmuskulatur, der Kniestreckmuskulatur und der Bauchmuskulatur (quere, gerade, schräge); Herz-Kreislauf-Training

6.

SLASHPIPE® – DAS HOCHEFFIZIENTE CORE-TRAINING

6a

DIE SLASHPIPE® – DAS MULTITALENT

SLASHPIPE® – DAS HOCHEFFIZIENTE CORE-TRAINING

Kaum ein anderes Fitnessgerät hat mich so in seinen Bann gezogen wie die wassergefüllte Trainings- und Therapieröhre auch SLASHPIPE® genannt. Ihr extrem hoher Aufforderungscharakter „verführt" auf spielerische Art und Weise, sich dem neuen Trainingsgerät zu nähern. Egal ob sportlich oder nicht; es bietet ein Erlebnis für jeden, der offen ist, etwas Neues auszuprobieren.

6b

SLASHPIPE® – DIE FAKTEN!

SLASHPIPE® – DAS HOCHEFFIZIENTE CORE-TRAINING

Die SLASHPIPE®, kurz „Pipe" genannt, ist eine absolute (Welt-)Neuheit auf dem Trainings- und Therapiemarkt. Sie ist ein transparentes, flüssigkeitsgefülltes Trainings- und Therapiegerät. Mit jeweils zwei am Gerät angebrachten Schlaufen für die Hände und/oder Füße erlaubt die Pipe zahlreiche Übungen im Stehen, Sitzen, Knien oder im Liegen. Egal welche Bewegung gerade ausgeführt wird, Trainierende müssen stets darauf achten, die Flüssigkeit in der Pipe möglichst im Gleichgewicht zu halten – ähnlich wie bei einer Wasserwaage.

6c

DIE WIRKUNGSWEISE DER SLASHPIPE®

SLASHPIPE® – DAS HOCHEFFIZIENTE CORE-TRAINING

Mit Chaos-Training zu mehr Core-Stabilität.

Das „Chaosprinzip"-Wasser setzt unkontrollierbare, überraschende, permanent andersartige und dadurch hocheffiziente Trainingsreize zur Optimierung der Kraft, Koordination und Sensomotorik. Die definierte Wassermenge (bewegliche Masse) bewegt sich permanent im Inneren der „Pipe" und sorgt dabei für ein nicht kontrollierbares, aber gewollt natürliches Chaos. Ziel ist es deshalb, das Chaos möglichst gering zu halten. Das funktioniert aber nur, wenn der Körper bei allen Bewegungsausführungen sofort reagiert.

Die Flüssigkeit in der Pipe bietet taktile, visuelle und akustische Reize, die Spaß machen. Bei einem gezielten und bewussten Einsatz nimmt die Pipe auf ganz unterschiedliche Körperstrukturen Einfluss. Im Zentrum des Trainings steht vor allem die Verbesserung der koordinativen Fähigkeiten. Weiterhin erzielt die Pipe positive Wirkungen auf die Muskulatur und das umgebende fasziale Gewebe. Dabei unterscheidet man vier verschiedene Trainingsbereiche:

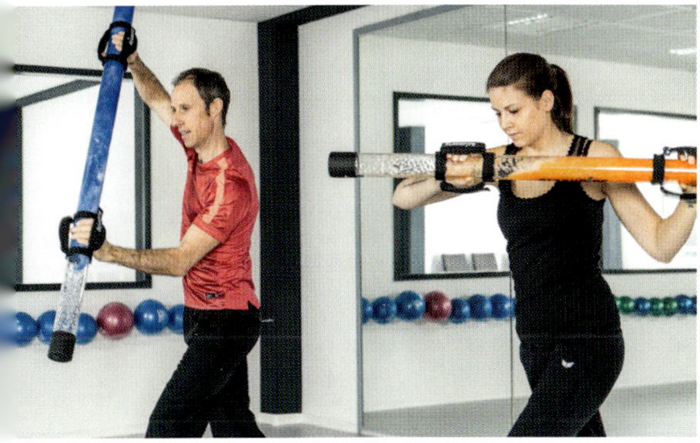

- → Sensomotorisches, koordinatives Training
- → Krafttraining
  - → Exzentrisches Krafttraining
  - → Konzentrisches Krafttraining
  - → Koordinatives Krafttraining
- → SLASHPIPE® als Hilfsmittel
- → SLASHPIPE® als Mittel zur Motivation

Sensomotorisches Training

Der Begriff „Sensomotorik" setzt sich zusammen aus „Sensorik" und „Motorik": „Sensorik" ist die Aufnahme von Informationen und deren Weiterleitung an das zentrale Nervensystem (Gehirn, Rückenmark).
„Motorik" ist die Ansteuerung und die daraus folgende Anspannung der Muskulatur. Sensomotorik ist folglich das Zusammenspiel zwischen Muskeln und Nervensystem.

Training für die Sinne

Unsere Sinne funktionieren in einem kompliziert verzweigten und komplexen Netz von Rezeptoren und Nervenbahnen. Sie registrieren äußere und innere Eindrücke und leiten sie zu den Steuerungszentren im Gehirn. Zusätzliche Informationen übermitteln sogenannte Propriozeptoren. Sie melden dem Nervensystem ständig Stellung und Lage des Körpers und seiner Extremitäten. Bewegungsmangel lässt diese so wichtigen Funktionen allerdings verkümmern. Doch das muss nicht sein!

Das SLASHPIPE®-Training führt zu einem ausgeglichenen Kraftpotenzial der Muskulatur, unter anderem auch zu einem verbesserten

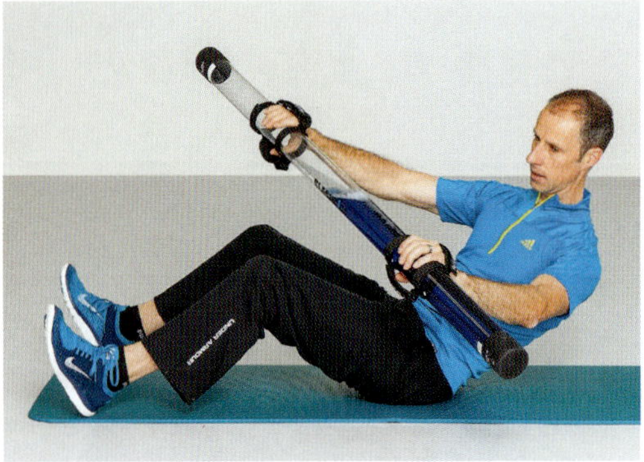

feinmotorischen Körperbewusstsein, und ist gleichzeitig eine Freude für die Sinne: Das Auge folgt dem Wasser, die Ohren hören das Rauschen und der Körper spürt die Eigendynamik. Die „Pipe" wurde so konzipiert, dass man das Muskel-Nerven-Zusammenspiel optimal trainieren kann.

Krafttraining

Die Pipes haben ein spezifisches Eigengewicht: je länger die SLASHPIPE®, desto größer der Befüllungsanteil und damit verbunden ein steigendes Gewicht. Beim SLASHPIPE®-Training stehen eher die exzentrischen, die bewegungs- und wasserkontrollierenden Parameter im Vordergrund. Durch die Trägheit der Flüssigkeit ist die Flüssigkeit immer langsamer als die willkürlich ausgeführte Bewegung. In der Endposition der Bewegung ist deshalb eine zusätzliche exzentrische Muskelkraft gefordert, die die „Wucht" der ankommenden Flüssigkeit bremst.

Das Training mit der Pipe ist nicht nur hilfreich für die Koordinationsfähigkeit, sondern auch für die tiefliegenden Muskelgruppen, die man mit einem herkömmlichen Krafttraining nicht erreicht. Experten bezeichnen diese Muskeln auch als autochthone Muskeln.

Die besonderen Trainingseigenschaften der SLASHPIPE® sind:

- Optimales Training der lokalen und globalen Stabilisatoren
- Stetiger Trainingsreiz für die Stabilisation des ganzen Körpers
- Exzentrisches Krafttraining – ein **hochwirksamer Trainingsimpuls** für die Muskulatur **und** für die in Verbindung stehenden **faszialen Strukturen**

Das stetige Reagieren auf die Bewegungen des Wassers gleicht muskuläre Defizite und Dysbalancen aus und erhöht die intra- und intermuskuläre Koordination. Man wird belohnt mit kräftigen und gut funktionierenden Muskeln und Nerven, die Rückenschmerzen optimal vorbeugen können (ausgezeichnet mit dem AGR-Gütesiegel für rückengerechte Produkte).

Die SLASHPIPE® kann auch als **Trainingshilfsmittel** eingesetzt werden:

- Im Stand als Stabilitätsunterstützung
- Flach zum Boden – bei der Planke, dem „Bergsteiger" –, um die Flexion des Handgelenks zu minimieren
- Weitere Möglichkeiten

Die SLASHPIPE® ist ein Trainingsmittel mit besonderem Motivationscharakter. Die Motivation erfolgt durch:

- FARBE
- Klang
- Visuelle Attraktivität der Flüssigkeit
- Biofeedback

„Die SLASHPIPE® ist ein sehr innovatives und nachhaltiges Trainingsgerät für jedes Trainingsniveau."

Sie bietet für jeden ein passendes Training, das fordert und zugleich motiviert. Das macht sie für mich so vielseitig und spannend zugleich.

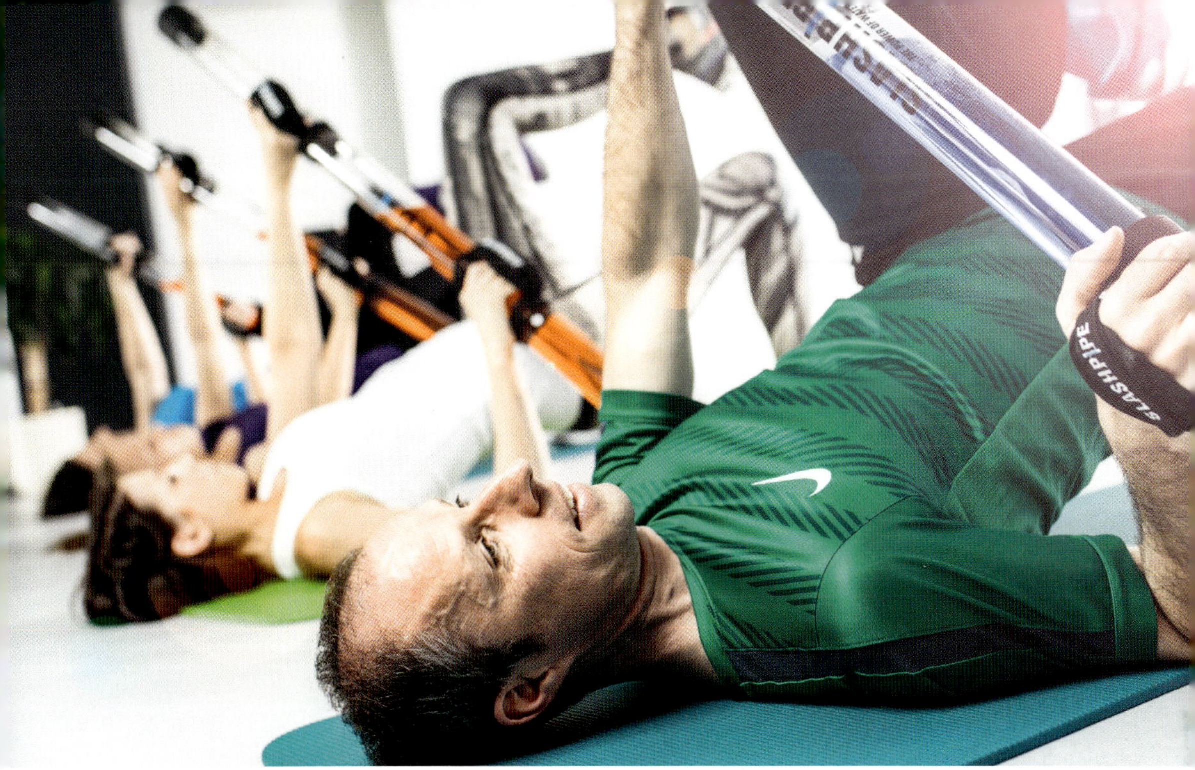

6d

ÜBUNGSGESCHWINDIGKEIT

SLASHPIPE® – DAS HOCHEFFIZIENTE CORE-TRAINING

Anders als vielleicht vermutet, steigt mit sinkender Übungsgeschwindigkeit die Schwierigkeit der Übung. Die zusätzlich wirkenden Kräfte, die benötigt werden, um die Flüssigkeit zu lenken oder aber im Gleichgewicht zu halten, machen das Training komplexer und koordinativ anspruchsvoller.

ERNÄHRUNGSTIPP

Quinoa das Gold der Inka

Quinoa ist vielleicht eine der besten pflanzlichen Eiweißquellen auf der Welt. Was Quinoa so einzigartig macht, ist, dass die kleinen Körnchen alle acht essentiellen Aminosäuren enthalten, was für ein pflanzliches Lebensmittel äußerst ungewöhnlich ist. Der Mineralienreichtum von Quinoa schlägt den unserer üblichen Getreidearten um Längen. Außerdem ist das leckere Inka-Korn glutenfrei und kann daher auch bei Getreideunverträglichkeiten problemlos gegessen werden.

Quinoa ist eine Quelle für pflanzliches Eiweiß. Es enthält viele essentielle Vitamine, Mineralien und Nährstoffe. Quinoa liefert beispielsweise mehr Calcium als Weizen oder Roggen sowie mehr als doppelt so viel Eisen und 50 Prozent mehr Vitamin E als Weizen. Es ist außerdem reich an Mangan und Kupfer.

6e

SLASHPIPE®-WORKOUTS

SLASHPIPE® – DAS HOCHEFFIZIENTE CORE-TRAINING

SQUAT OVER HEAD

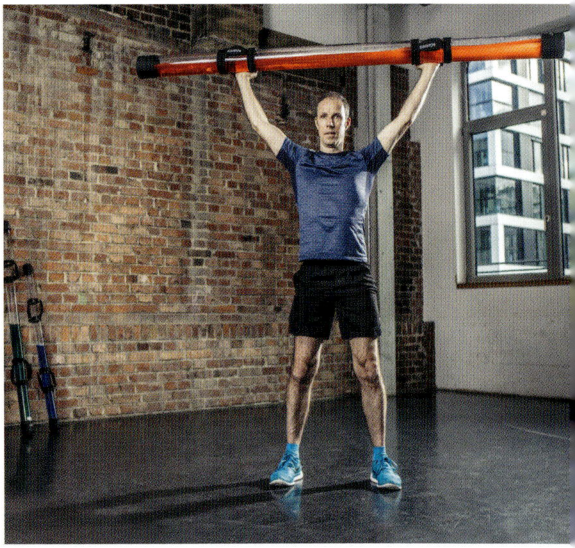

Stehen Sie in einem aufrechten hüft- bis schulterbreiten Stand. Die SLASHPIPE® mit gestreckten Armen im Obergriff über dem Kopf halten (Ihr Arm-Rumpf-Winkel ist maximal geöffnet). Den Bauchnabel sanft nach innen ziehen, um die tiefliegenden sowie stabilisierenden Rumpfmuskeln zu aktivieren.

Das Becken langsam nach hinten absenken, bis sich die Oberschenkel parallel zum Boden befinden. Für einen Moment (etwa drei Sekunden) in dieser Position verharren und durch eine aktive Hüftstreckung wieder zurück in die Ausgangsposition nach oben kommen. Die Herausforderung hierbei ist, die Flüssigkeit so gut wie möglich im Lot zu halten.

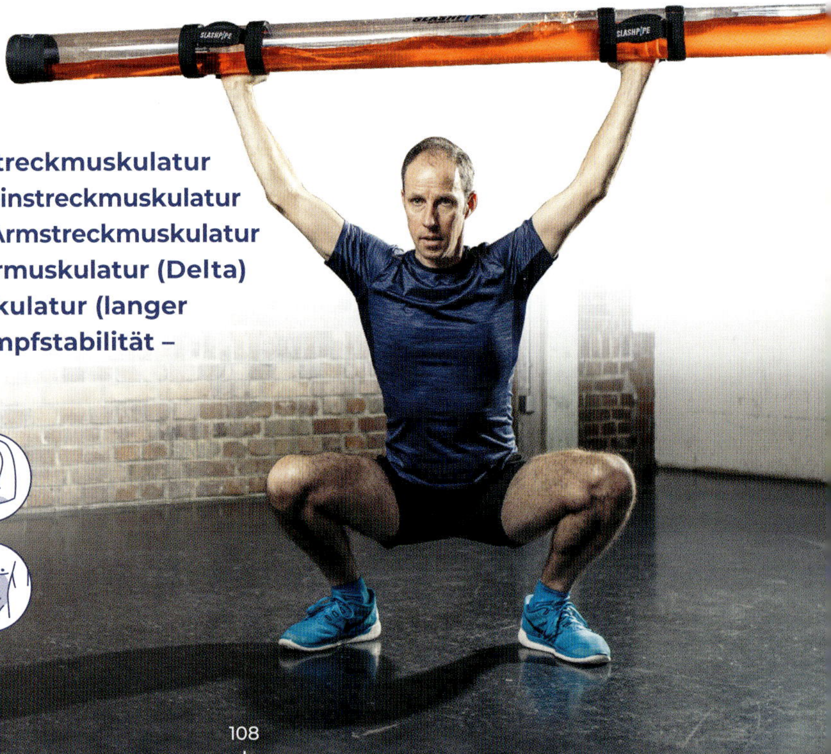

Kräftigung der Hüftstreckmuskulatur (Gesäßmuskel), der Beinstreckmuskulatur (M. Quadrizeps), der Armstreckmuskulatur (Trizeps), der Schultermuskulatur (Delta) und der Rückenmuskulatur (langer Rückenstrecker); Rumpfstabilität – „Core-Training“

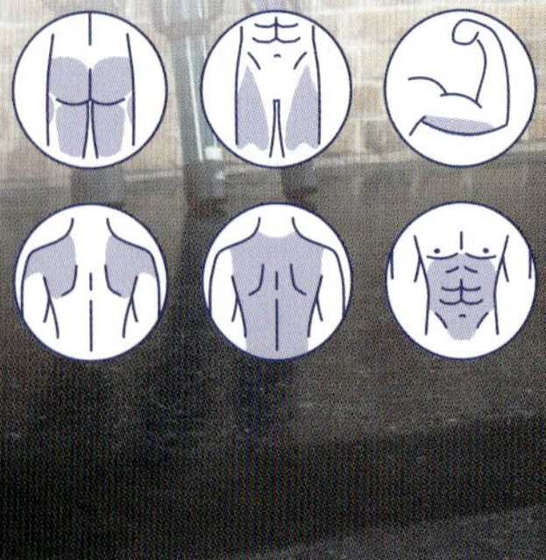

SUMO-KNIEBEUGE PLUS WADENHEBEN

Die Füße stehen wie bei einem leichten Grätschstand auseinander. Mit beiden Händen die SLASHPIPE® im Untergriff in Vorhalte nehmen. Den Bauchnabel sanft nach innen ziehen, um die tiefliegenden Rumpfmuskeln zu aktivieren.

Gehen Sie in eine tiefe Sumo-Kniebeuge-Position, bis die Oberschenkel sich waagerecht über dem Boden befinden. Halten Sie die Knie stetig über den Fußrücken. Nun im Wechsel rechte sowie linke Ferse maximal anheben und für zwei bis drei Sekunden halten, um sie dann langsam wieder abzusenken. Dabei wird die SLASHPIPE® mit ausgestreckten Armen ruhig im „Wasser" vor dem Körper gehalten.

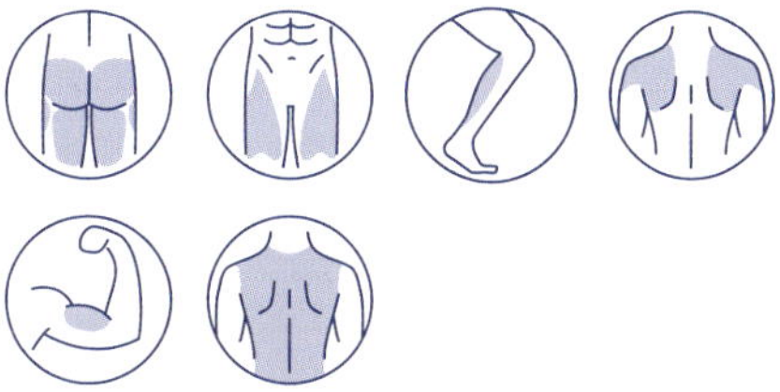

Kräftigung der Hüftstreckmuskulatur (Gesäß), der Beinstreckmuskulatur (M. Quadrizeps), der Wadenmuskulatur, der Schultermuskulatur (Delta), der Armbeugemuskulatur (Bizeps) und der Rückenmuskulatur (langer Rückenstrecker)

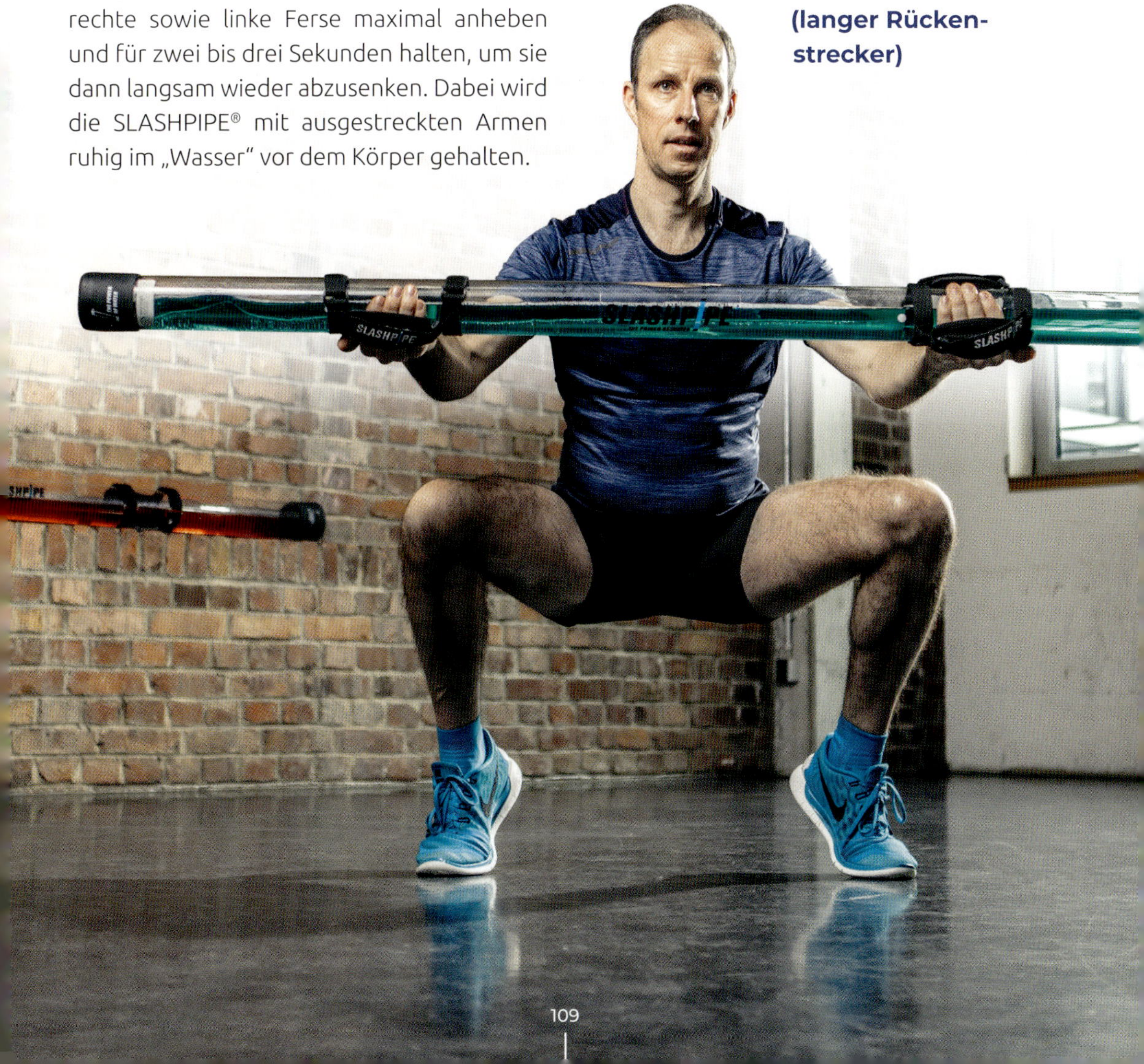

SCHULTERSTÜTZ MIT ÜBERZUG

Gehen Sie auf Ihrer Fitnessmatte in Rückenlage. Die SLASHPIPE® im Ristgriff senkrecht nach oben halten, dabei sind beide Füße auf den Boden aufgestellt. Spannen Sie Bauch und Beckenboden an.

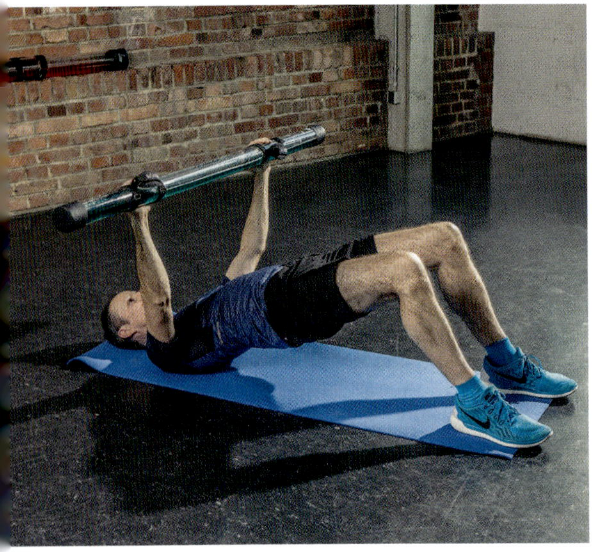

Heben Sie Ihr Becken vom Boden ab, bis die Schulterblattspitzen gerade noch am Boden aufliegen. Beim Einatmen die SLASHPIPE® nach hinten Richtung Boden bis kurz vor dem Boden absenken. Bringen Sie die Arme beim Ausatmen nach oben zurück in die Ausgangsstellung. Diese Sequenz einige Male langsam wiederholen.

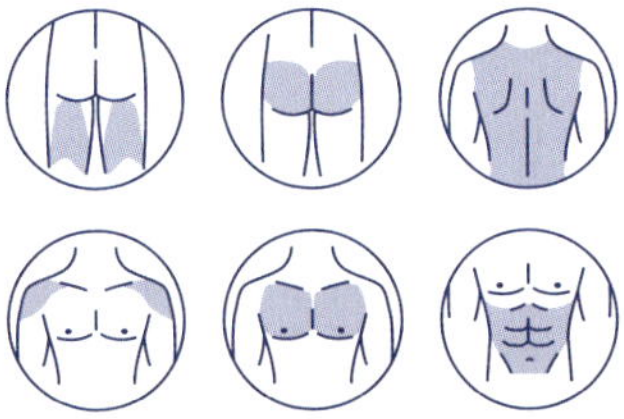

Kräftigung der Oberschenkelrückseite, der Gesäßmuskeln, der Rückenmuskulatur (breiter Rückenmuskel), des Schultermuskels (Deltamuskel), des großen Brustmuskels; Aktivierung der tiefen Rumpfmuskulatur

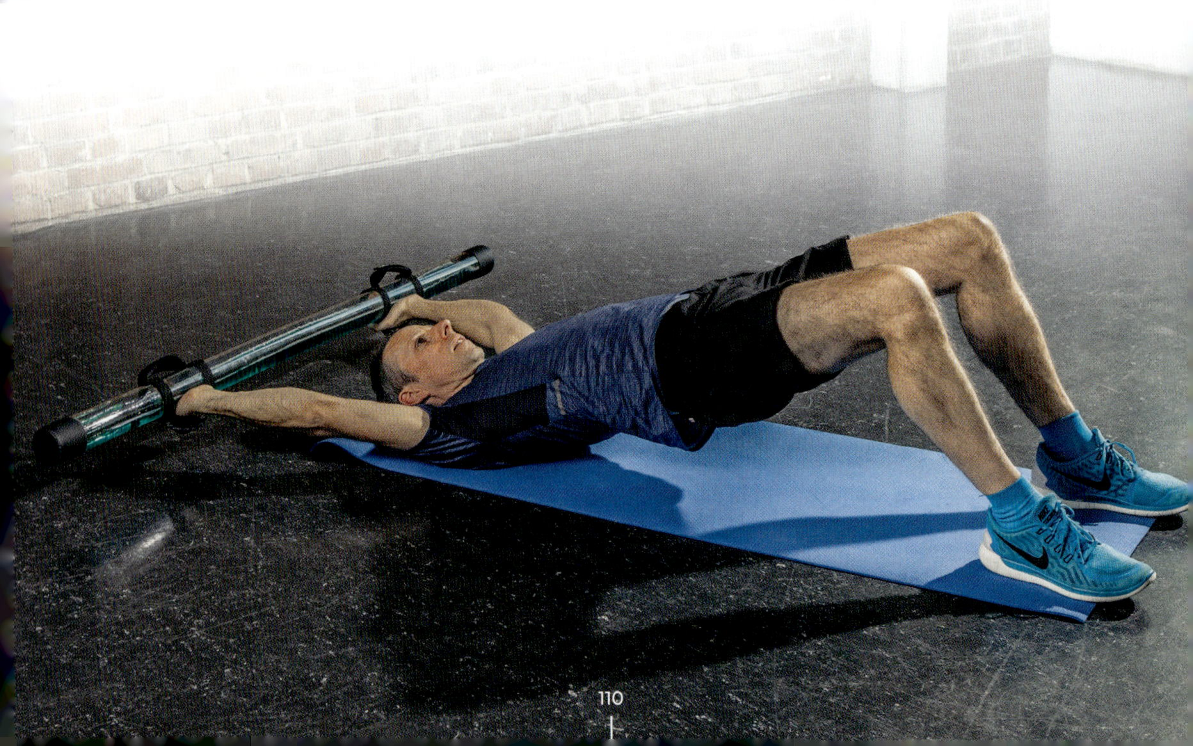

CRUNCH MIT ROTATION

Gehen Sie auf Ihrer Fitnessmatte in eine Sitzposition und stellen Sie dabei Ihre Füße an. Ziehen Sie die Fußspitzen zu sich heran. Halten Sie die SLASHPIPE® im Ristgriff. Spannen Sie Bauch und Beckenboden an.

Beim Ausatmen den Oberkörper zurückneigen, den Rücken gerade halten, die SLASHPIPE® über den Oberschenkel schwebend positionieren. Nun ausschließlich den Oberkörper beim Ausatmen nach rechts drehen, einatmen, beim Ausatmen wieder zur linken Seite drehen. Diese Sequenz einige Male im eigenen Atemrhythmus mit Seitenwechsel wiederholen.

Tipp: Zur Intensivierung die SLASHPIPE® enger greifen!

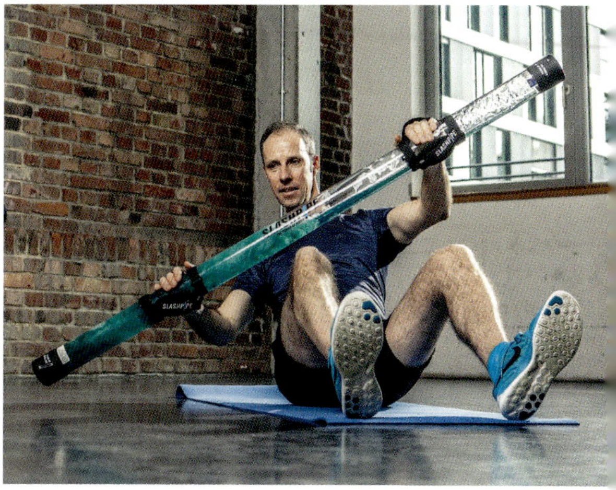

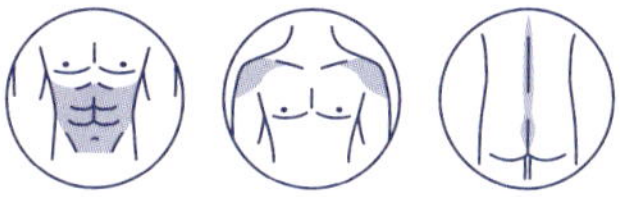

Kräftigung der Bauchmuskulatur (gerade, schräge und querliegende), Schultermuskulatur (Deltamuskel), Mobilisation der Wirbelsäule

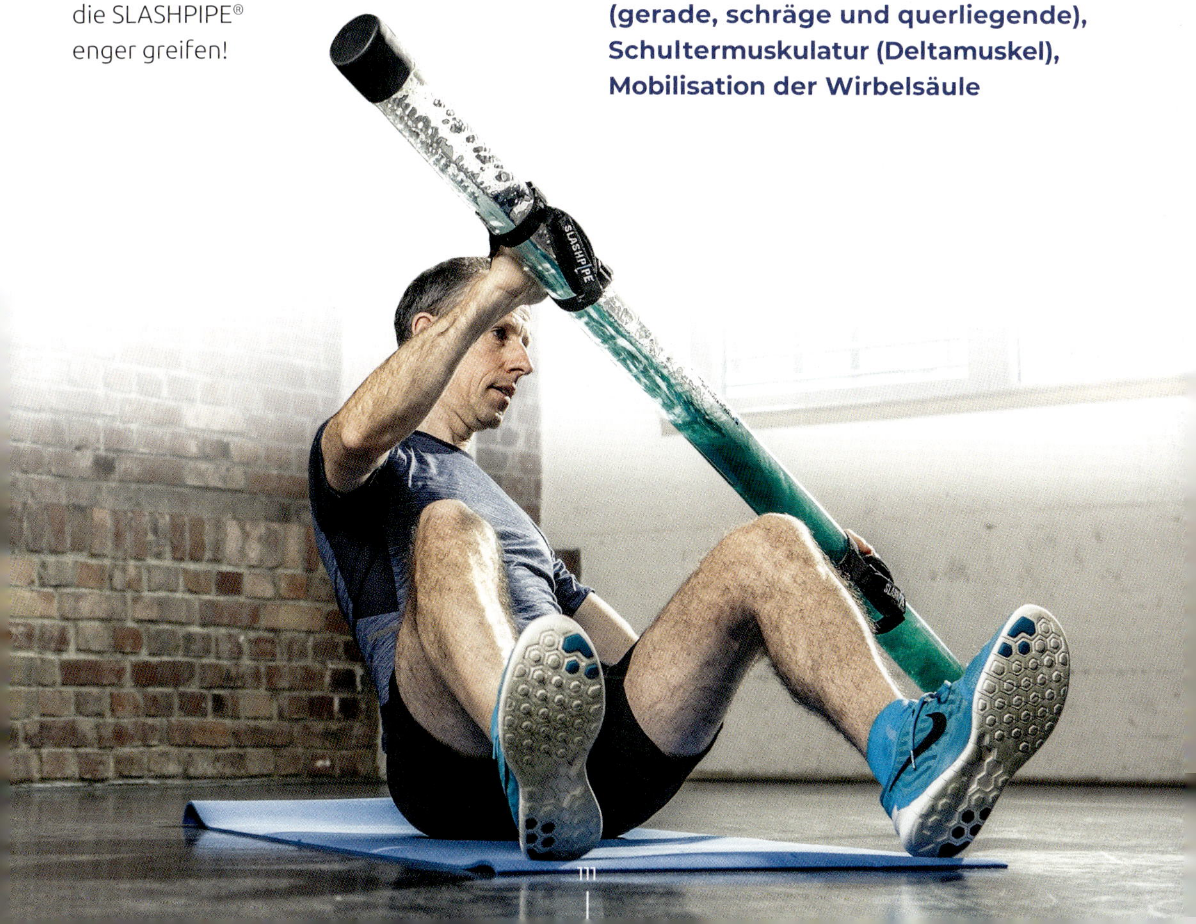

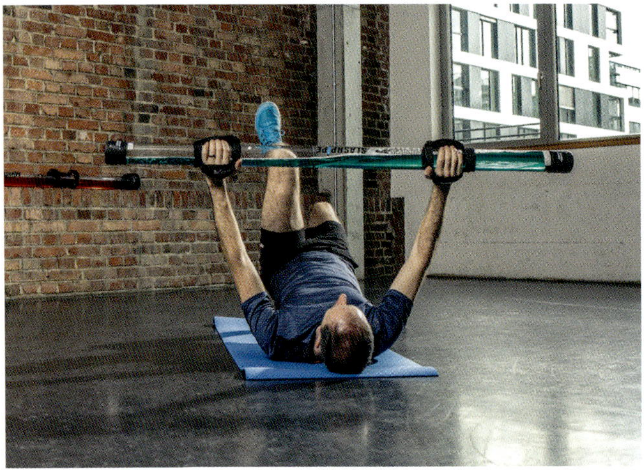

SCHULTERSTÜTZ MIT ROTATION

Gehen Sie auf Ihrer Fitnessmatte in Rückenlage. Halten Sie die SLASHPIPE® im Ristgriff, stellen Sie beide Füße auf dem Boden auf. Das Becken vom Boden abheben, bis die Schulterblattspitzen gerade noch am Boden aufliegen. Arme in Richtung Decke ausstrecken. Den linken Fuß vom Boden lösen, dabei das linke Knie heranziehen, Hüft- und Kniegelenk jeweils im 90°-Winkel gebeugt. Spannen Sie Ihre Bauch- und Beckenbodenmuskulatur an.

Beim Einatmen das linke Bein aus der Hüfte heraus nach außen rotieren, gleichzeitig die SLASHPIPE® nach rechts schwenken. Diese Sequenz einige Male wiederholen. Das Becken stabil halten, auf eine natürliche Lordose achten!

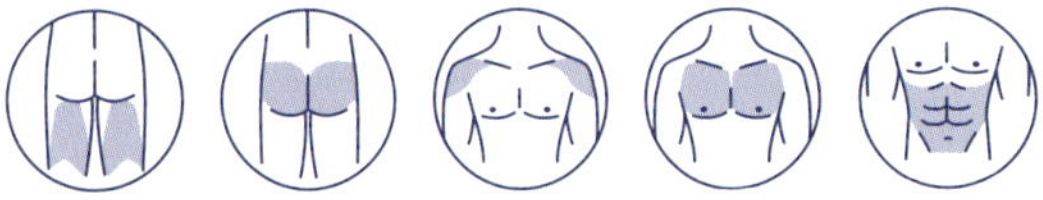

Kräftigung der Hüftstreckmuskulatur (Oberschenkelrückseite, Gesäßmuskeln), der Schultermuskulatur (Deltamuskel), des großen Brustmuskels, der Bauchmuskulatur (quere, schräge); Aktivierung der tiefen Rumpfmuskulatur

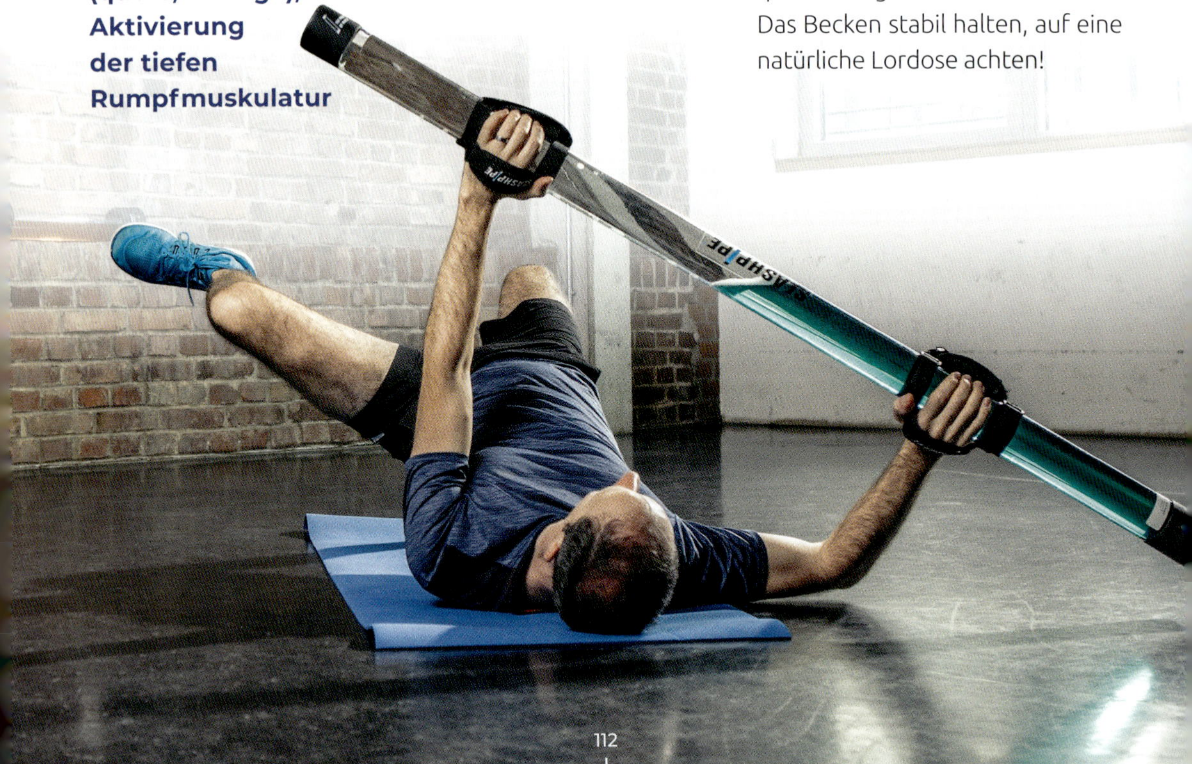

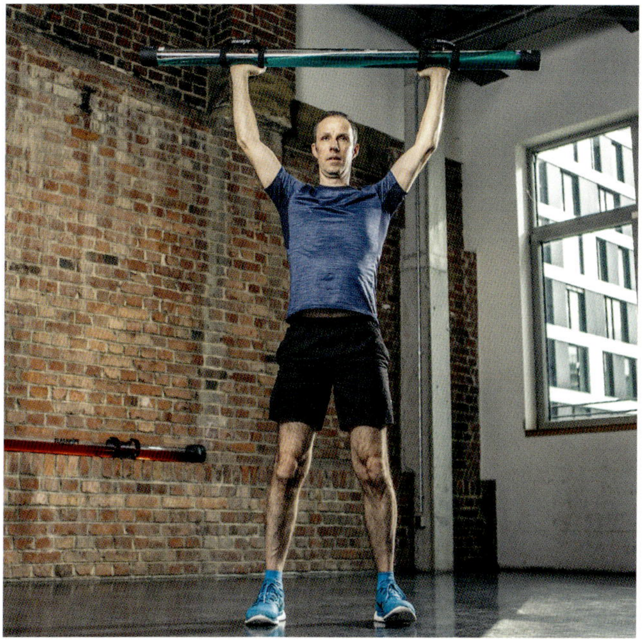

AFRIKANISCHER TANZ

Stehen Sie in einem aufrechten hüft- bis schulterbreiten Stand. Arme senkrecht nach oben, die Hände in den Schlaufen der SLASHPIPE®. Den Bauchnabel sanft nach innen ziehen, um die tiefliegenden Rumpfmuskeln zu aktivieren.

Heben Sie das rechte Knie seitlich nach oben, während Sie gleichzeitig den rechten Ellbogen sowie den Oberkörper zum Knie hin absenken. Den Oberkörper langsam aufrichten, dabei das Bein wieder aufstellen. Übung im Seitenwechsel ausführen.

Kräftigung der Bauchmuskulatur (quere, schräge und einseitig die geraden Bauchmuskeln), der Rückenmuskulatur (langer Rückenstrecker einseitig), der Schultermuskulatur (Delta), der Armstreckmuskulatur (Trizeps) und der Hüftbeugemuskulatur (Lenden-Darmbeinmuskulatur); Stärkung des Gleichgewichtsvermögens

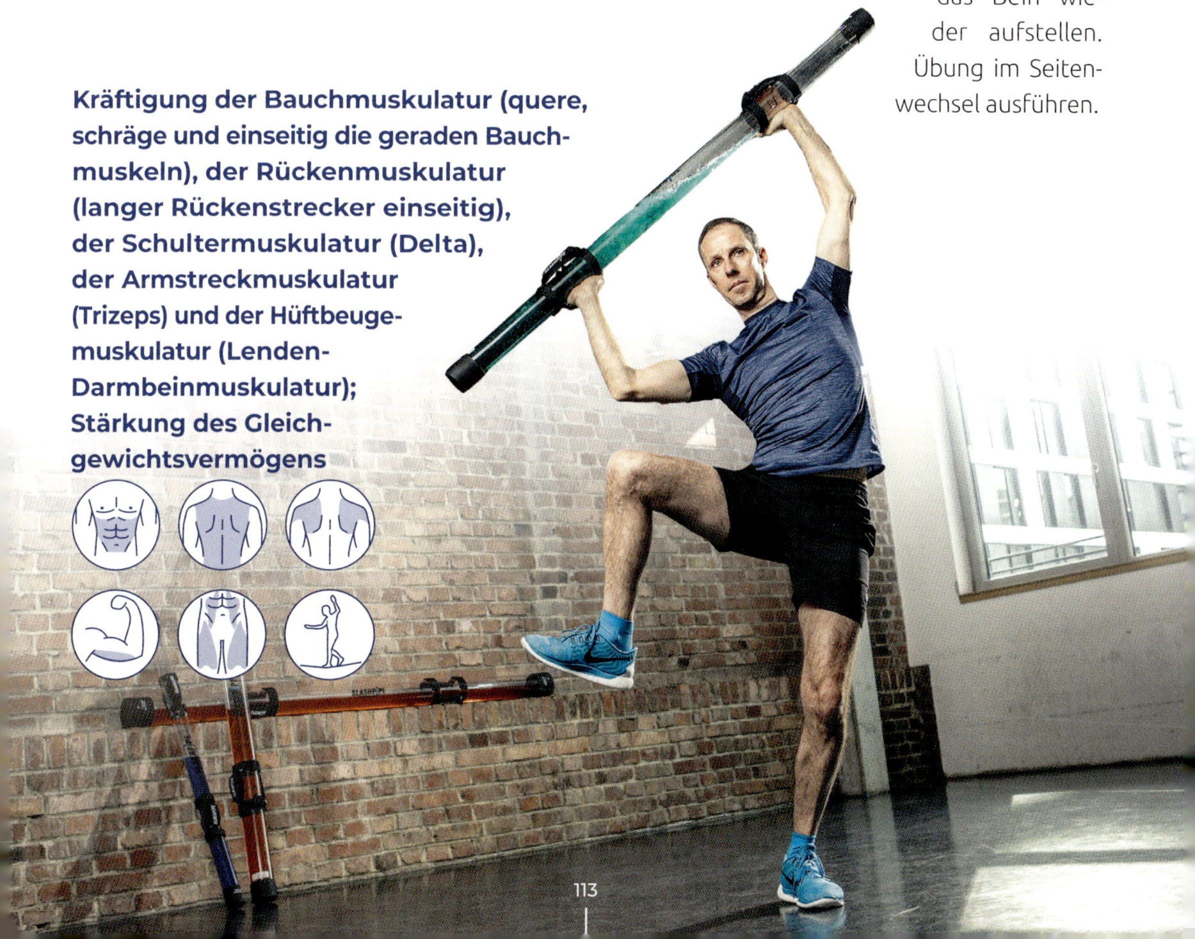

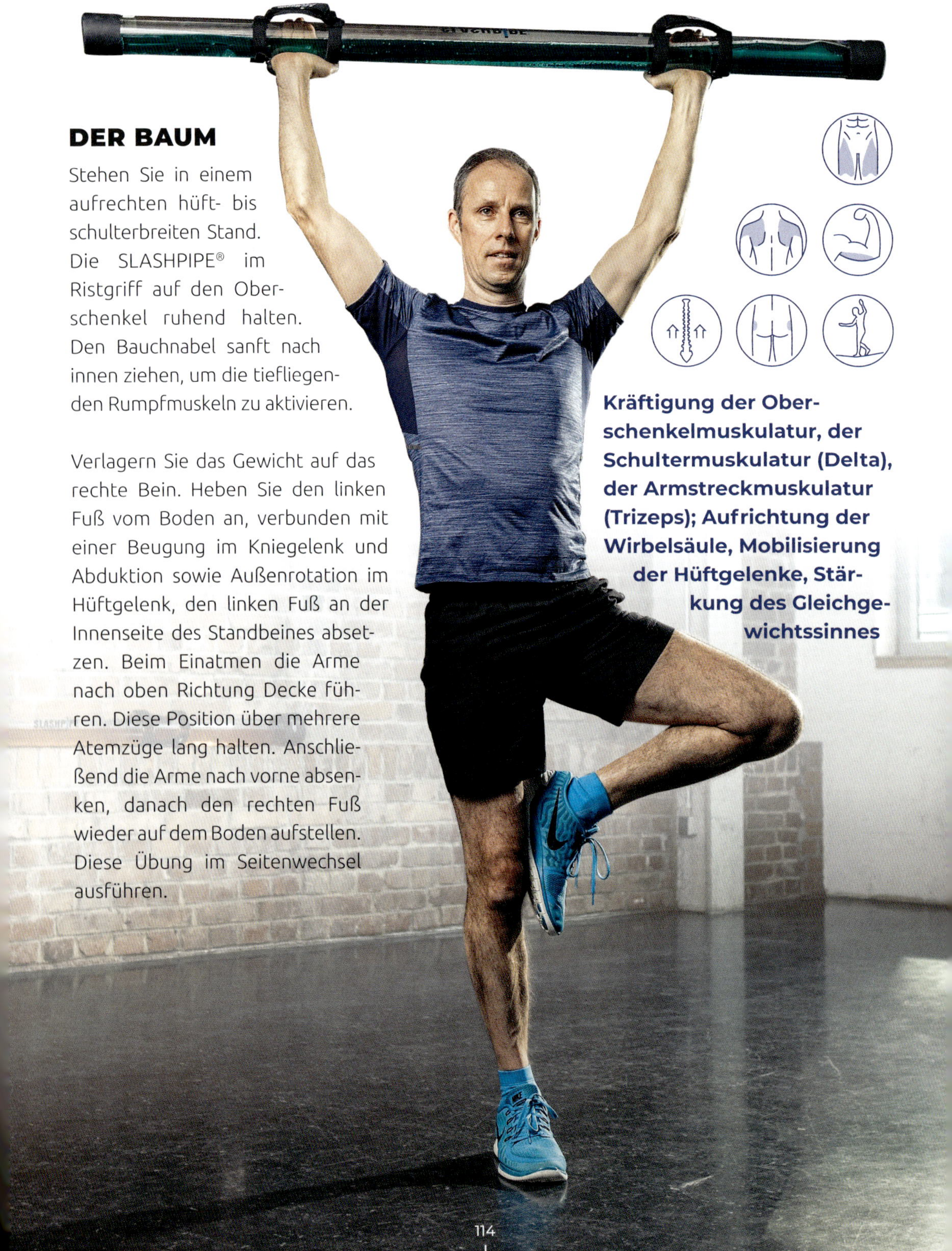

DER BAUM

Stehen Sie in einem aufrechten hüft- bis schulterbreiten Stand. Die SLASHPIPE® im Ristgriff auf den Oberschenkel ruhend halten. Den Bauchnabel sanft nach innen ziehen, um die tiefliegenden Rumpfmuskeln zu aktivieren.

Verlagern Sie das Gewicht auf das rechte Bein. Heben Sie den linken Fuß vom Boden an, verbunden mit einer Beugung im Kniegelenk und Abduktion sowie Außenrotation im Hüftgelenk, den linken Fuß an der Innenseite des Standbeines absetzen. Beim Einatmen die Arme nach oben Richtung Decke führen. Diese Position über mehrere Atemzüge lang halten. Anschließend die Arme nach vorne absenken, danach den rechten Fuß wieder auf dem Boden aufstellen. Diese Übung im Seitenwechsel ausführen.

Kräftigung der Oberschenkelmuskulatur, der Schultermuskulatur (Delta), der Armstreckmuskulatur (Trizeps); Aufrichtung der Wirbelsäule, Mobilisierung der Hüftgelenke, Stärkung des Gleichgewichtssinnes

BEIN „SCHWENKER“ IN RÜCKENLAGE

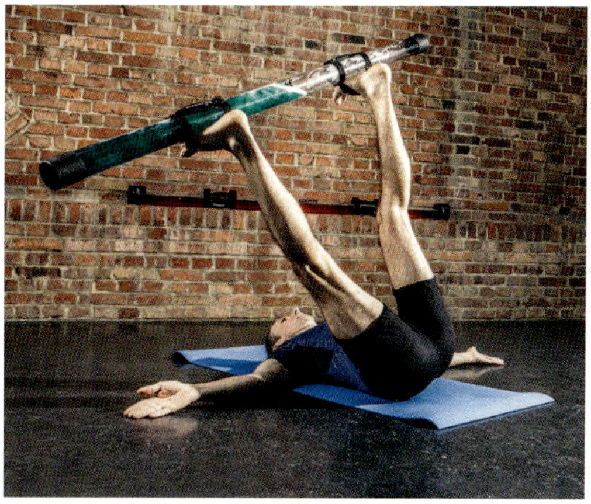

Gehen Sie auf Ihrer Fitnessmatte in Rückenlage. Führen Sie die Füße in die Beinschlaufen der SLASHPIPE®. Beide Beine nach oben in Richtung Decke ausstrecken. Die SLASHPIPE® befindet sich dann senkrecht über Ihrem Becken. Den Bauchnabel sanft nach innen ziehen, um die tiefliegenden Rumpfmuskeln zu aktivieren.

Die SLASHPIPE® durch kontrollierte Gewichtsverlagerung langsam zu beiden Seiten jeweils nach rechts und links schwenken. Dabei soll die Flüssigkeit bewusst, jedoch langsam, hin und her schwappen. Diese Sequenz einige Male wiederholen.

Tipp: Gegebenenfalls während der Übung die Knie leicht gebeugt halten!

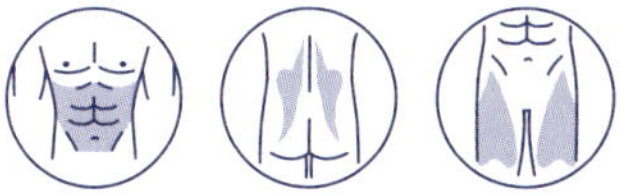

Kräftigung der Bauchmuskulatur (quere, gerade, schräge), der Hüftbeugemuskulatur (Lenden-Darmbeinmuskulatur), der Beinstreckmuskulatur; Aktivierung der tiefen Rumpfmuskulatur

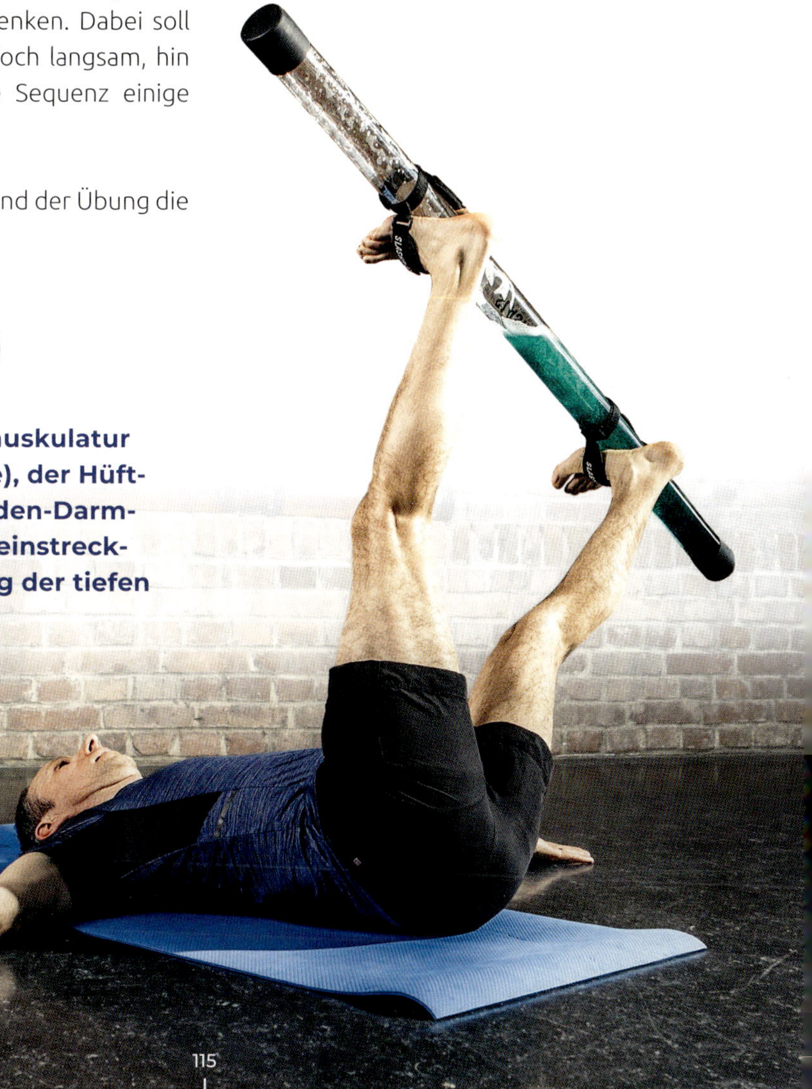

LEG EXTENSION

Gehen Sie auf Ihrer Fitnessmatte in Rückenlage. Führen Sie die Füße in die Beinschlaufen der SLASHPIPE®. Beide Beine nach oben in Richtung Decke ausstrecken, die Arme zur Seite ausgestreckt mit dem Handrücken auf dem Boden liegend. Die SLASHPIPE® befindet sich dann senkrecht über Ihrem Becken. Spannen Sie Ihre Bauch- und Beckenbodenmuskulatur an.

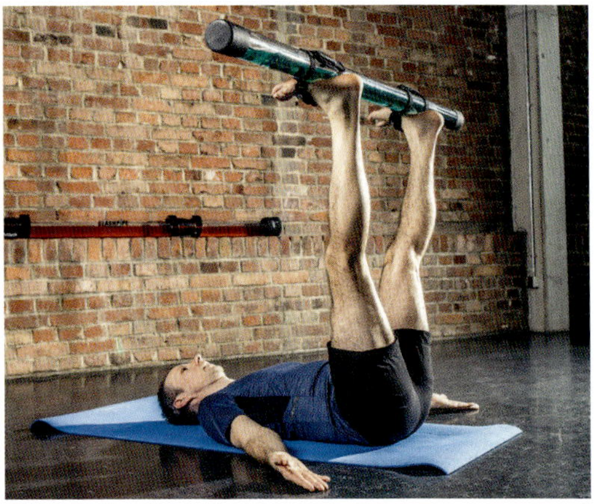

Beugen Sie langsam beide Knie, bis die Oberschenkel parallel zum Boden sind. Dabei bleiben die Oberschenkel senkrecht stehen, die Bauch- und Beckenbodenmuskulatur bleibt unverändert angespannt. Achten Sie unbedingt darauf Ihre natürliche Lordose beizubehalten. Einen kurzen Moment halten, dann die Beine nach oben wieder ausstrecken.

Kräftigung der Oberschenkelmuskulatur, der Bauchmuskulatur (quere, gerade, schräge), der Hüftbeugemuskulatur (Lenden-Darmbeinmuskulatur) und des viereckigen Lendenmuskels; Aktivierung der tiefen Rumpfmuskulatur

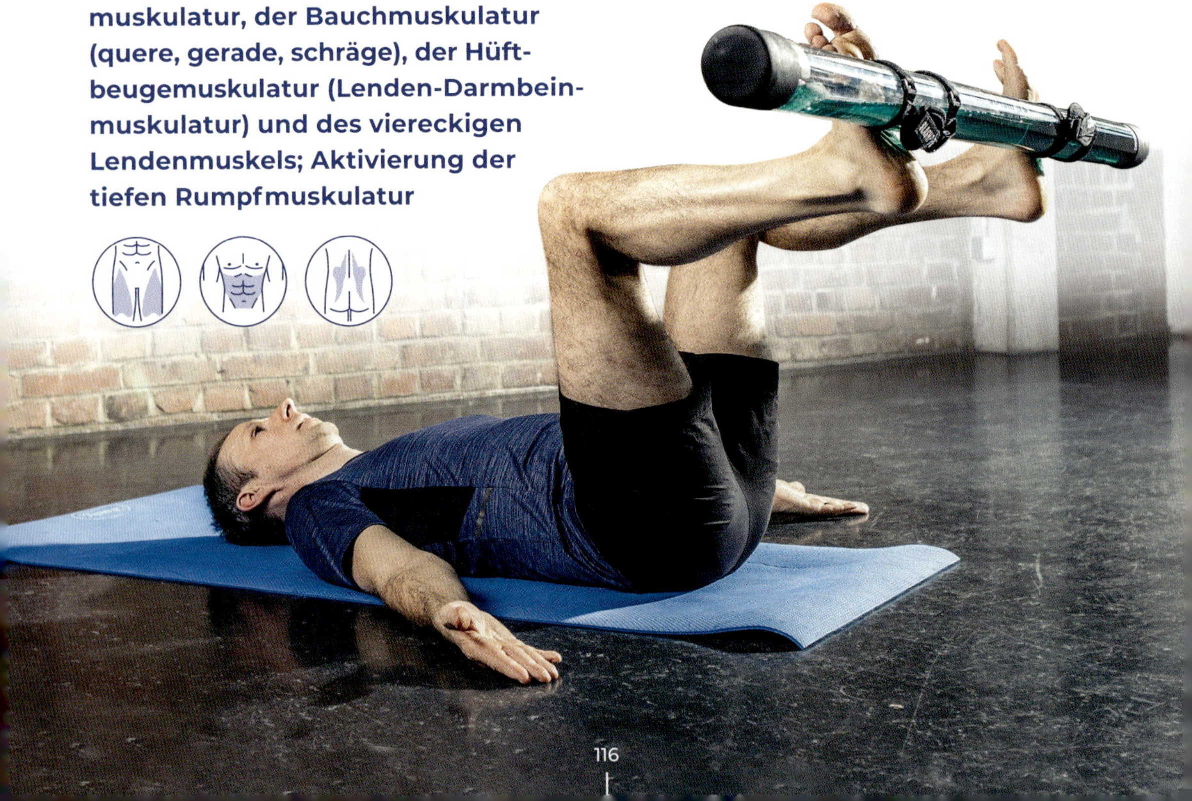

KAYAKING ON THE LINE

Gehen Sie auf Ihrer Fitnessmatte in den halben Kniestand. Stellen Sie das linke Bein nach vorne und knien Sie auf dem rechten Bein. Dabei befinden sich beide Füße sowie das Knie auf einer gedachten Linie. Der Rücken ist aufrecht. Im Ristgriff die SLASHPIPE® in schräger Vorhalte vor den Körper halten.

Führen Sie eine fließende Kajak-Ruderbewegung mit der SLASHPIPE® durch. Sobald die SLASHPIPE® vor dem Körper ist, einen Moment innehalten, bis die Flüssigkeit ganz auf die tiefere Seite geflossen ist. Erst dann mit der harmonischen Kajak-Ruderbewegung weitermachen. Achten Sie darauf, dass Ihr Oberkörper ruhig und stabil gehalten wird.

Kräftigung der Bauchmuskulatur (quere, gerade, schräge), der Rückenmuskulatur (langer Rückenstrecker, breite Rückenmuskeln, viereckiger Lendenmuskel), des Schultermuskels (Delta); Aktivierung der tiefen Rumpfmuskulatur, Ganzkörperstabilisation, Schulung des Gleichgewichts

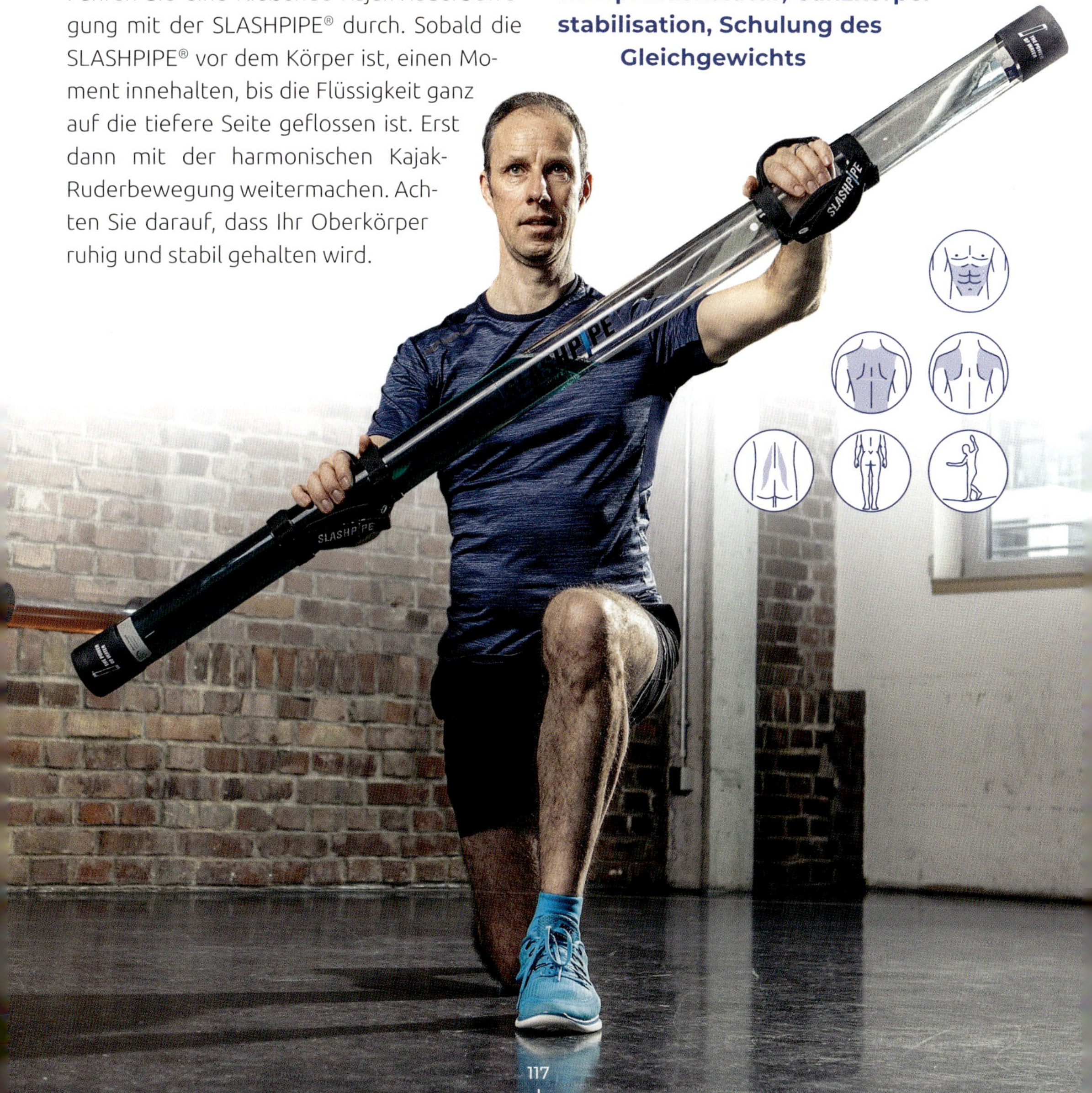

SUPERMAN

Gehen Sie auf Ihrer Sportmatte in Bauchlage, die Beine sind dabei gestreckt. Ihre Arme liegen in Verlängerung der Körperlängsachse. Die SLASHPIPE® halten Sie im Ristgriff weit vor dem Kopf. Aktivieren Sie Ihre Rumpfspannung, indem Sie den Bauchnabel sanft nach innen ziehen.

Heben Sie die SLASHPIPE® etwas vom Boden ab, beugen Sie beide Arme und ziehen Sie dadurch die Pipe näher an den Kopf heran. Anschließend strecken Sie Ihre Arme wieder aus, somit bewegen Sie die Pipe von Ihrem Kopf weiter nach vorne.

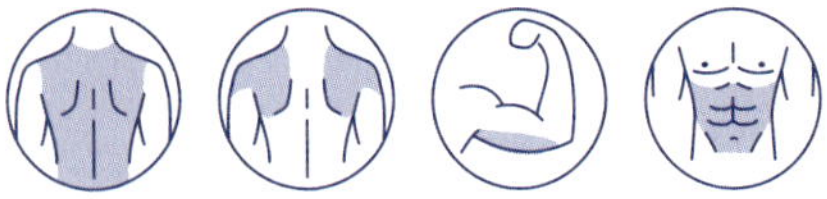

Kräftigung der Rückenmuskulatur (langer Rückenstrecker, Kapuzenmuskel, Rautenmuskel), des Schultermuskels (Delta) und der Armstreckmuskulatur (Trizeps); Aktivierung der tiefen Rumpfmuskulatur

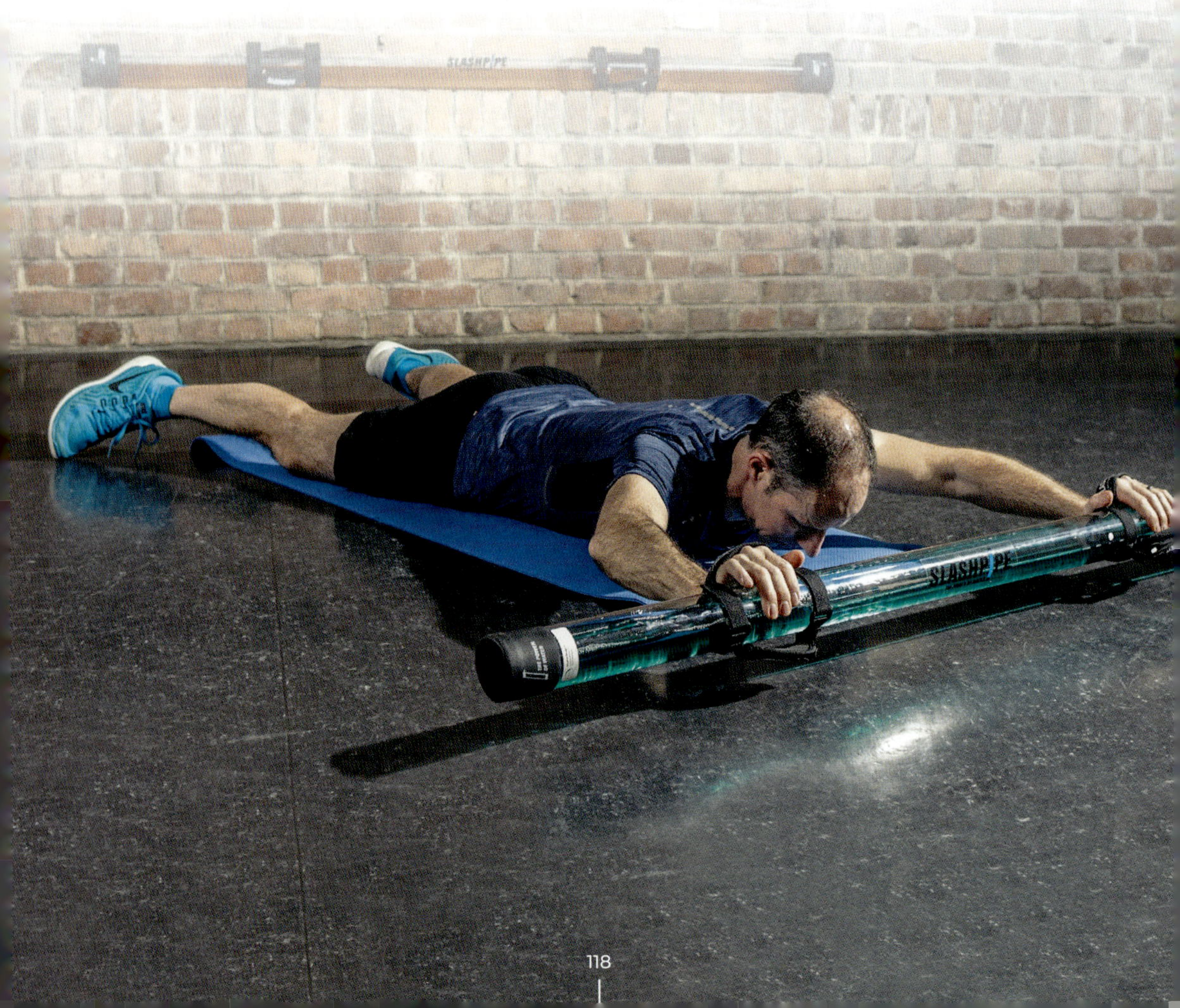

LATFLEX

Stehen Sie in einem aufrechten hüft- bis schulterbreiten Stand. Arme senkrecht nach oben, Hände in den Schlaufen der SLASHPIPE® halten. Den Bauchnabel sanft nach innen ziehen, um die tiefliegenden Rumpfmuskeln zu aktivieren.

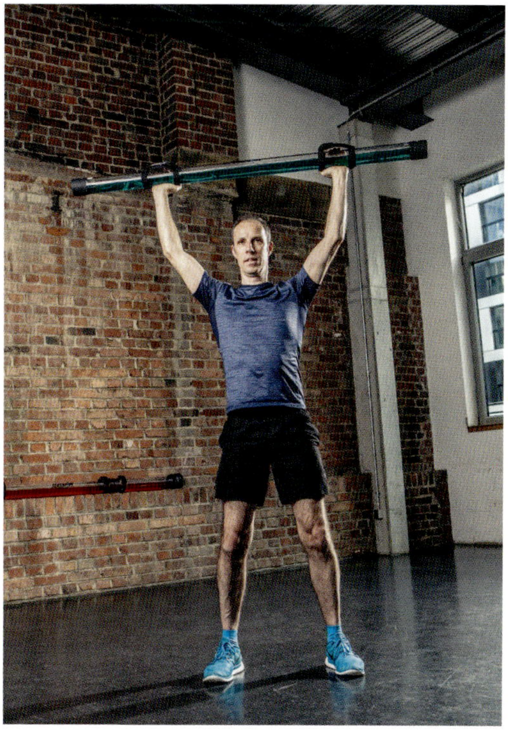

Neigen Sie Ihren Oberkörper langsam zur rechten Seite. Sobald die Flüssigkeit am tiefsten Punkt in der Pipe angekommen ist, richten Sie Ihren Oberkörper wieder auf und führen die Bewegung kontrolliert zur linken Seite gegengleich aus.

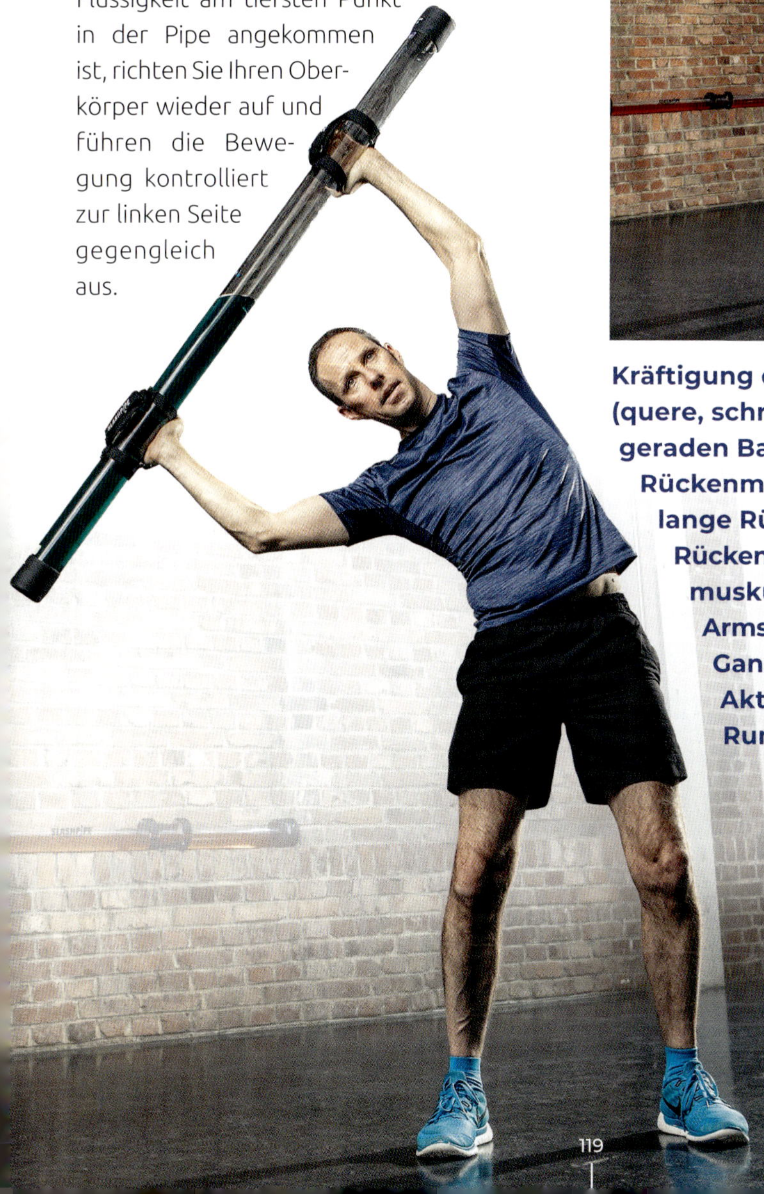

Kräftigung der Bauchmuskulatur (quere, schräge sowie einseitig die geraden Bauchmuskeln), der Rückenmuskulatur (einseitig der lange Rückenstrecker, breiter Rückenmuskel), der Schultermuskulatur (Delta) und der Armstreckmuskulatur (Trizeps); Ganzkörperstabilisation, Aktivierung der tiefen Rumpfmuskulatur

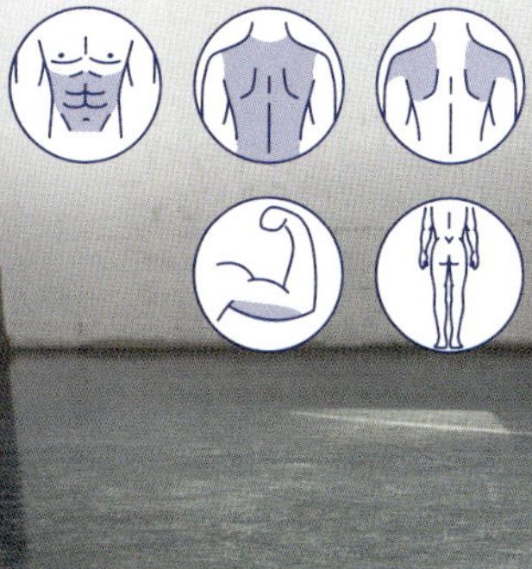

7.

DIE TRAININGSPROGRAMME

- a Minimal-Workout
- b Rücken-Workout
- c Fitness-Workout
- d Fatburner-Workout
- e Animals- und Faszien-Workout
- f Core-Workout
- g Zehn-Kämpfer-Workout
- h HIT-Workout
- i 20-Minuten-Sixpack-Workout
- j SLASHPIPE®-Workout

7a

MINIMAL-WORKOUT

DIE TRAININGSPROGRAMME

JUMPING JACK

82

1 Satz
30–45 Sekunden Belastung
30 Sekunden Pause

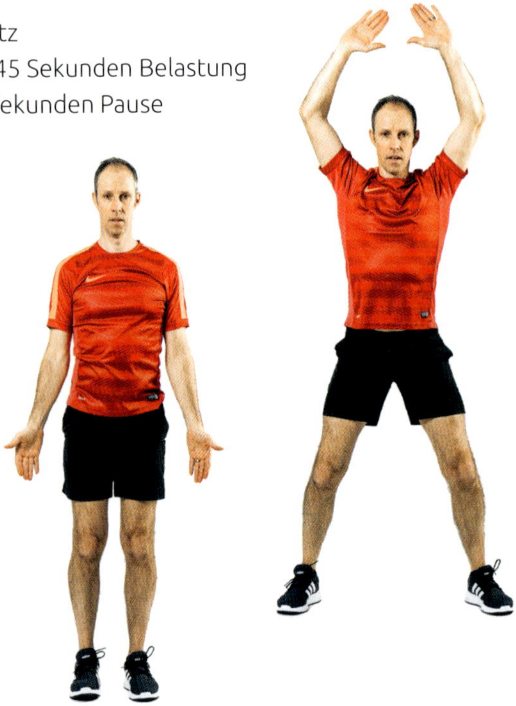

ERNÄHRUNGST

Zimt – der Stabilisator für den Blutzuckerspiegel

Empfehlenswert ist es auch, auf Cassia-Zimt zu verzichten und stattdessen Ceylon- oder Java-Zimt zu bevorzugen. Das Besondere am Ceylon- bzw. Java-Zimt ist, dass er durch seinen hohen Gehalt an ätherischen Ölen antibakteriell und entzündungshemmend wirkt. Des Weiteren stärkt er die Nerven und stabilisiert beziehungsweise senkt den Blutzuckerspiegel. Im Gegensatz zu Cassia-Zimt enthält Ceylon-Zimt nur wenig Cumarin (sekundärer Pflanzenstoff und Aromastoff), der in hohen Mengen gesundheitsgefährdend sein kann.

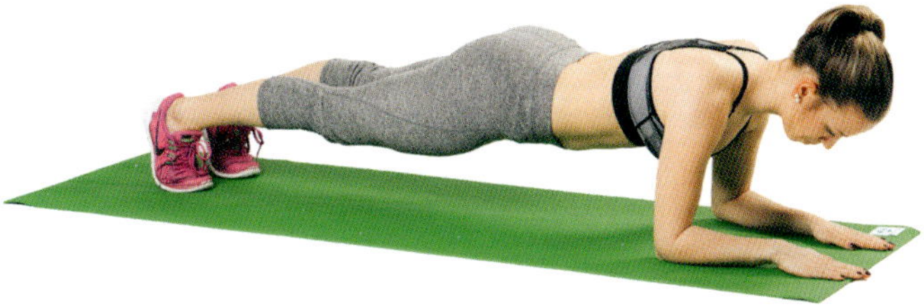

PLANK

1 Satz
30–45 Sekunden Position halten
30 Sekunden Pause

67

AIR SQUAT OVERHEAD REACH

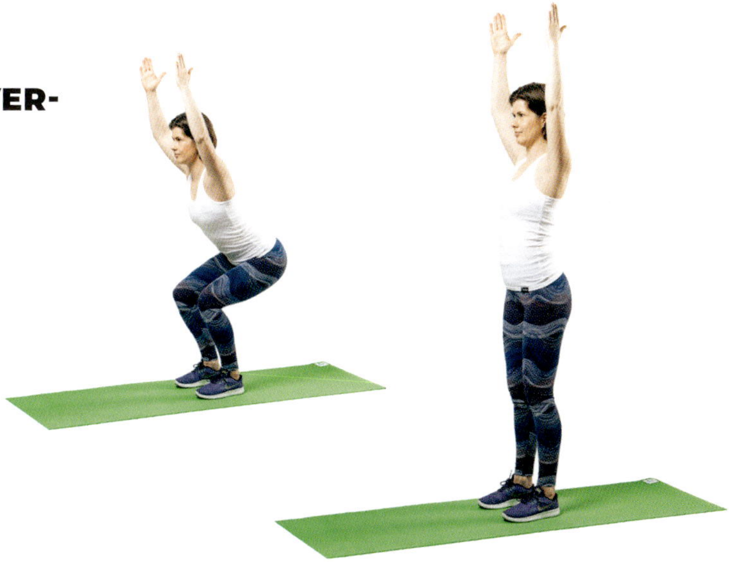

1 Satz
25–35 Wdh.
30 Sekunden Pause

51

DER „KÄFER“

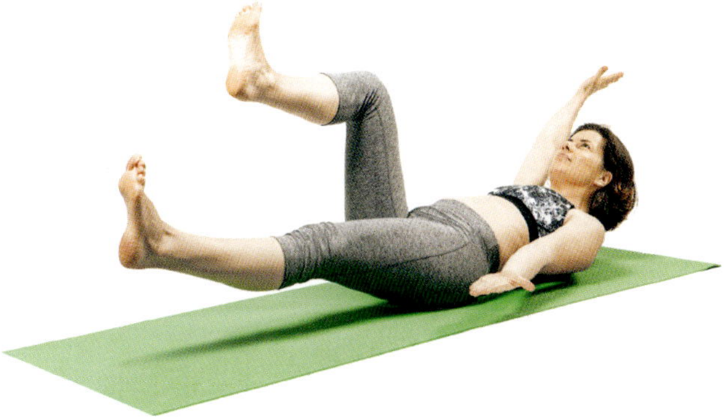

1 Satz
25–35 Wdh.
30 Sekunden Pause

48

SIDE LUNGE

1 Satz
30 Wdh. je Seite
30 Sekunden Pause

53

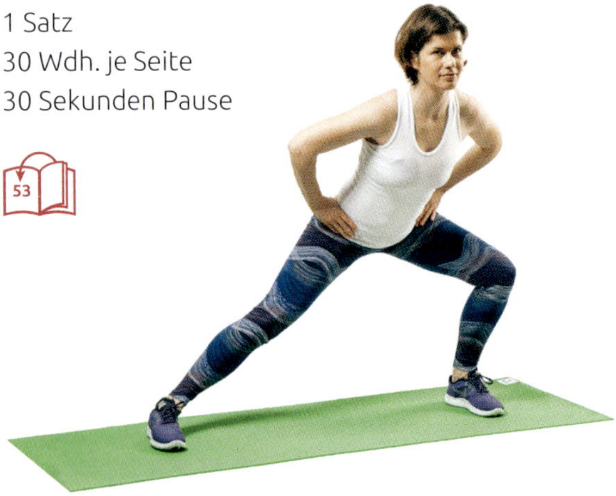

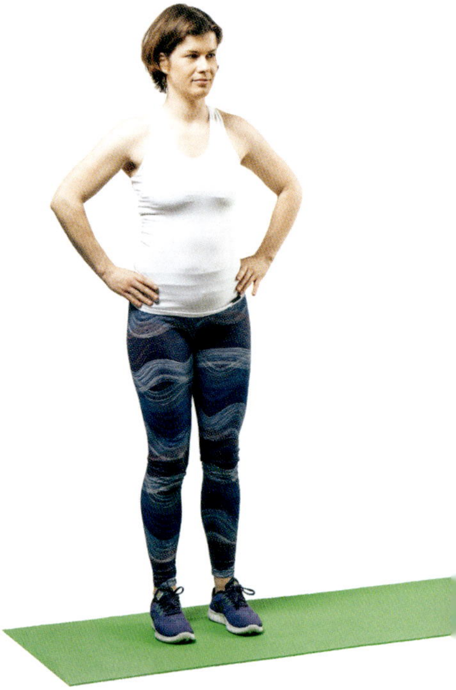

SCHWIMMER

1 Satz
30–45 Sekunden Belastung
30 Sekunden Pause

62

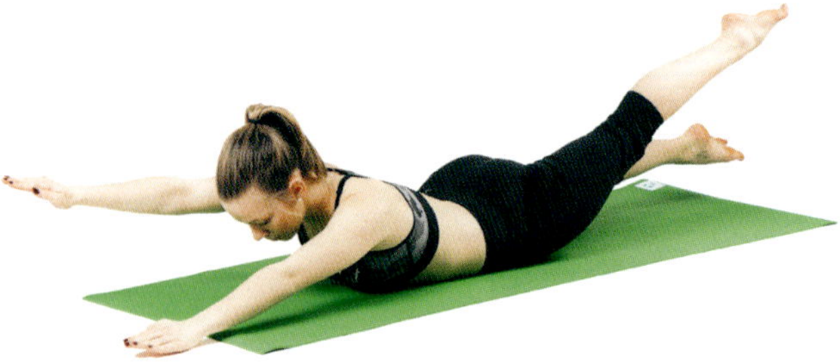

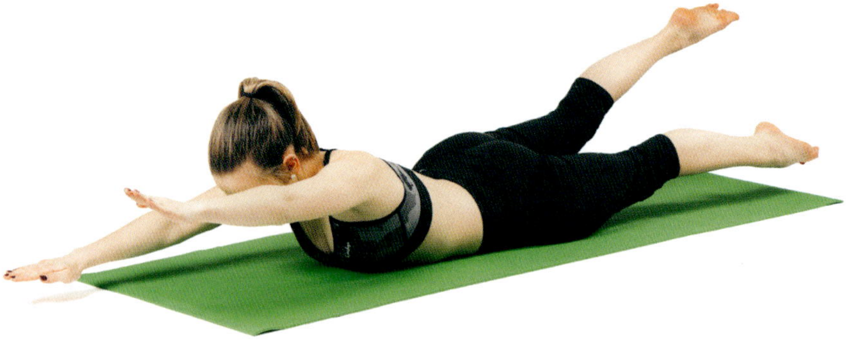

UP AND DOWN PLANK

1 Satz
30–45 Sekunden Belastung
30 Sekunden Pause

68

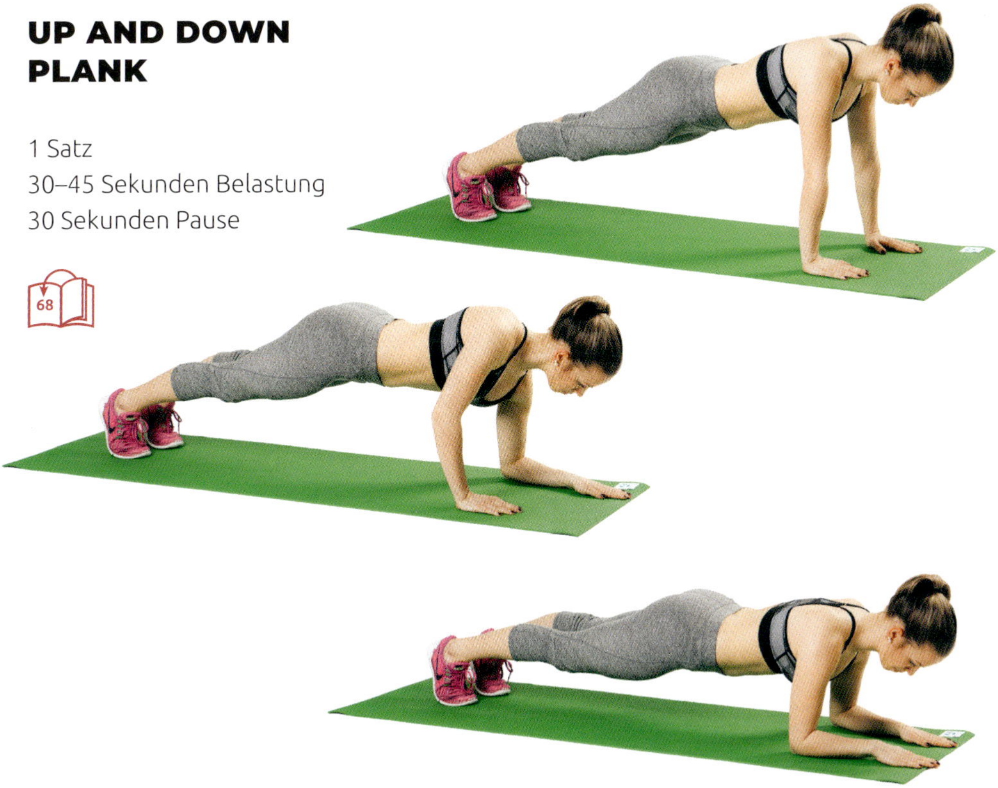

SPLIT SQUAT

1 Satz
20 Wdh. je Seite
30 Sekunden Pause

52

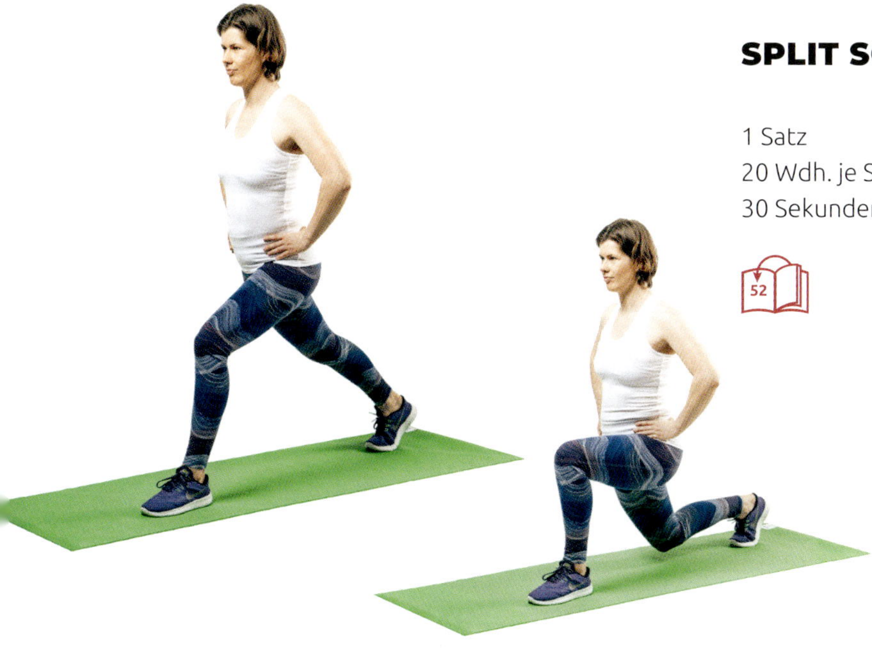

7b

RÜCKEN-WORKOUT

DIE TRAININGSPROGRAMME

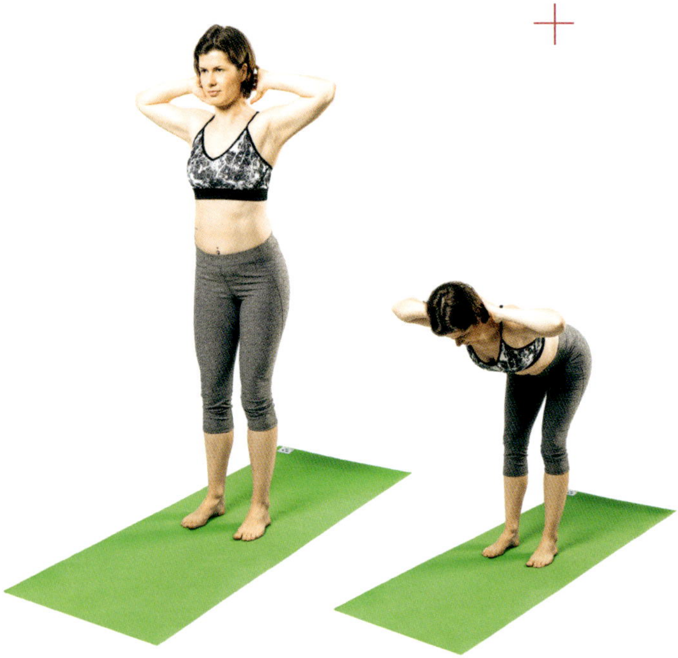

GOOD MORNING

2 Sätze
25–35 Wdh.
45–60 Sekunden Pause

43

DER „KÄFER“

2 Sätze
20 Wdh. je Seite
45–60 Sekunden Pause

48

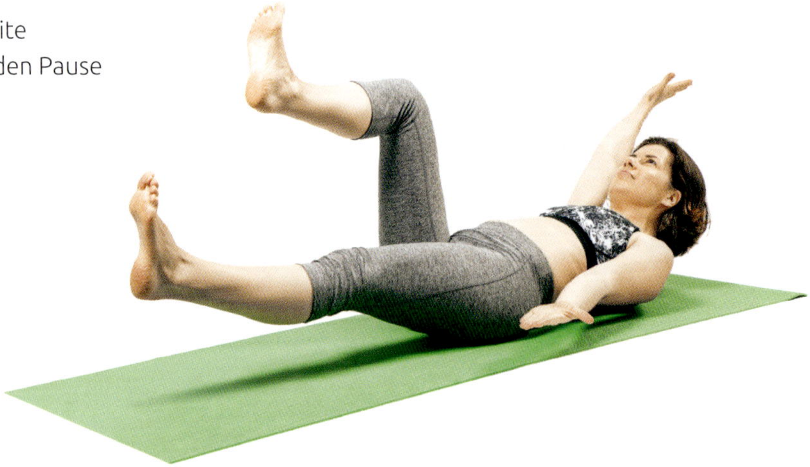

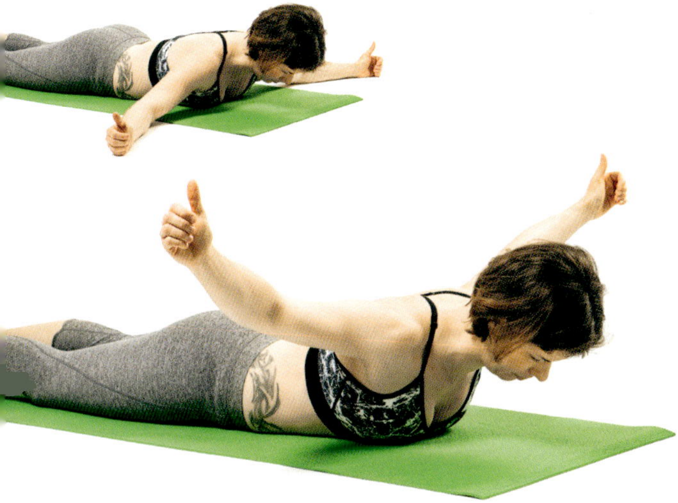

T FLOOR RAISE

2 Sätze
25–35 Wdh.
45–60 Sekunden Pause

41

PLANK

2 Sätze
45 Sekunden Position halten
45–60 Sekunden Pause

67

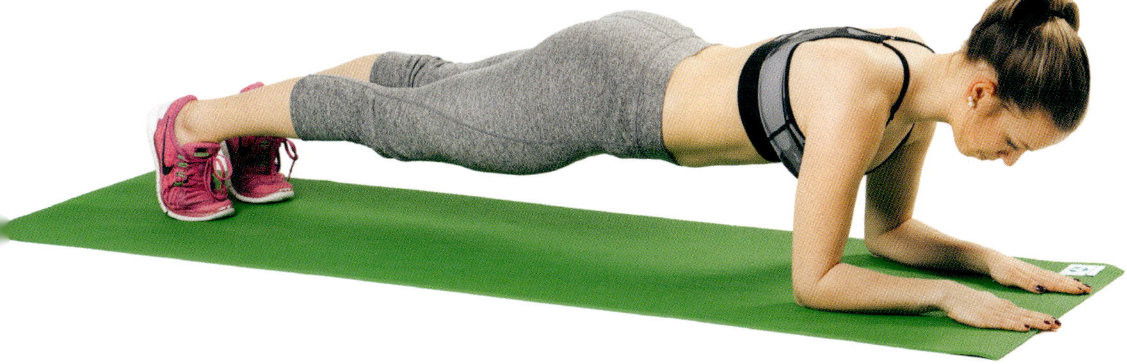

SQUAT SIDE CRUNCH

2 Sätze
20 Wdh. je Seite
45–60 Sekunden Pause

93

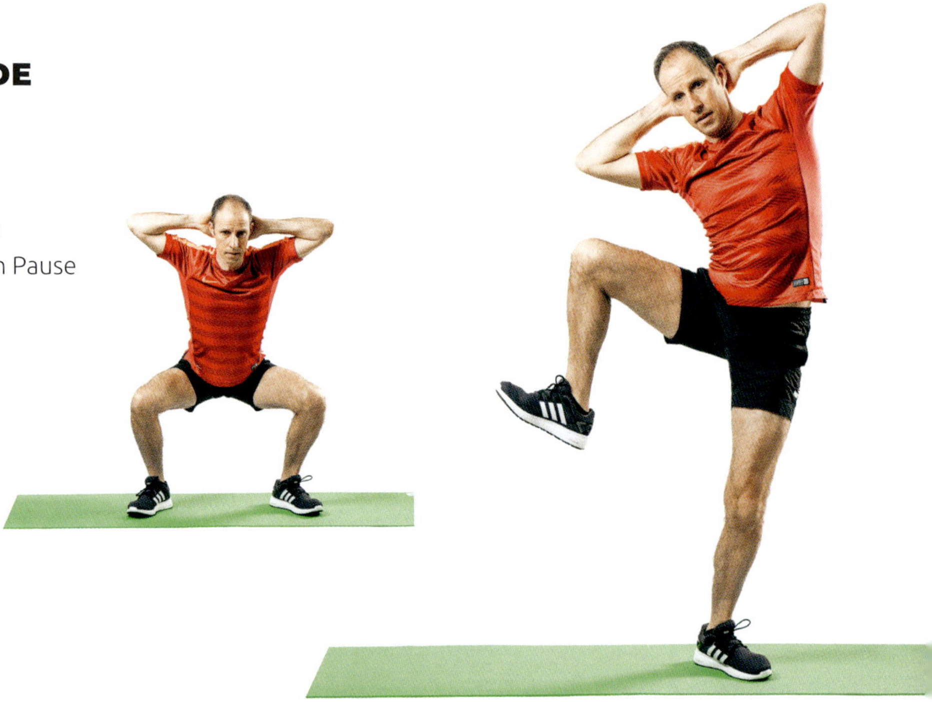

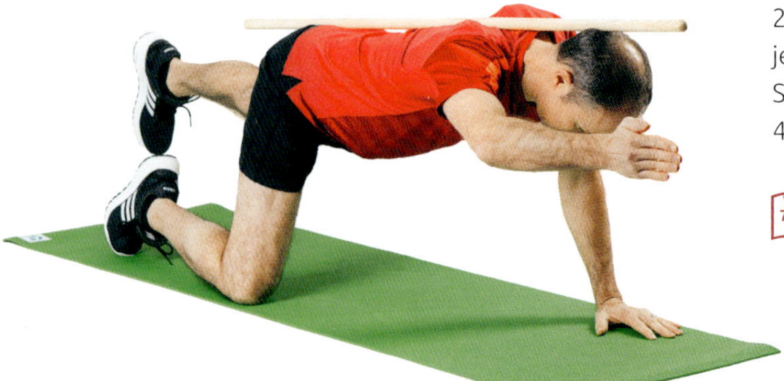

VIERFÜSSLERSTAND

2 Sätze
je Satz zweimal 30 Sekunden Belastung je Seite
45–60 Sekunden Pause

71

BECKENLIFT EINBEINIG

2 Sätze
20 Wdh. je Seite
45–60 Sekunden Pause

57

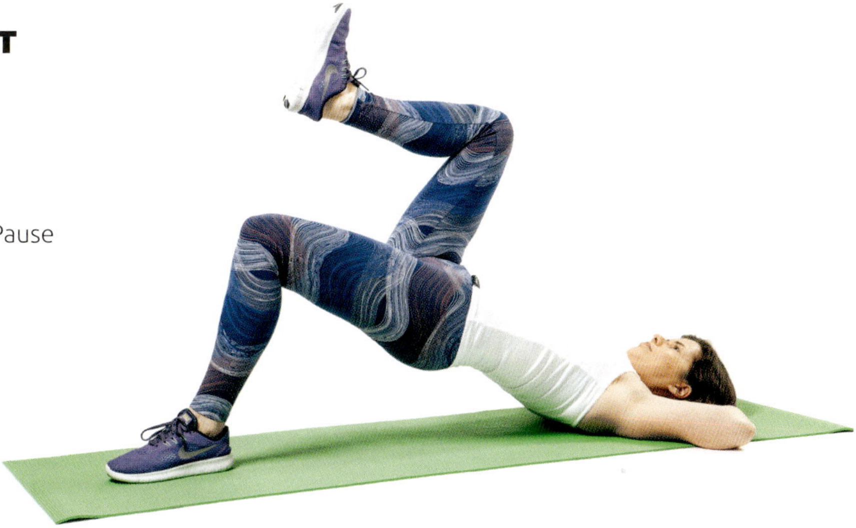

SIDE LUNGE

2 Sätze
20 Wdh. je Seite
45–60 Sekunden Pause

53

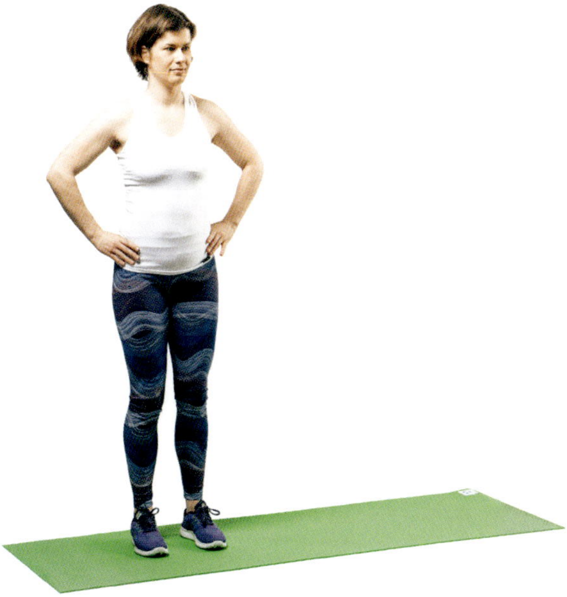

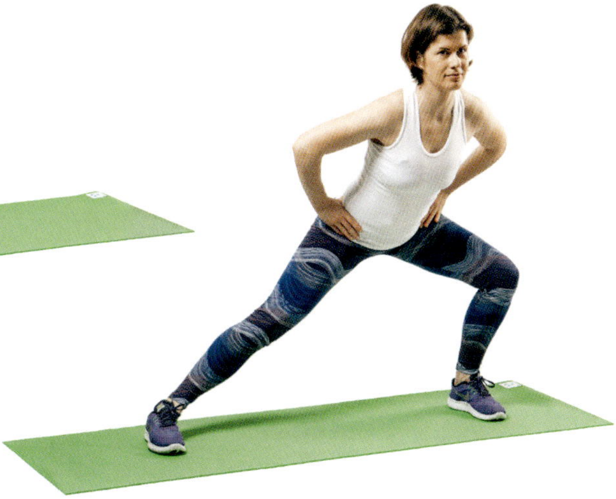

JUMPING JACK

Woche 1 bis 4
2 Sätze
30 Wdh.
45 Sekunden Pause

Woche 5 bis 8
3 Sätze
40 Wdh.
30 Sekunden Pause

82

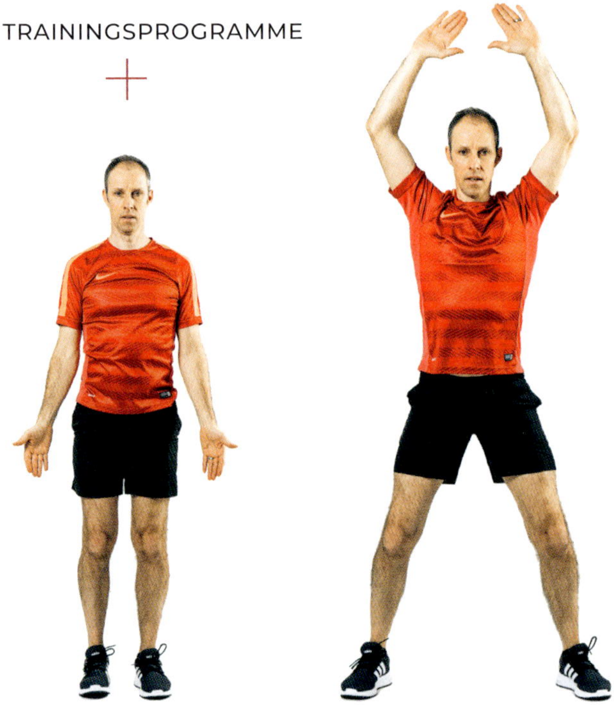

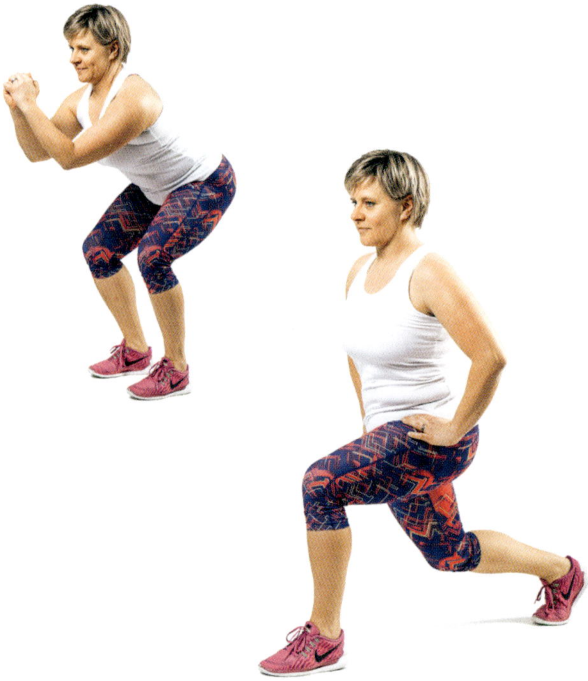

X-HOPS

Woche 1 bis 4
2 Sätze
15 Wdh.
45 Sekunden Pause

Woche 5 bis 8
3 Sätze
20 Wdh.
30 Sekunden Pause

84

SIDE TWIST CRUNCHES

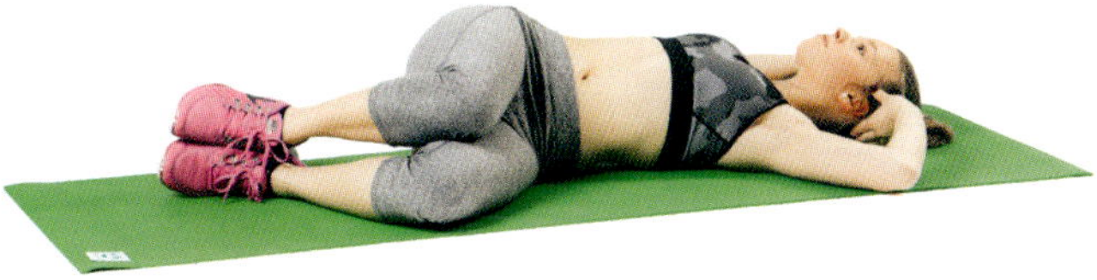

Woche 1 bis 4
2 Sätze
15 Wdh. je Seite
45 Sekunden Pause

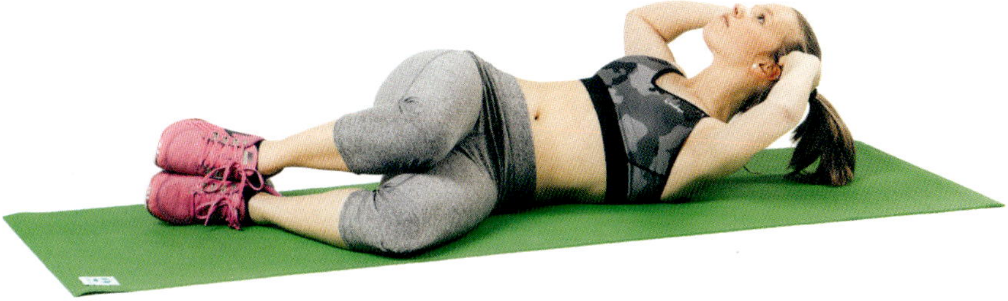

Woche 5 bis 8
3 Sätze
20 Wdh. je Seite
30 Sekunden Pause

76

REVERSE FLY

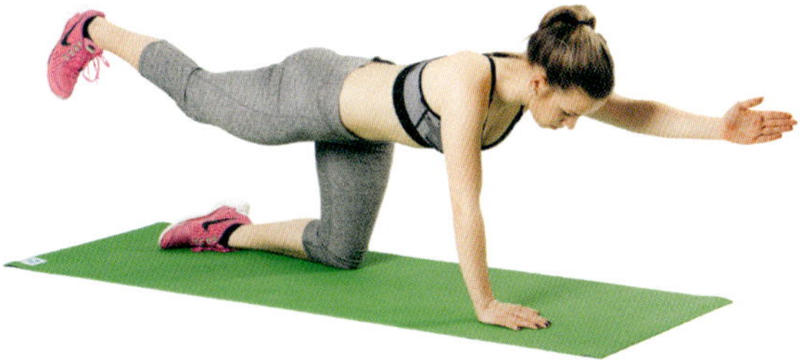

Woche 1 bis 4
2 Sätze
15 Wdh. je Seite
45 Sekunden Pause

Woche 5 bis 8
3 Sätze
20 Wdh. je Seite
30 Sekunden Pause

75

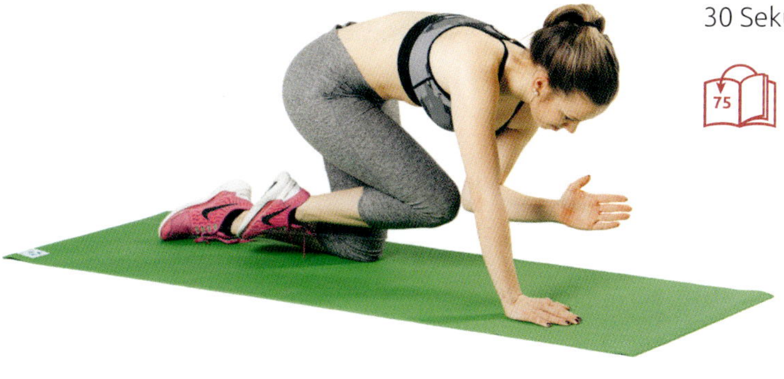

SIDE PLANK – ELBOWS TO KNEE CRUNCH

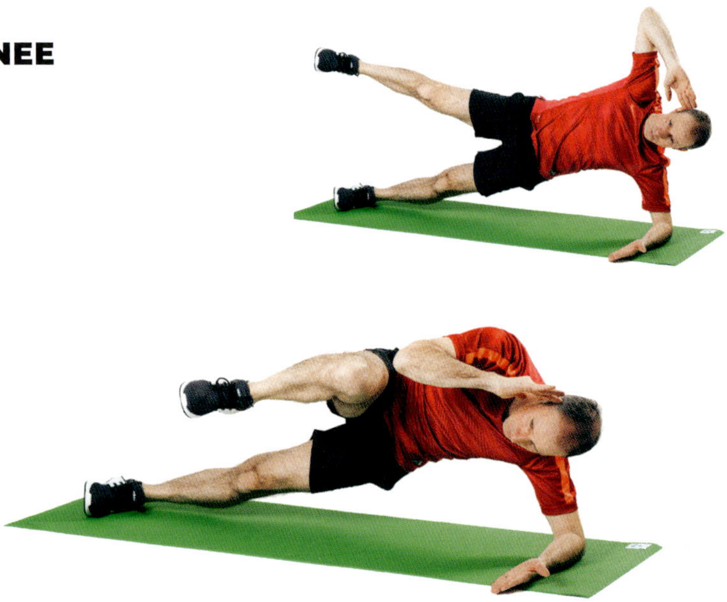

Woche 1 bis 4
2 Sätze
10 Wdh. je Seite
45 Sekunden Pause

Woche 5 bis 8
3 Sätze
15 Wdh. je Seite
30 Sekunden Pause

65

INVERTED FLYER

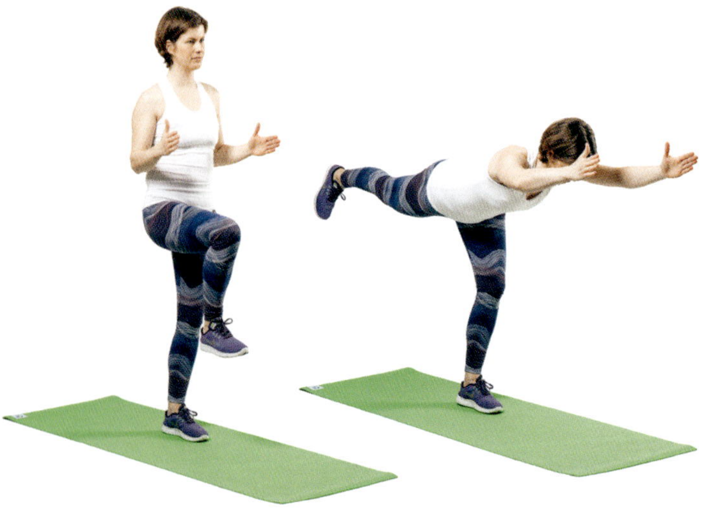

Woche 1 bis 4
2 Sätze
10 Wdh. je Seite
45 Sekunden Pause

Woche 5 bis 8
3 Sätze
15 Wdh. je Seite
30 Sekunden Pause

55

T-LIEGESTÜTZ

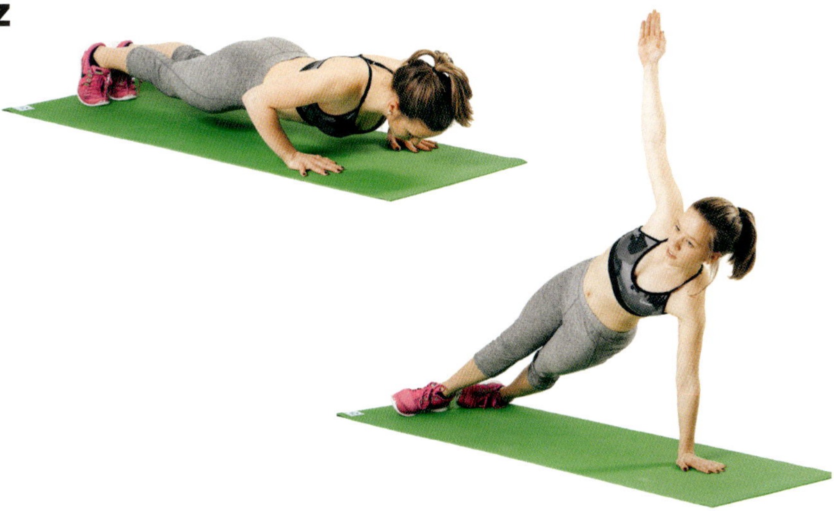

Woche 1 bis 4
2 Sätze
15 Wdh.
45 Sekunden Pause

Woche 5 bis 8
3 Sätze
20 Wdh. je Seite
30 Sekunden Pause

74

TOE-TOUCH SQUAT JACK

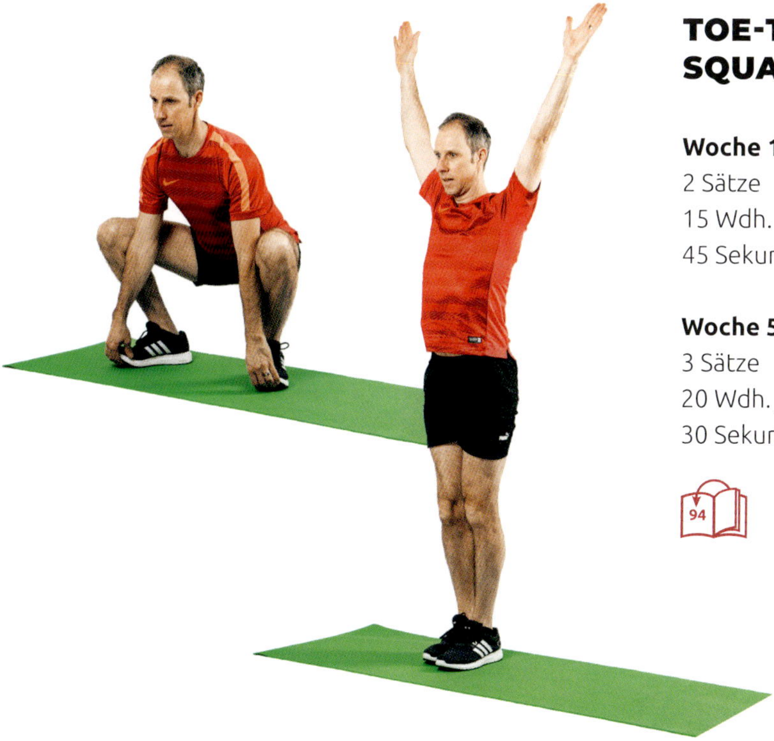

Woche 1 bis 4
2 Sätze
15 Wdh.
45 Sekunden Pause

Woche 5 bis 8
3 Sätze
20 Wdh. je Seite
30 Sekunden Pause

94

A

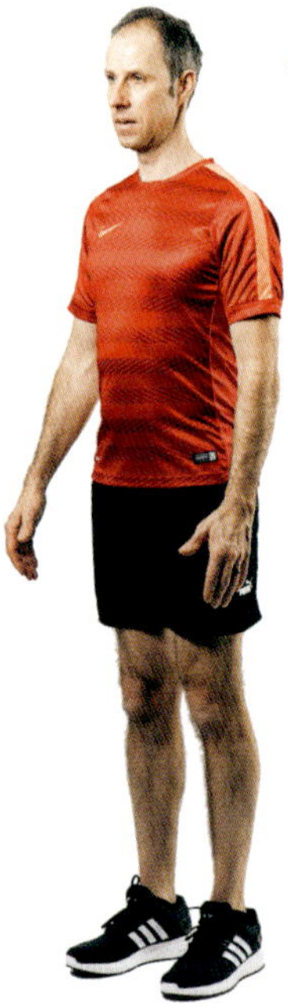

„BASIC“ BURPEE

Woche 1 bis 4
2 Sätze
15 Wdh.
45 Sekunden Pause

Woche 5 bis 8
3 Sätze
20 Wdh.
30 Sekunden Pause

91

B

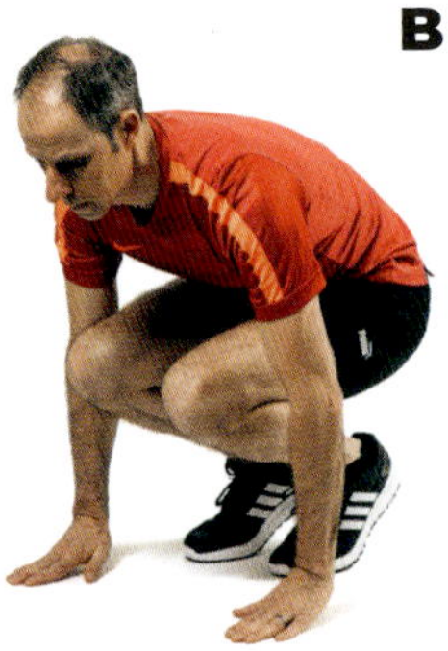

C

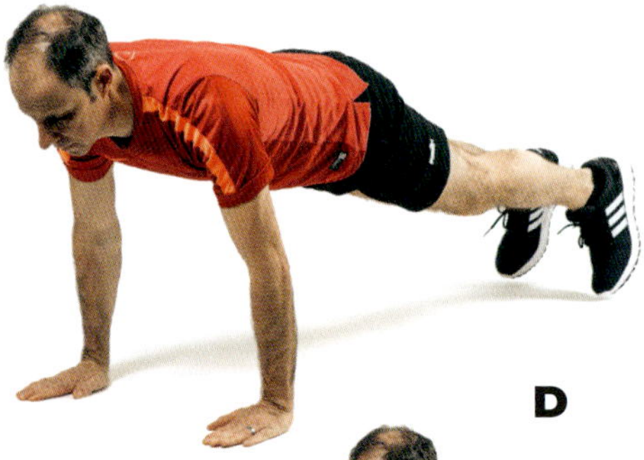

D

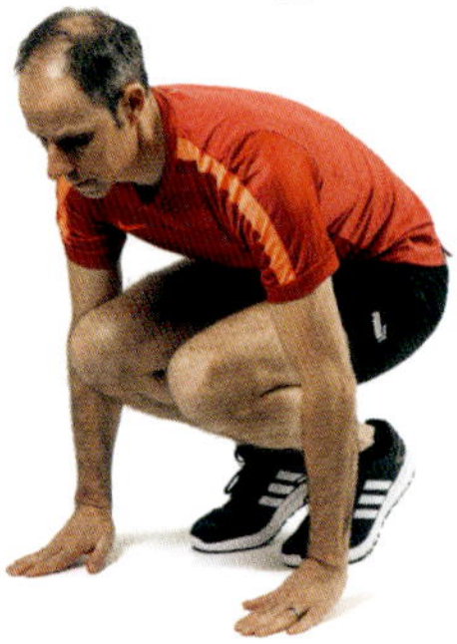

E

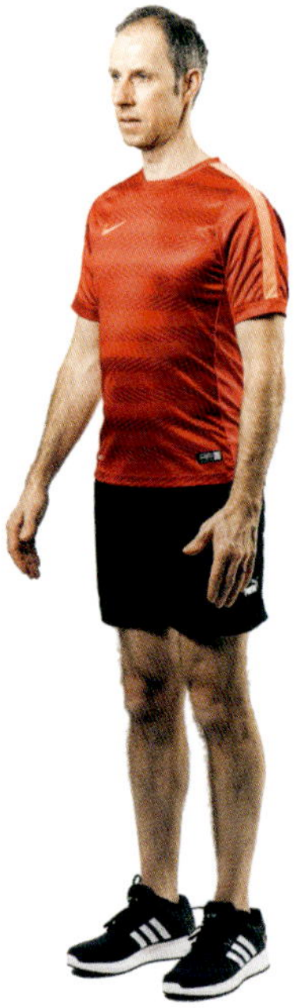

SIDE-CROSSOVER LUNGE

Woche 1 bis 4
2 Sätze
10 Wdh. je Seite
45 Sekunden Pause

Woche 5 bis 8
3 Sätze
15 Wdh. je Seite
30 Sekunden Pause

92

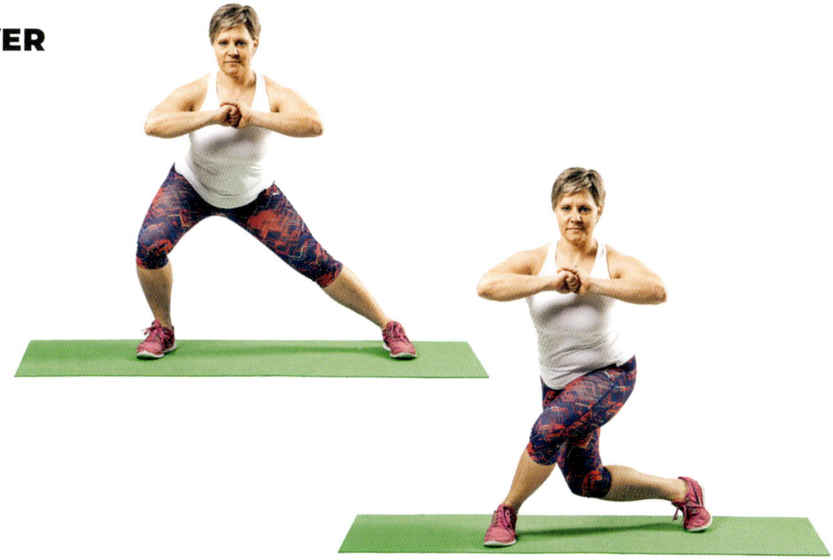

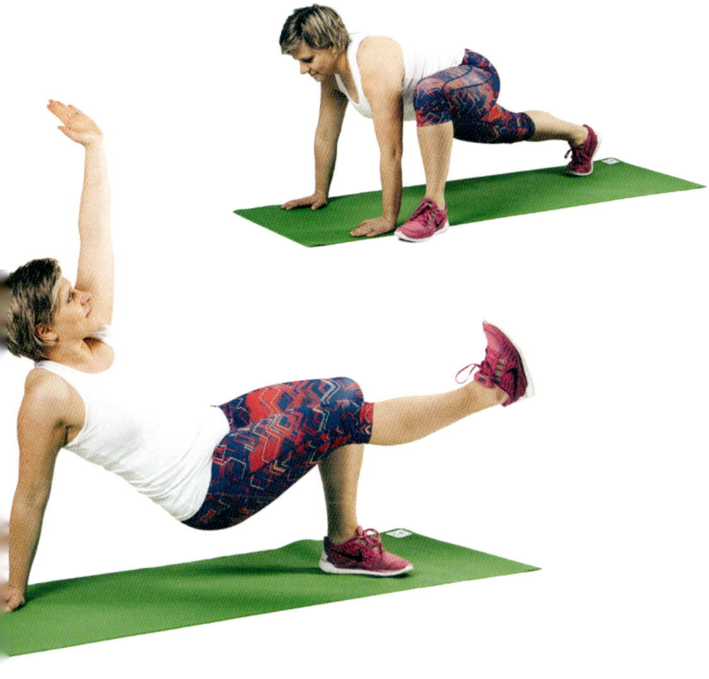

BREAKDANCE-KICK

Woche 1 bis 4
2 Sätze
15 Wdh.
45 Sekunden Pause

Woche 5 bis 8
3 Sätze
20 Wdh.
30 Sekunden Pause

95

HÜFTDREHEN

Woche 1 bis 4
2 Sätze
45 Sekunden Belastung
45 Sekunden Pause

Woche 5 bis 8
3 Sätze
60 Sekunden Belastung
30 Sekunden Pause

81

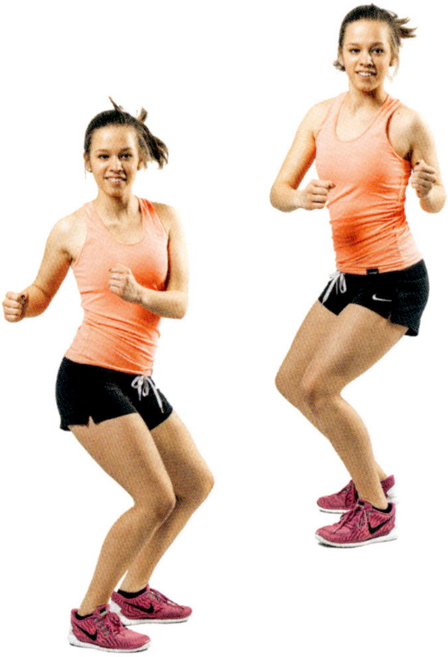

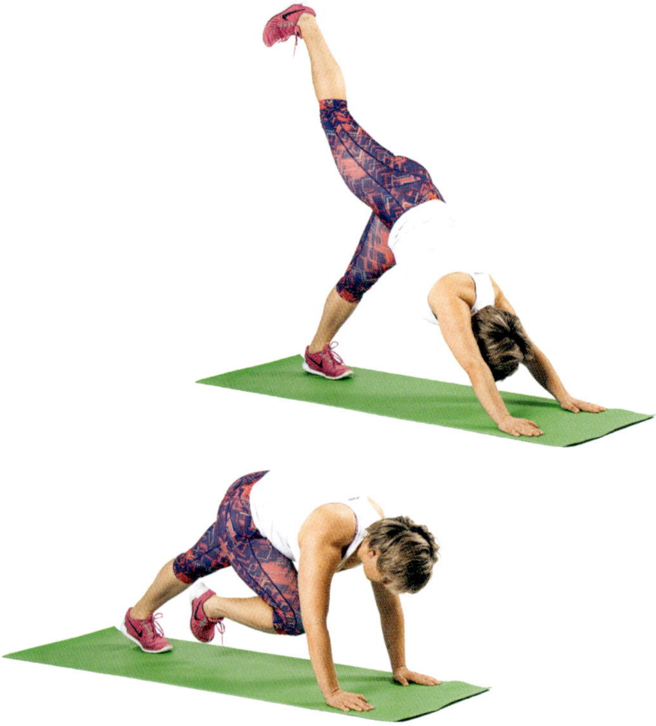

DOWN DOG CRUNCH

Woche 1 bis 4
2 Sätze
15 Wdh. je Seite
45 Sekunden Pause

Woche 5 bis 8
3 Sätze
20 Wdh. je Seite
30 Sekunden Pause

83

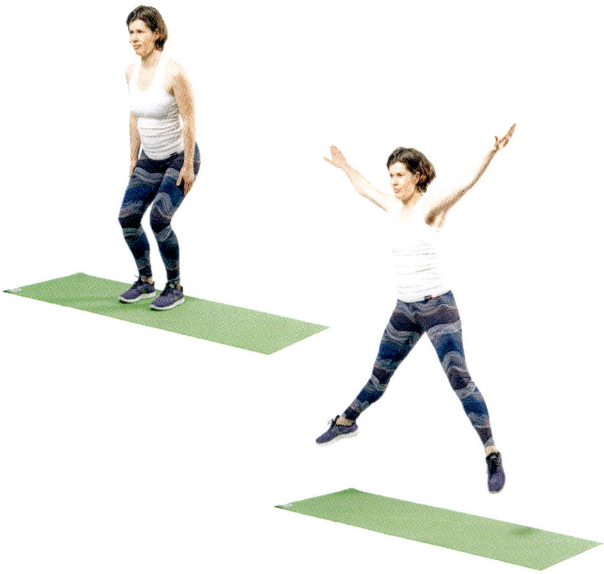

STAR JUMP

Woche 1 bis 4
2 Sätze
15 Wdh.
45 Sekunden Pause

Woche 5 bis 8
3 Sätze
20 Wdh.
30 Sekunden Pause

59

UP AND DOWN PLANK

Woche 1 bis 4
2 Sätze
15 Wdh.
45 Sekunden Pause

Woche 5 bis 8
3 Sätze
20 Wdh.
30 Sekunden Pause

68

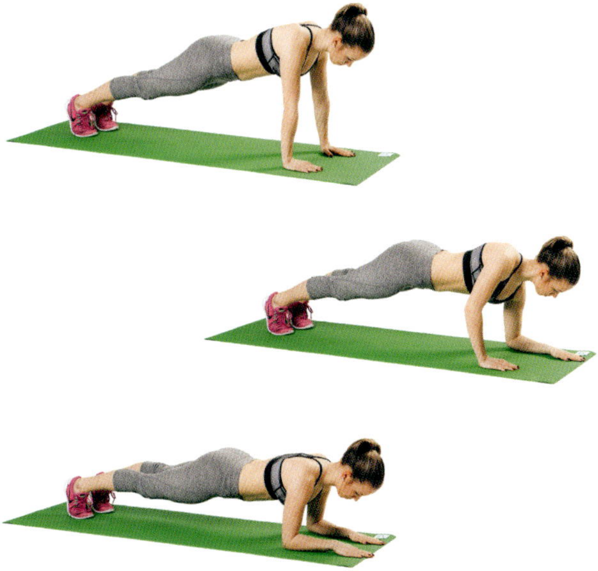

SUPERMAN WORKOUT

Woche 1 bis 4
2 Sätze
15 Wdh.
45 Sekunden Pause

Woche 5 bis 8
3 Sätze
20 Wdh.
30 Sekunden Pause

99

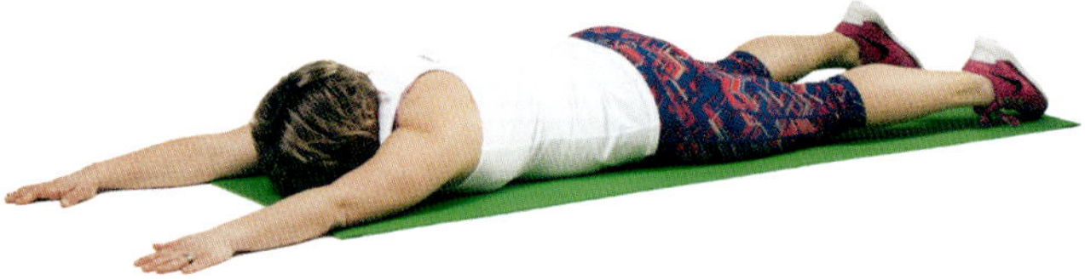

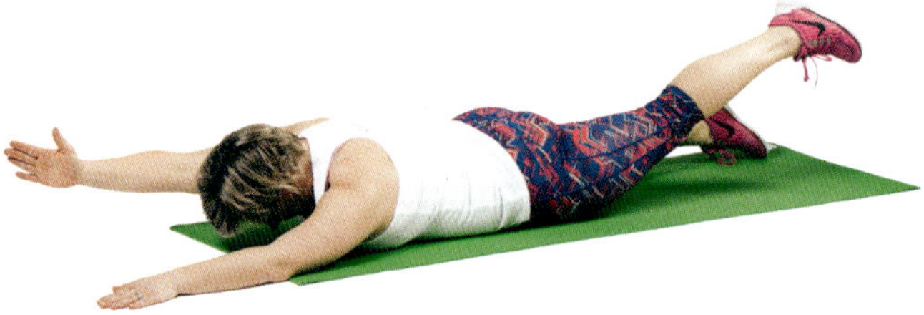

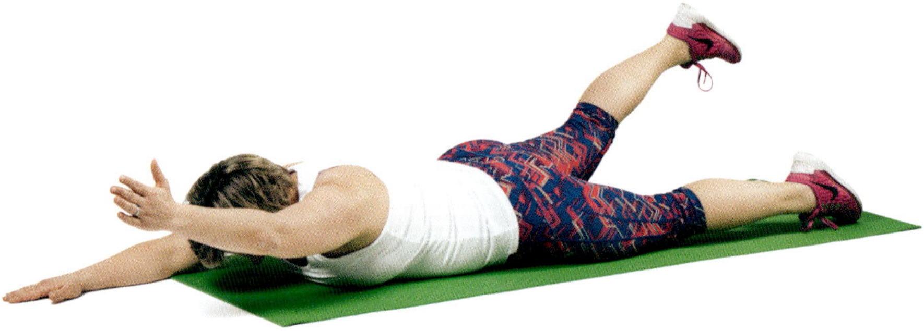

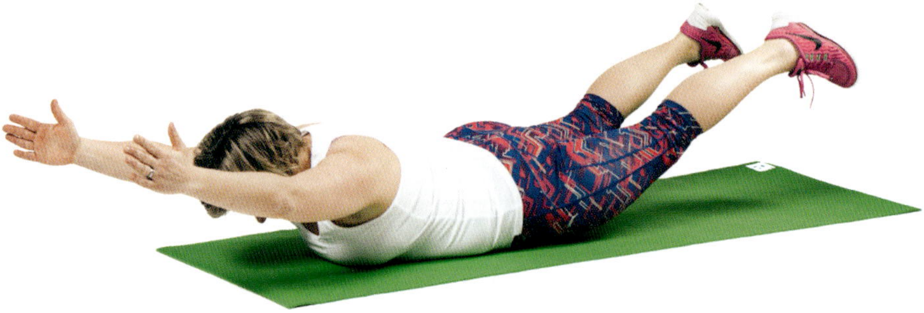

7e

ANIMALS- UND FASZIEN-WORKOUT

DIE TRAININGSPROGRAMME

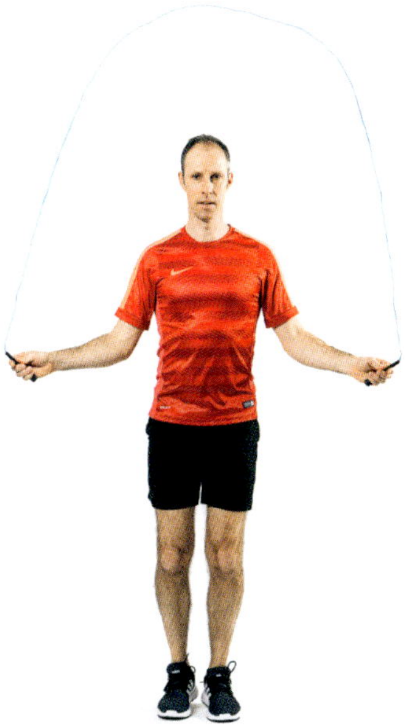

ROPE SKIPPING

Woche 1 bis 4
2 Sätze
60 Sekunden Belastung
45 Sekunden Pause

Woche 5 bis 8
3 Sätze
90 Sekunden Belastung
30 Sekunden Pause

85

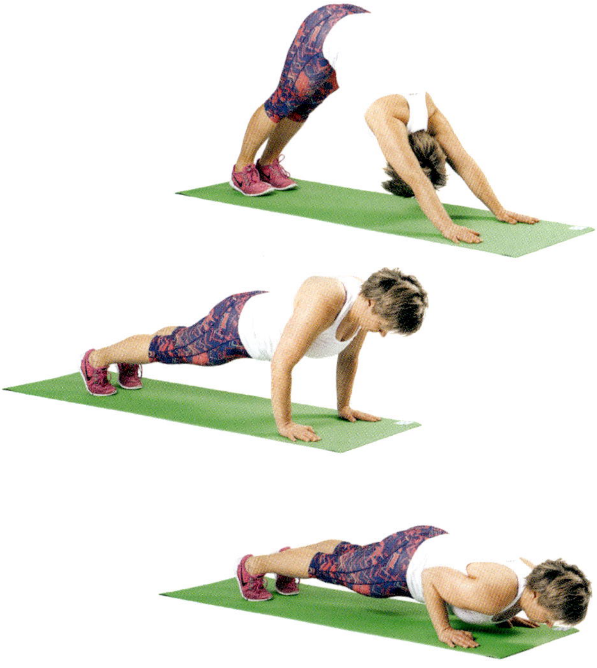

DOWNWARD DOG PUSH-UP

Woche 1 bis 4
2 Sätze
10 Wdh.
45 Sekunden Pause

Woche 5 bis 8
3 Sätze
15 Wdh.
30 Sekunden Pause

87

SPLIT JUMP LUNGES

Woche 1 bis 4
2 Sätze
10 Wdh.
45 Sekunden Pause

Woche 5 bis 8
3 Sätze
15 Wdh.
30 Sekunden Pause

90

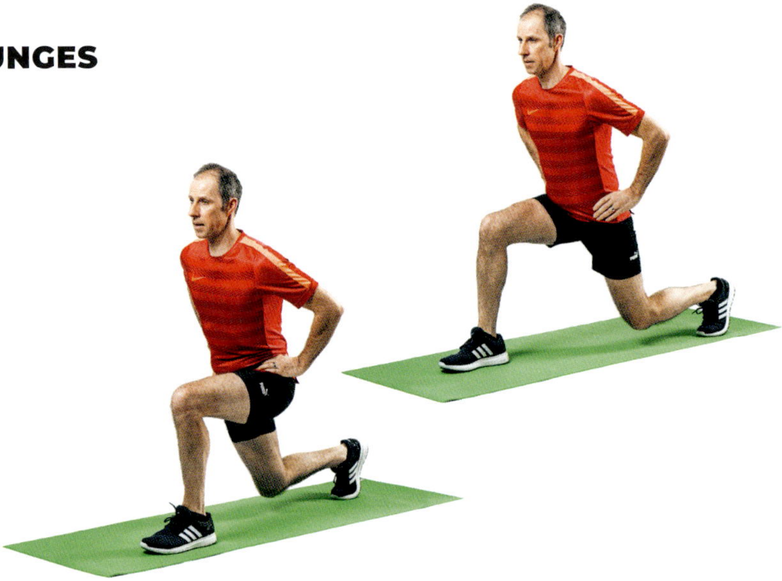

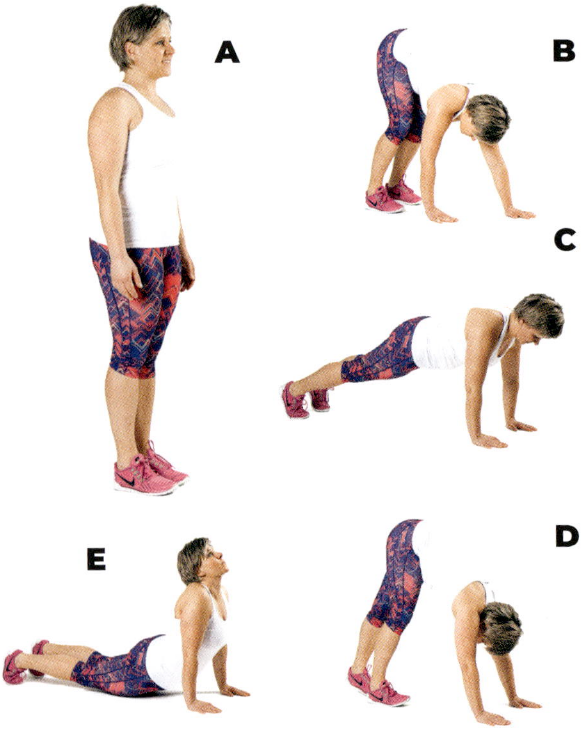

THE INCHWORM

Woche 1 bis 4
2 Sätze
10 Wdh.
45 Sekunden Pause

Woche 5 bis 8
3 Sätze
15 Wdh.
30 Sekunden Pause

88

DECK SQUAT

Woche 1 bis 4
2 Sätze
10 Wdh.
45 Sekunden Pause

Woche 5 bis 8
3 Sätze
15 Wdh.
30 Sekunden Pause

96

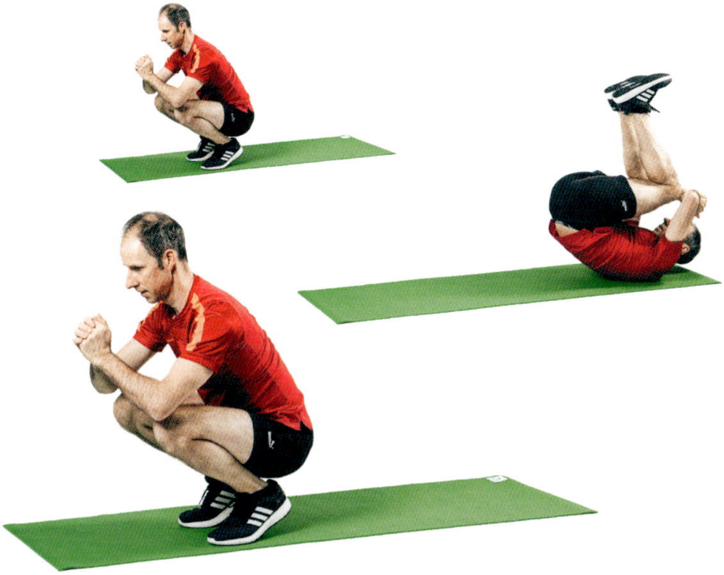

SPIDERMAN-KLAPPMESSER

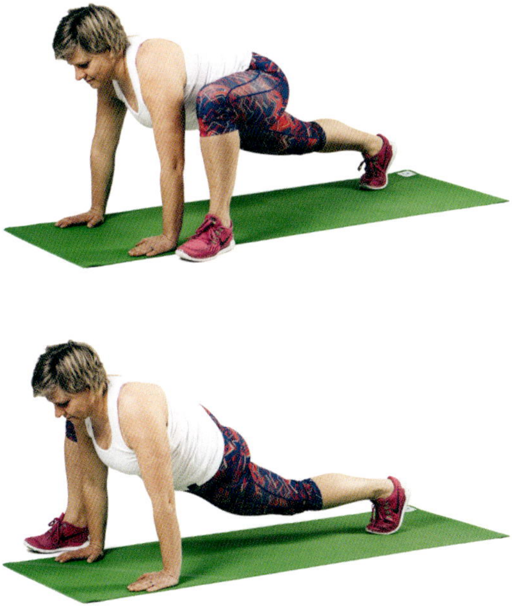

Woche 1 bis 4
2 Sätze
10 Wdh.
45 Sekunden Pause

Woche 5 bis 8
3 Sätze
15 Wdh.
30 Sekunden Pause

100

DER „KÄFER“

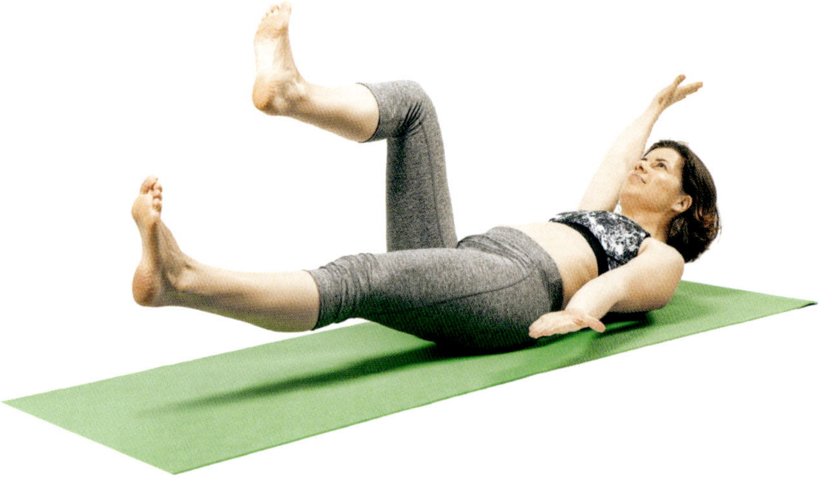

Woche 1 bis 4
2 Sätze
10 Wdh.
45 Sekunden Pause

Woche 5 bis 8
3 Sätze
15 Wdh.
30 Sekunden Pause

48

SKORPION

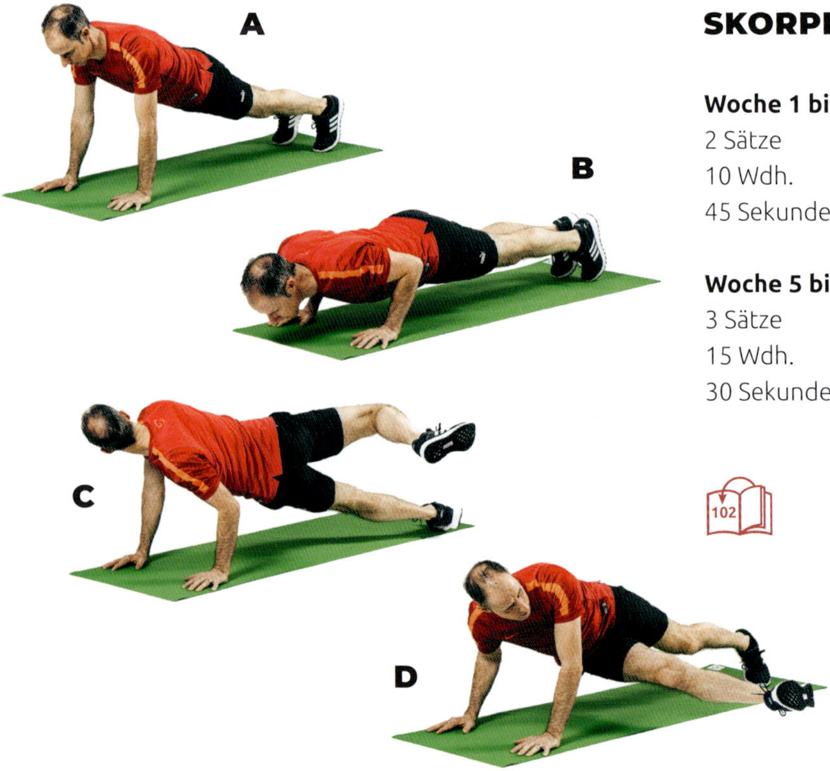

Woche 1 bis 4
2 Sätze
10 Wdh.
45 Sekunden Pause

Woche 5 bis 8
3 Sätze
15 Wdh.
30 Sekunden Pause

102

7f

CORE-WORKOUT

DIE TRAININGSPROGRAMME

CORE PUSH

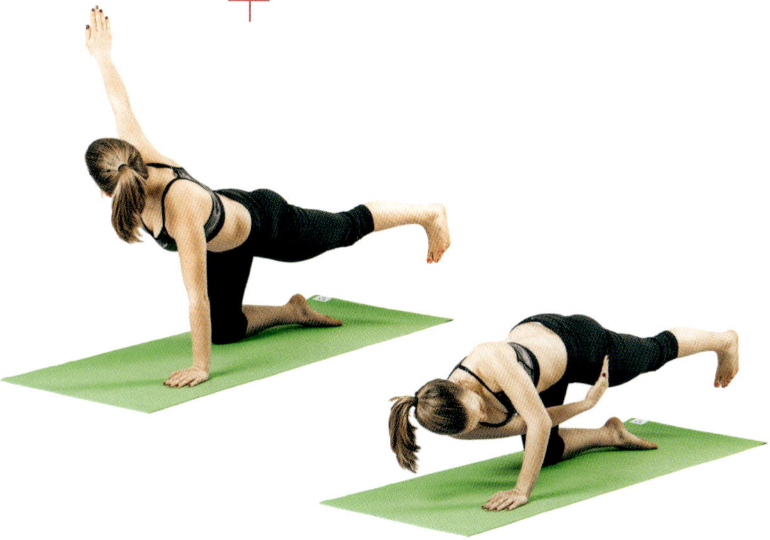

Woche 1 bis 4
2 Sätze
10 Wdh. je Seite
45 Sekunden Pause

Woche 5 bis 8
3 Sätze
15 Wdh. je Seite
30 Sekunden Pause

61

V-CRUNCH

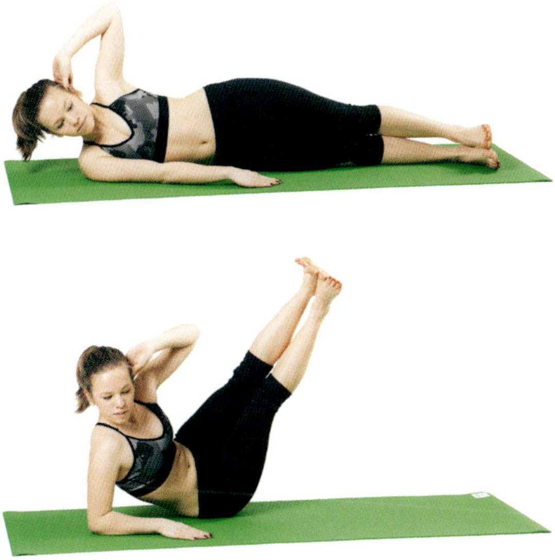

Woche 1 bis 4
2 Sätze
10 Wdh. je Seite
45 Sekunden Pause

Woche 5 bis 8
3 Sätze
15 Wdh. je Seite
30 Sekunden Pause

64

TAILLENWIPPE

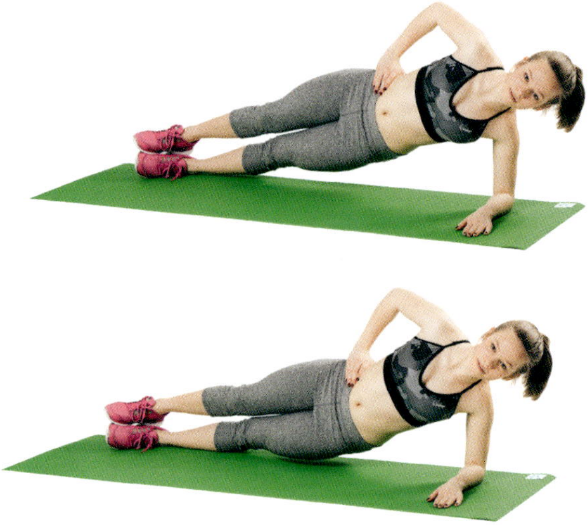

Woche 1 bis 4
2 Sätze
10 Wdh. je Seite
45 Sekunden Pause

Woche 5 bis 8
3 Sätze
15 Wdh. je Seite
30 Sekunden Pause

66

SUPERMAN TO HOLLOW HOLD

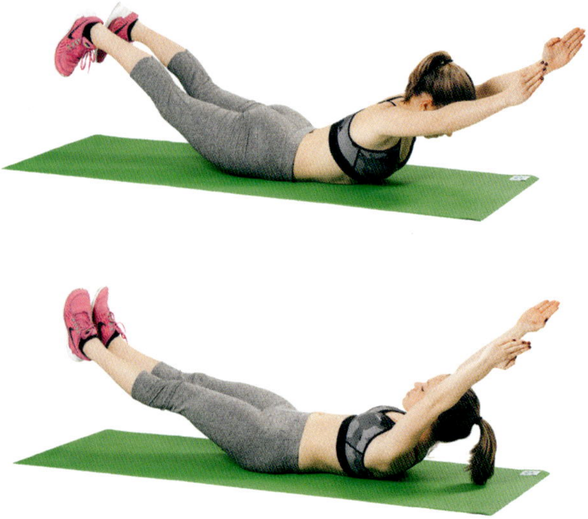

Woche 1 bis 4
2 Sätze
10 Wdh.
45 Sekunden Pause

Woche 5 bis 8
3 Sätze
15 Wdh.
30 Sekunden Pause

69

ONE LEG PUSH-UP

Woche 1 bis 4
2 Sätze
10 Wdh.
45 Sekunden Pause

Woche 5 bis 8
3 Sätze
15 Wdh.
30 Sekunden Pause

70

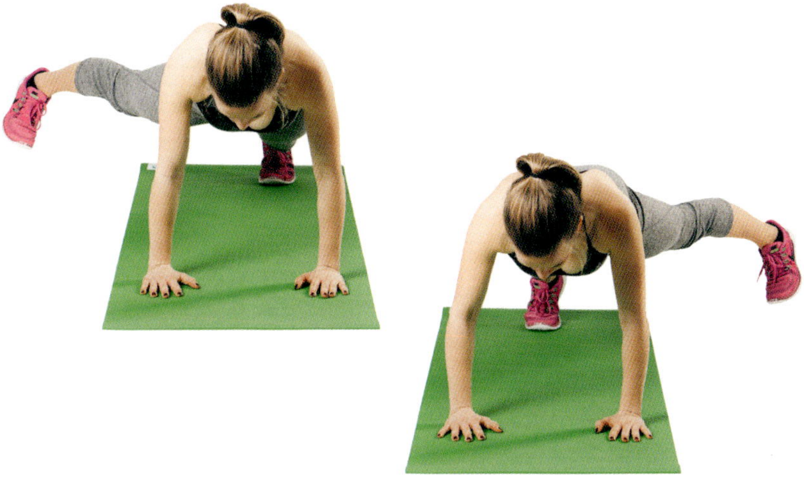

RUSSIAN TWIST

Woche 1 bis 4
2 Sätze
10 Wdh.
45 Sekunden Pause

Woche 5 bis 8
3 Sätze
15 Wdh.
30 Sekunden Pause

42

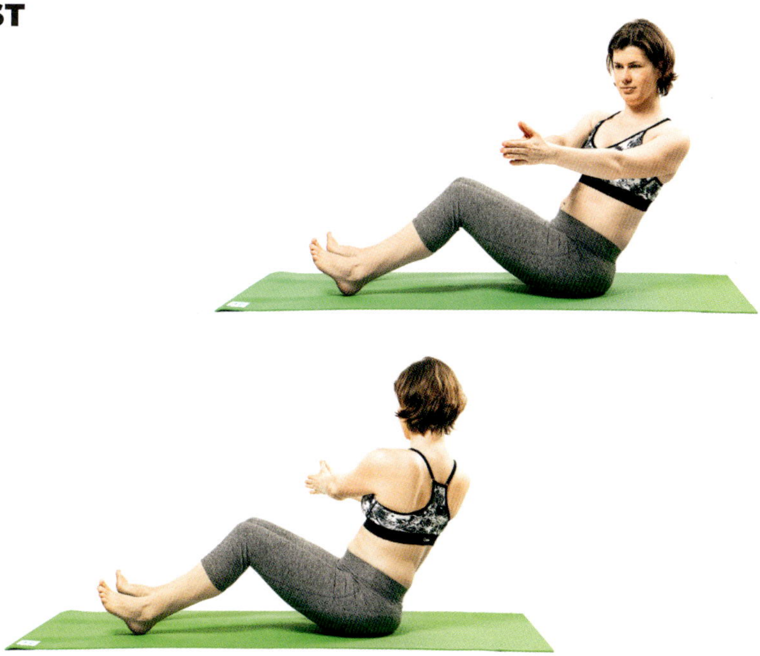

SIDE PLANK ROTATION

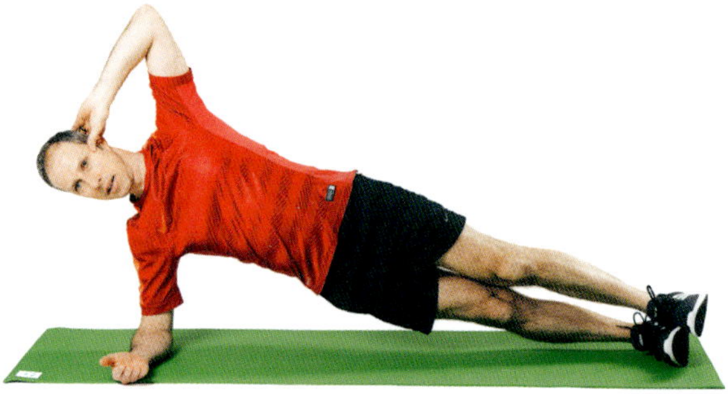

Woche 1 bis 4
2 Sätze
10 Wdh.
45 Sekunden Pause

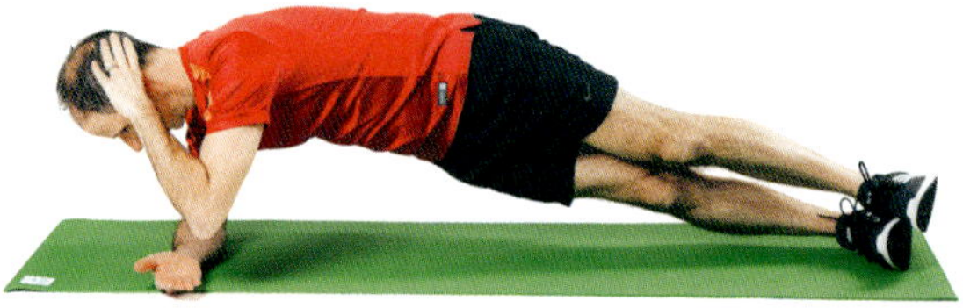

Woche 5 bis 8
3 Sätze
15 Wdh.
30 Sekunden Pause

78

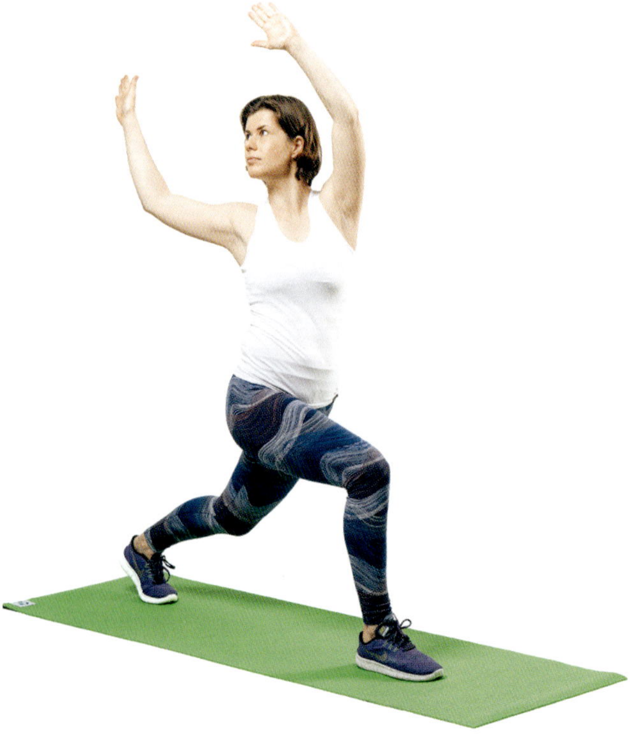

BACKWARD LUNGE WITH A TWIST

Woche 1 bis 4
2 Sätze
10 Wdh. je Seite
45 Sekunden Pause

Woche 5 bis 8
3 Sätze
15 Wdh. je Seite
30 Sekunden Pause

54

SUPERMAN

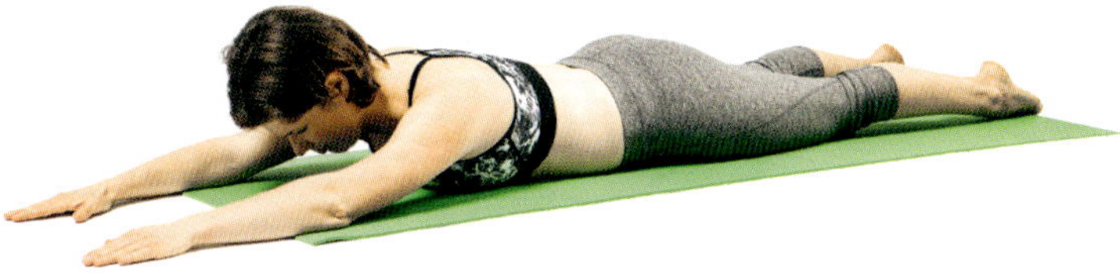

Woche 1 bis 4
2 Sätze
15 Wdh.
45 Sekunden Pause

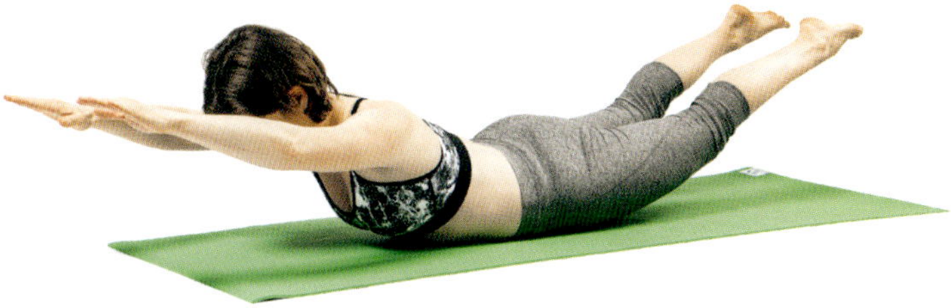

Woche 5 bis 8
3 Sätze
20 Wdh.
30 Sekunden Pause

44

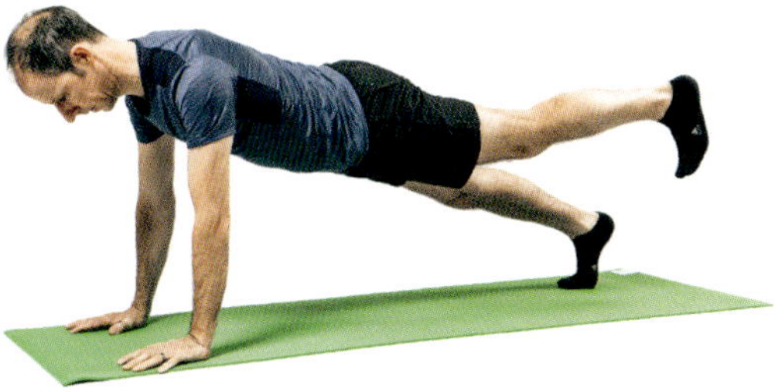

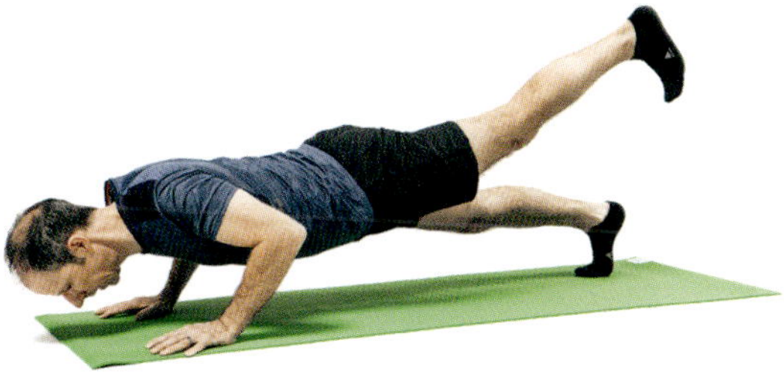

SINGLE-LEG RAISED PUSH-UP

Woche 1 bis 4
2 Sätze
10 Wdh. je Bein
45 Sekunden Pause

Woche 5 bis 8
3 Sätze
15 Wdh. je Bein
30 Sekunden Pause

45

CRISS-CROSS

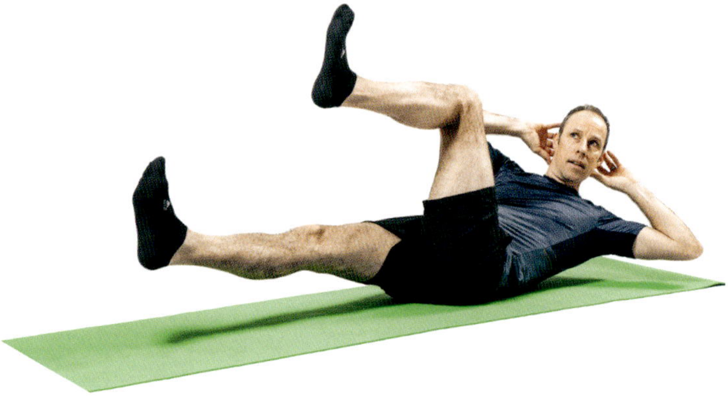

Woche 1 bis 4
2 Sätze
15 Wdh.
45 Sekunden Pause

Woche 5 bis 8
3 Sätze
20 Wdh.
30 Sekunden Pause

50

REVERSE LUNGE HOP

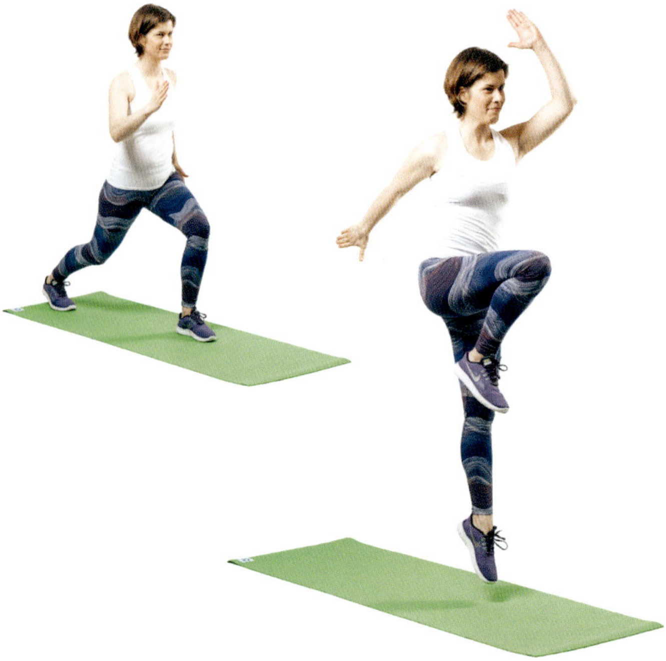

Woche 1 bis 4
2 Sätze
10 Wdh. je Bein
45 Sekunden Pause

Woche 5 bis 8
3 Sätze
15 Wdh. je Bein
30 Sekunden Pause

56

CROSS-BERGSTEIGER

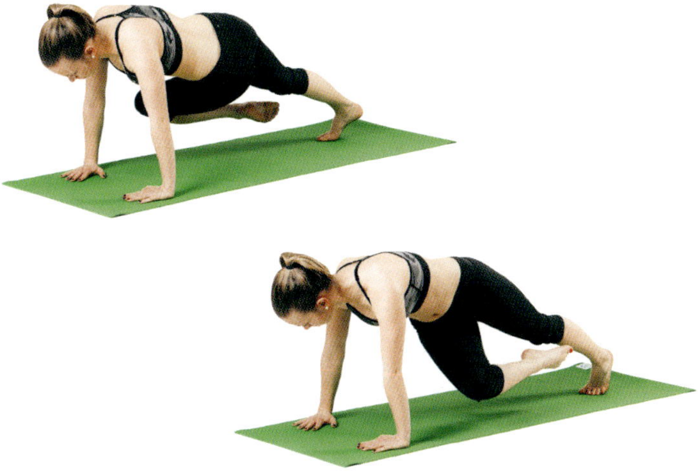

Woche 1 bis 4
2 Sätze
15 Wdh.
45 Sekunden Pause

Woche 5 bis 8
3 Sätze
20 Wdh.
30 Sekunden Pause

63

WARRIOR CROSS CRUNCH

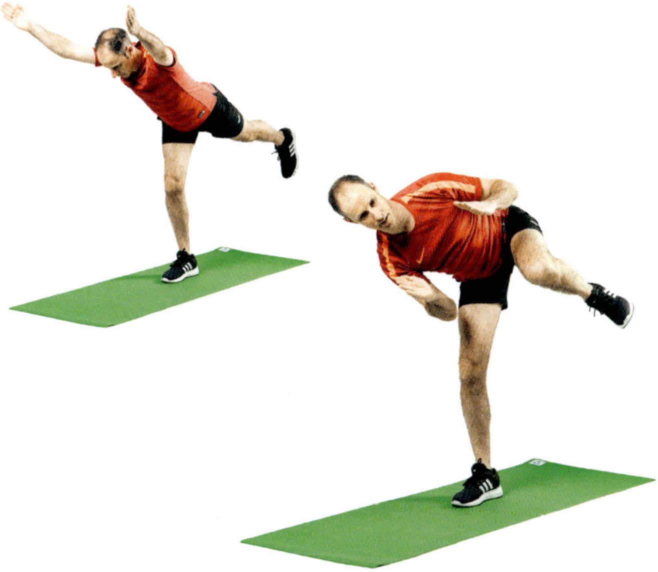

Woche 1 bis 4
2 Sätze
10 Wdh. je Bein
45 Sekunden Pause

Woche 5 bis 8
3 Sätze
15 Wdh. je Bein
30 Sekunden Pause

101

SEITSTÜTZ-ROTATION PLUS SEITCRUNCH

Woche 1 bis 4
2 Sätze
15 Wdh. je Seite
45 Sekunden Pause

Woche 5 bis 8
3 Sätze
20 Wdh. je Seite
30 Sekunden Pause

79

A

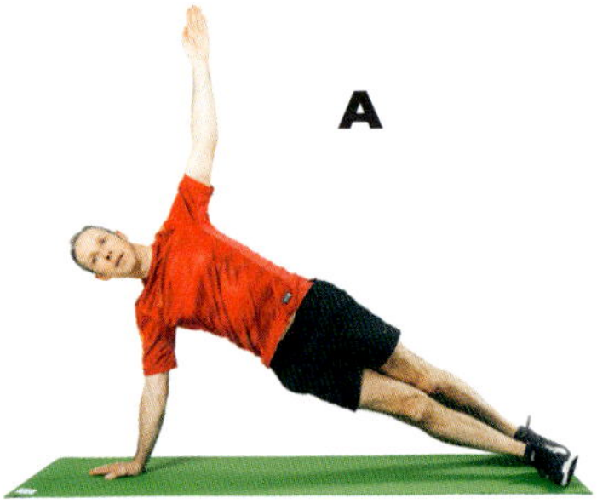

B

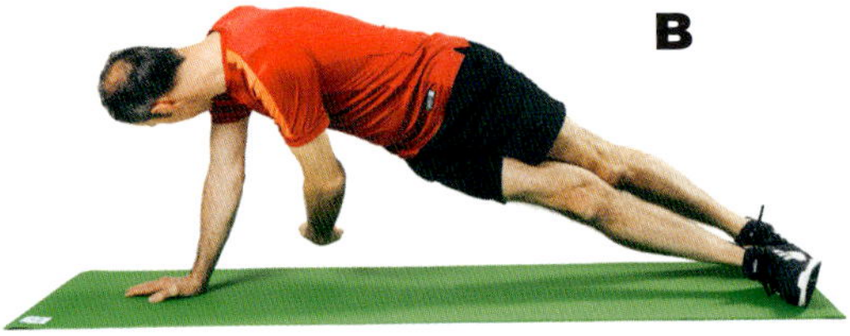

C

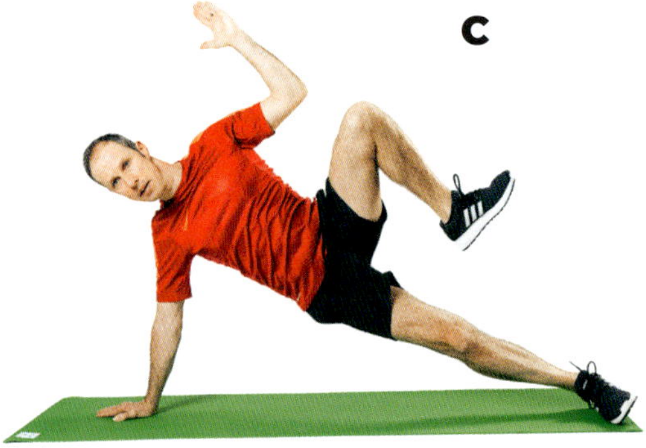

D

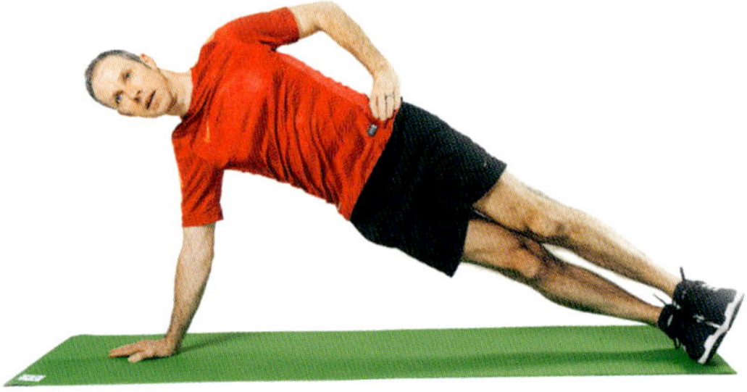

E

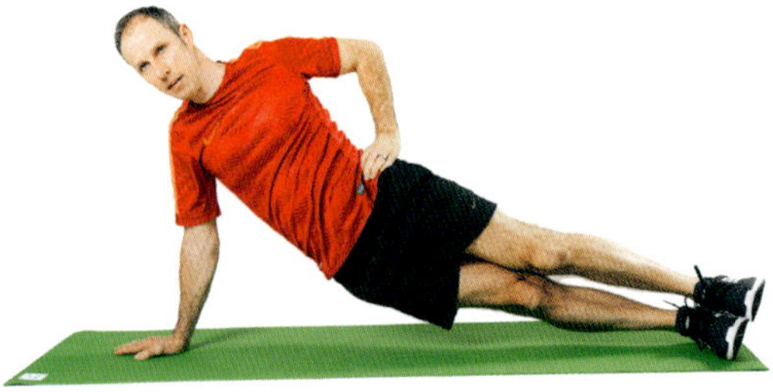

F

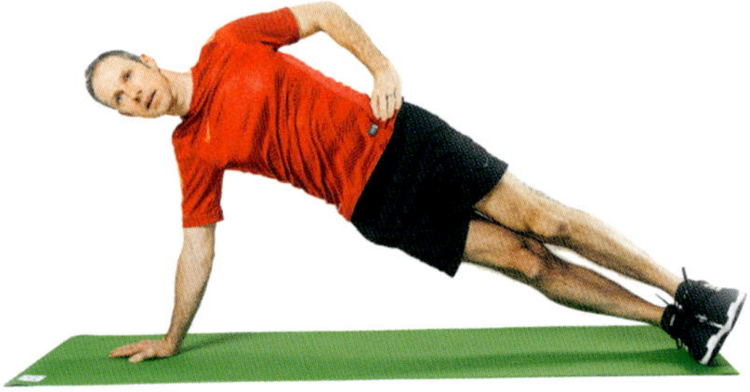

TUCK JUMP

Woche 1 bis 4
2 Sätze
15 Wdh.
45 Sekunden Pause

Woche 5 bis 8
3 Sätze
20 Wdh.
30 Sekunden Pause

58

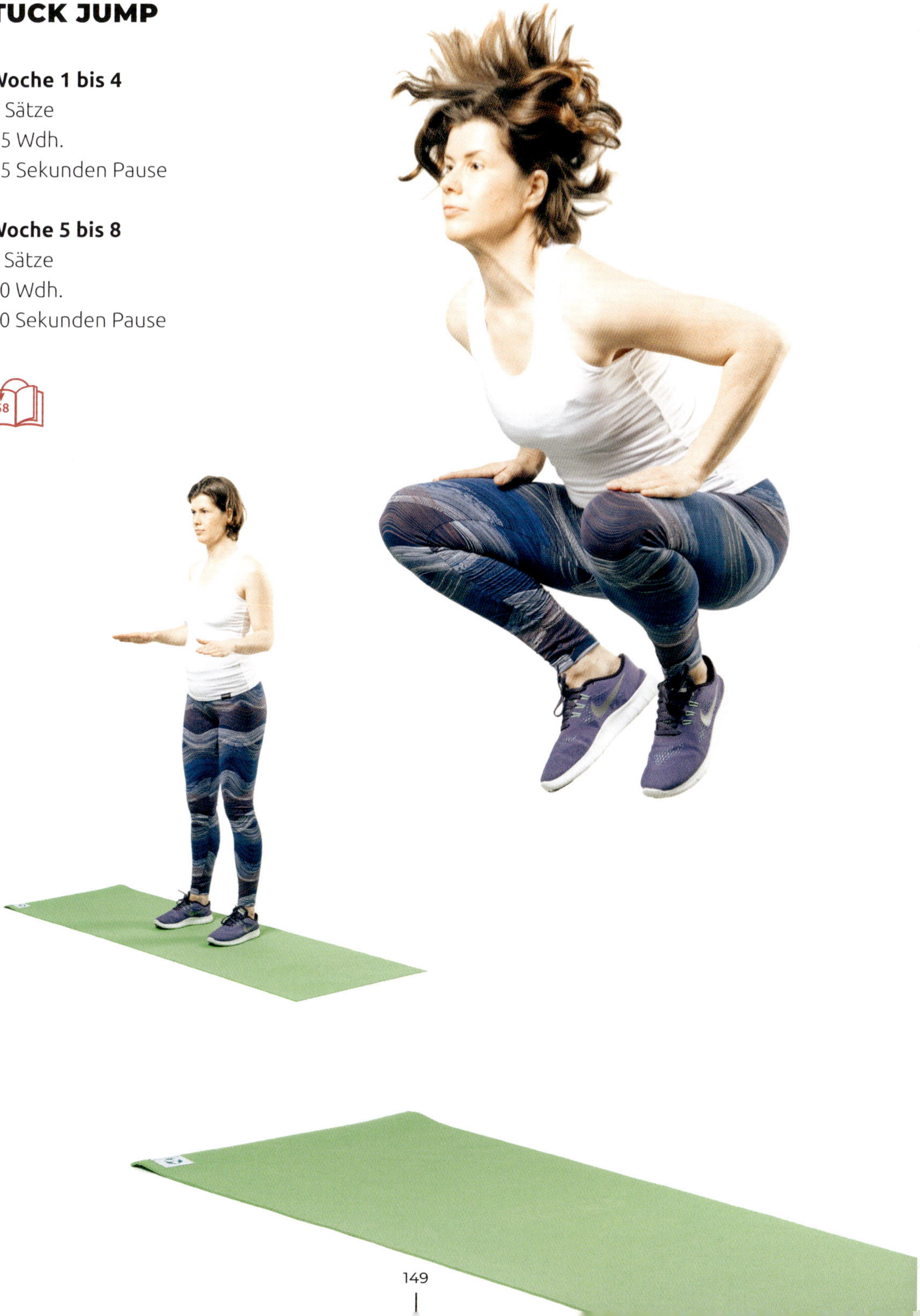

SIDE DIP CRUNCH

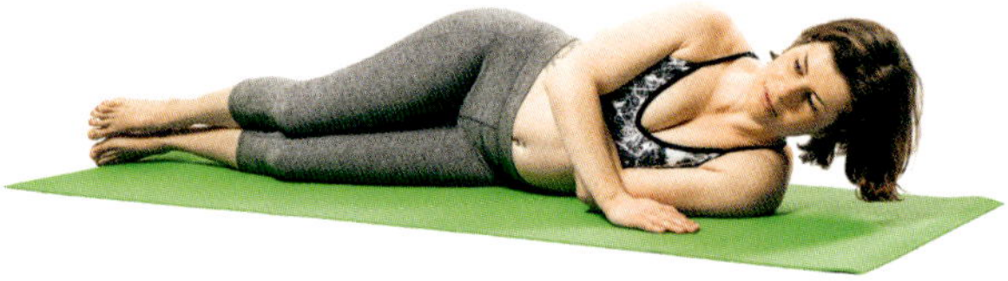

Woche 1 bis 4
2 Sätze
15 Wdh. je Seite
45 Sekunden Pause

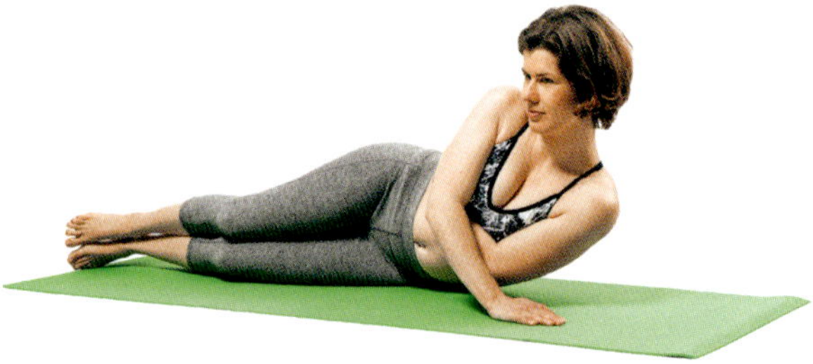

Woche 5 bis 8
3 Sätze
20 Wdh. je Seite
30 Sekunden Pause

40

BEIN-TWIST

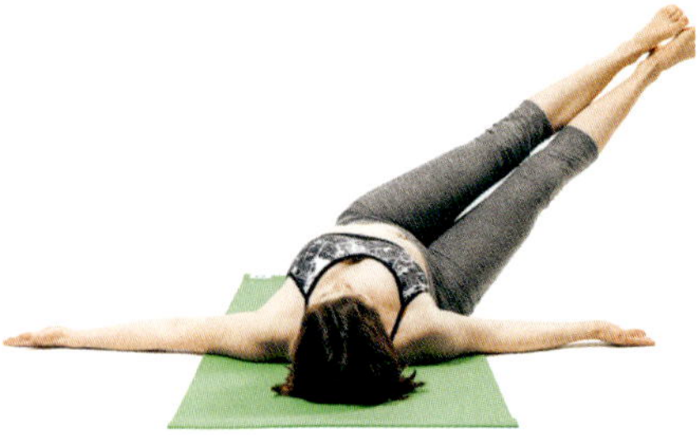

Woche 1 bis 4
2 Sätze
15 Wdh.
45 Sekunden Pause

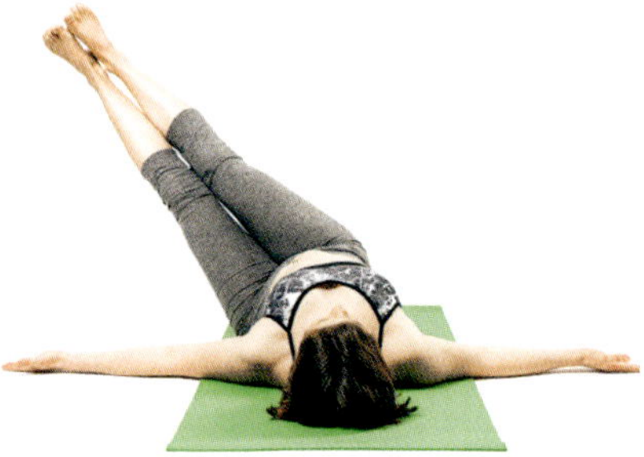

Woche 5 bis 8
3 Sätze
20 Wdh.
30 Sekunden Pause

46

SPIDERMAN PUSH-UP

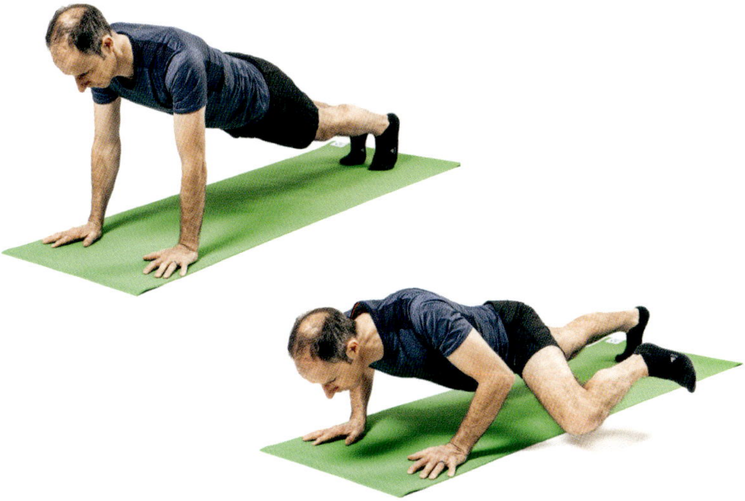

Woche 1 bis 4
2 Sätze
15 Wdh. je Seite
45 Sekunden Pause

Woche 5 bis 8
3 Sätze
20 Wdh. je Seite
30 Sekunden Pause

49

EINBEINIGE KNIEBEUGE – „PISTOLS“

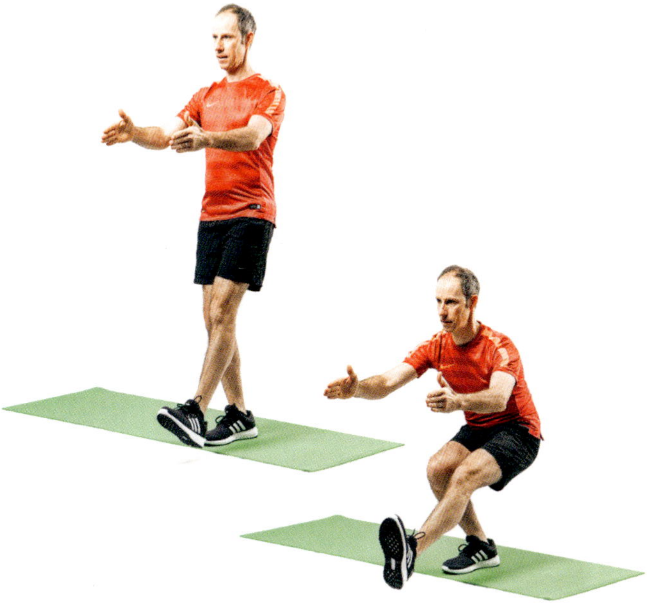

Woche 1 bis 4
2 Sätze
15 Wdh. je Bein
45 Sekunden Pause

Woche 5 bis 8
3 Sätze
20 Wdh. je Bein
30 Sekunden Pause

60

ONE-ARM ONE-HAND PLANK

Woche 1 bis 4
Zweimal je Diagonale
45 Sekunden halten
45 Sekunden Pause

Woche 5 bis 8
Dreimal je Diagonale
60 Sekunden halten
45 Sekunden Pause

72

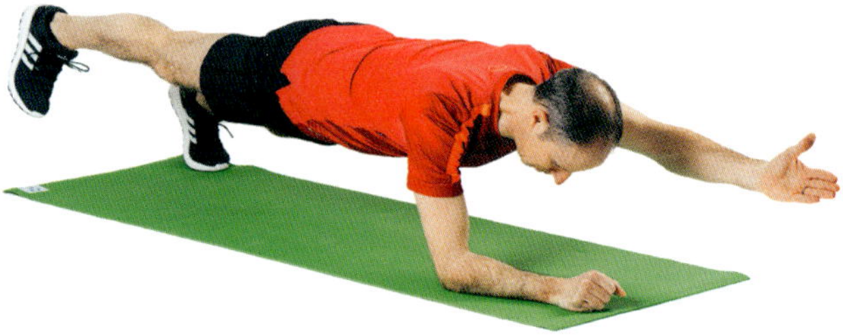

PUSH-UP LEG-CROSS

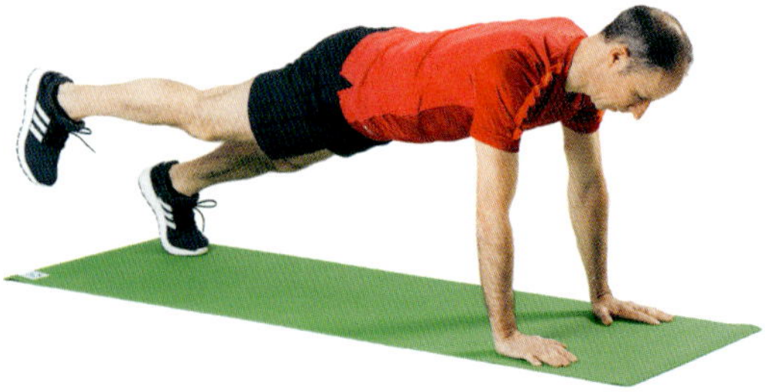

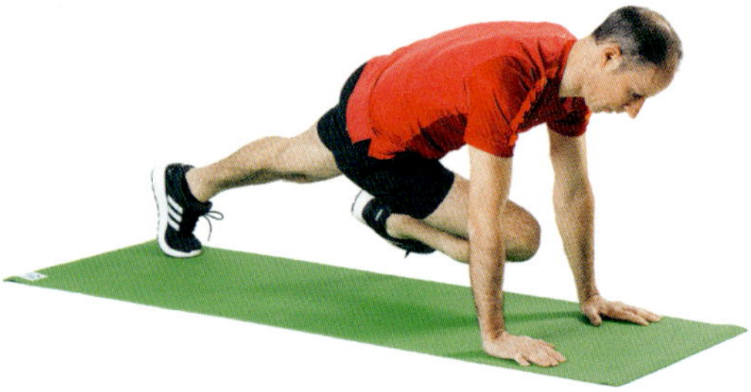

Woche 1 bis 4
2 Sätze
15 Wdh. je Bein
45 Sekunden Pause

Woche 5 bis 8
3 Sätze
20 Wdh. je Bein
30 Sekunden Pause

77

ROPE SKIPPING

Woche 1 bis 4
2 bis 3 Minuten

Woche 5 bis 8
3 bis 5 Minuten

85

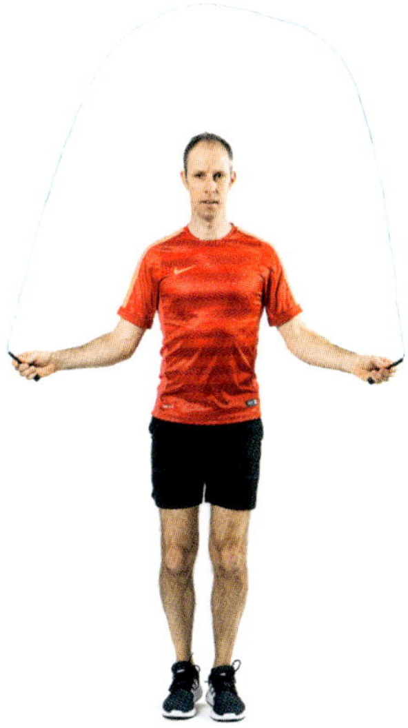

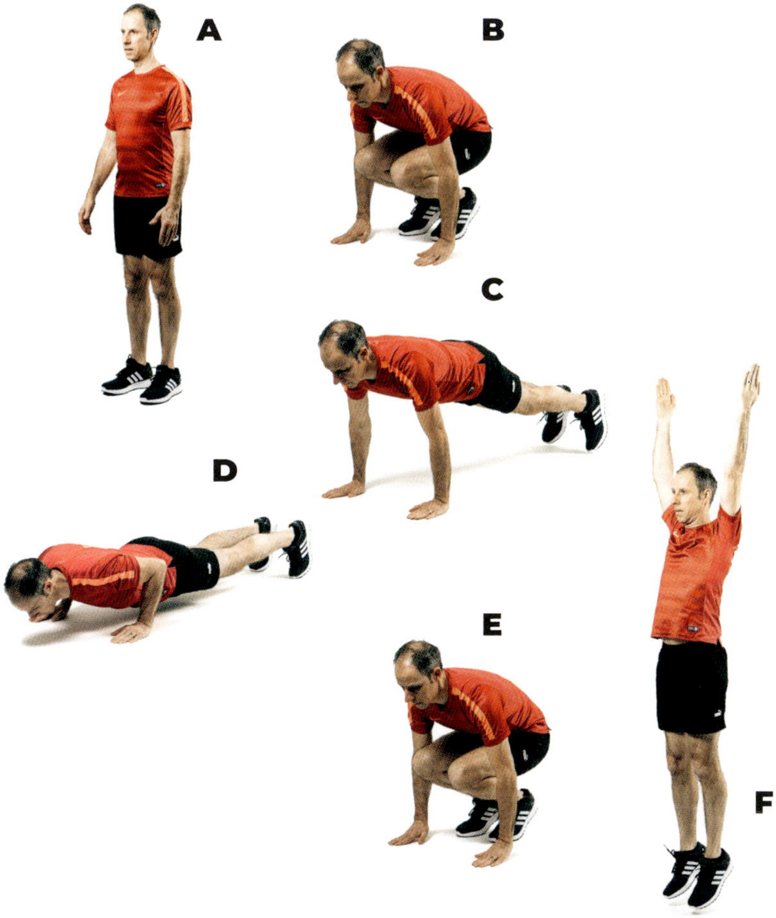

BURPEE

Woche 1 bis 4
2 Sätze
15 Wdh.
45 Sekunden Pause

Woche 5 bis 8
3 Sätze
20 Wdh.
30 Sekunden Pause

103

7i

20-MINUTEN-SIXPACK-WORKOUT

DIE TRAININGSPROGRAMME

A) MOUNTAIN CLIMBER

47

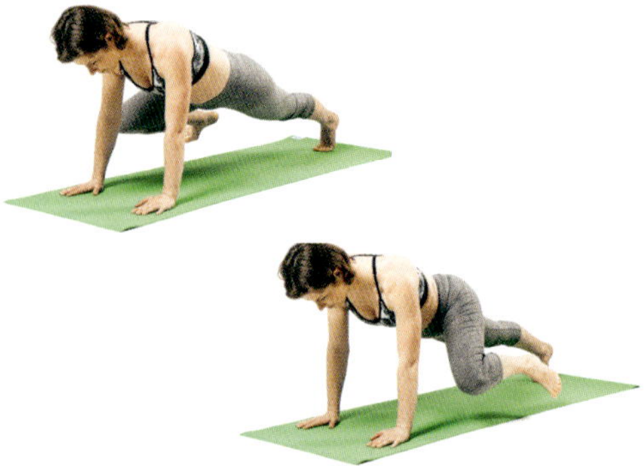

B) UNTERBAUCHHEBER

48

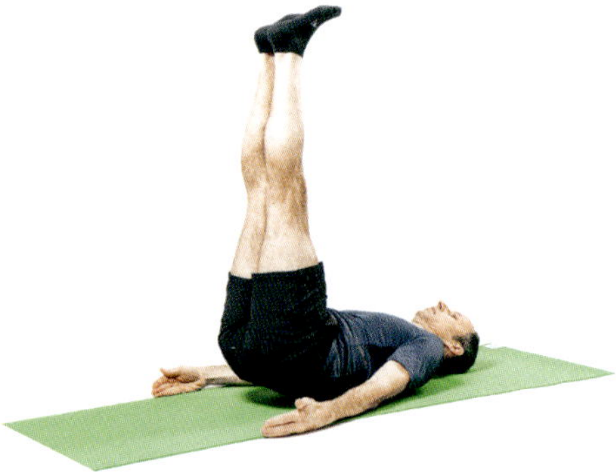

C) SIDE PLANK ROTATION

78

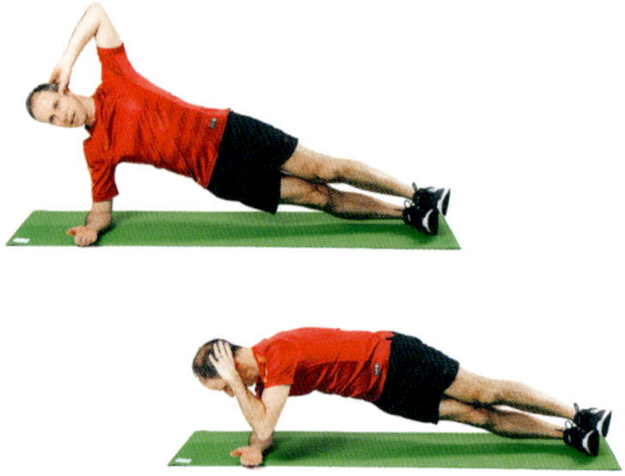

D) TAUCHER

89

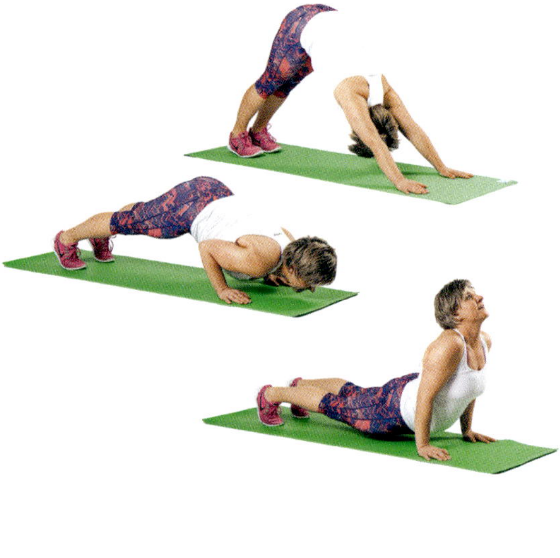

E) RUSSIAN TWIST

42

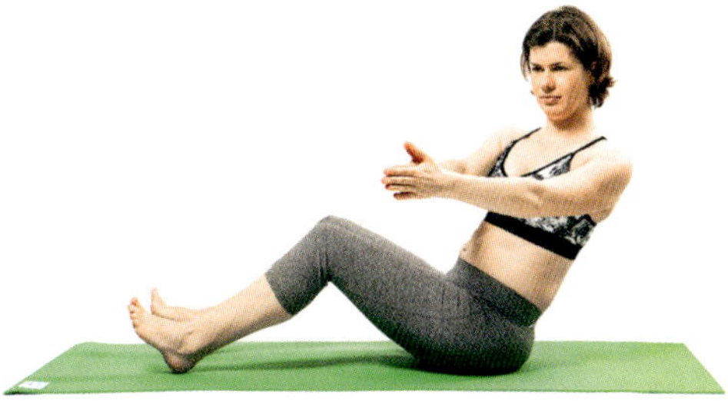

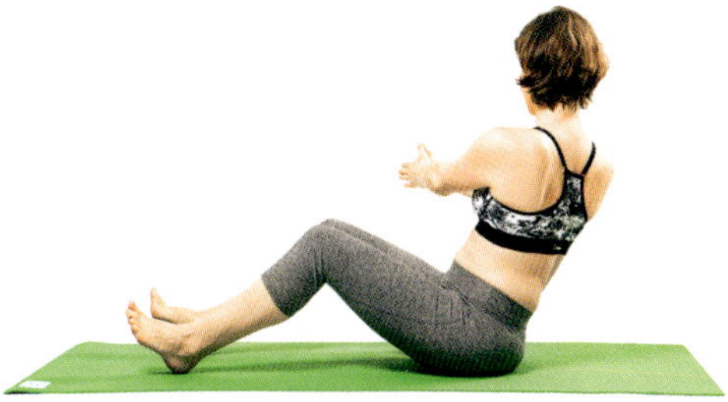

Je Übung und Minute immer 15 Wiederholungen, d. h. jede Übung 15-mal je Seite durchführen, anschließend warten, bis die Minute „abgelaufen" ist. Erst mit Beginn der nächsten Minute eine weitere Übung absolvieren. Die angegebenen 5 Übungen der Reihe nach trainieren, wobei ab der Runde 3 um jeweils eine Übung reduziert wird.

Runde 1	**Runde 2**	**Runde 3**	**Runde 4**
Übung A (15 Wdh.)	Übung A (15 Wdh.)	Übung A (15 Wdh.)	Übung A (15 Wdh.)
Übung B (15 Wdh.)	Übung B (15 Wdh.)	Übung B (15 Wdh.)	Übung B (15 Wdh.)
Übung C (15 Wdh.)	Übung C (15 Wdh.)	Übung C (15 Wdh.)	Übung C (15 Wdh.)
Übung D (15 Wdh.)	Übung D (15 Wdh.)	Übung D (15 Wdh.)	
Übung E (15 Wdh.)	Übung E (15 Wdh.)		

SQUAT OVER HEAD

3 Sätze
20 Wdh.
30 Sekunden Pause

108

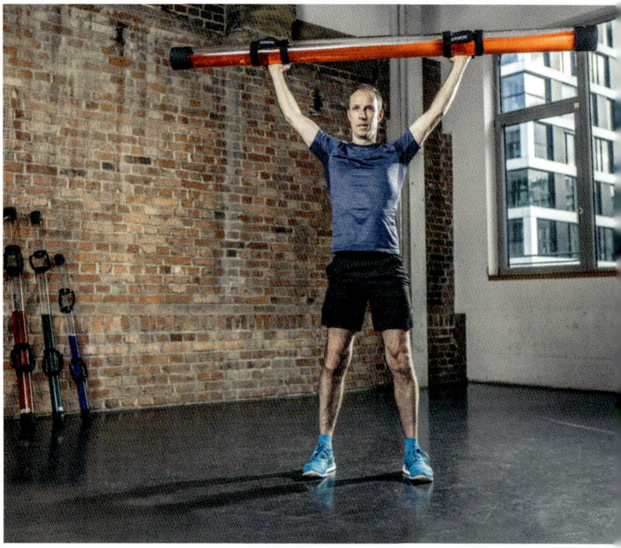

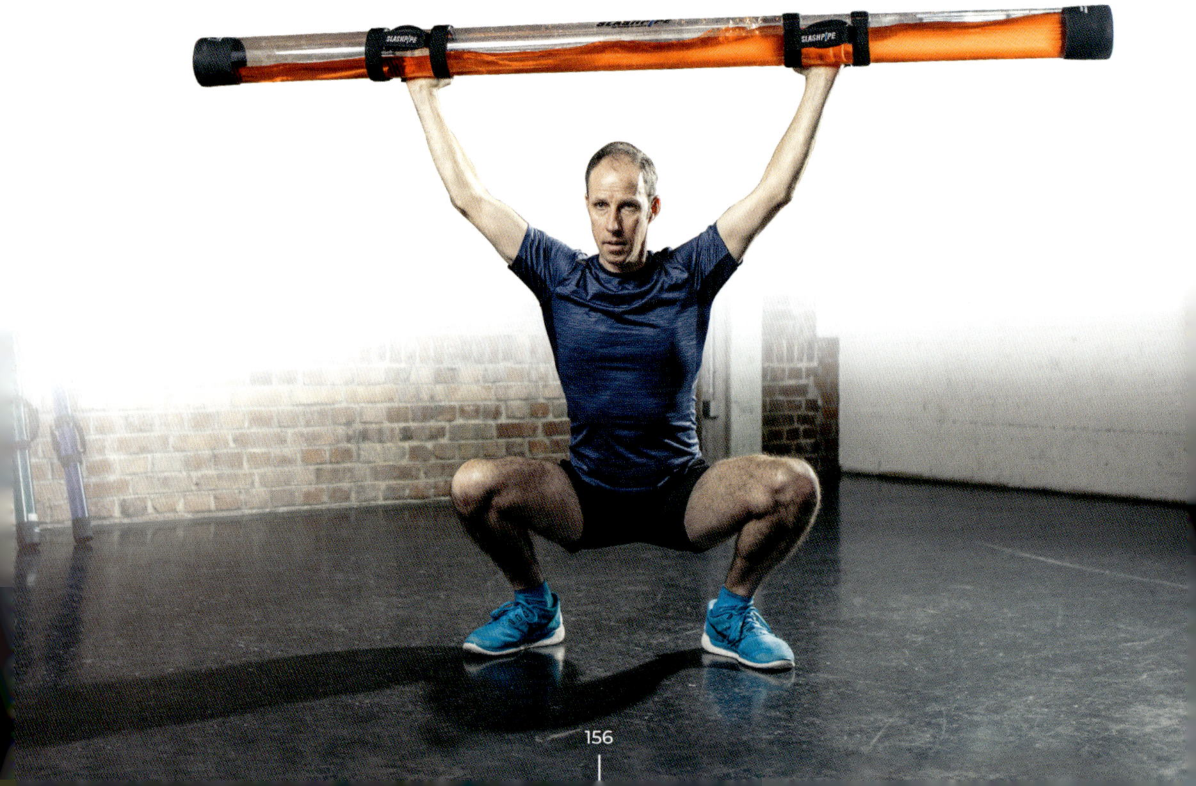

CRUNCH MIT ROTATION

3 Sätze
20 Wdh.
30 Sekunden Pause

111

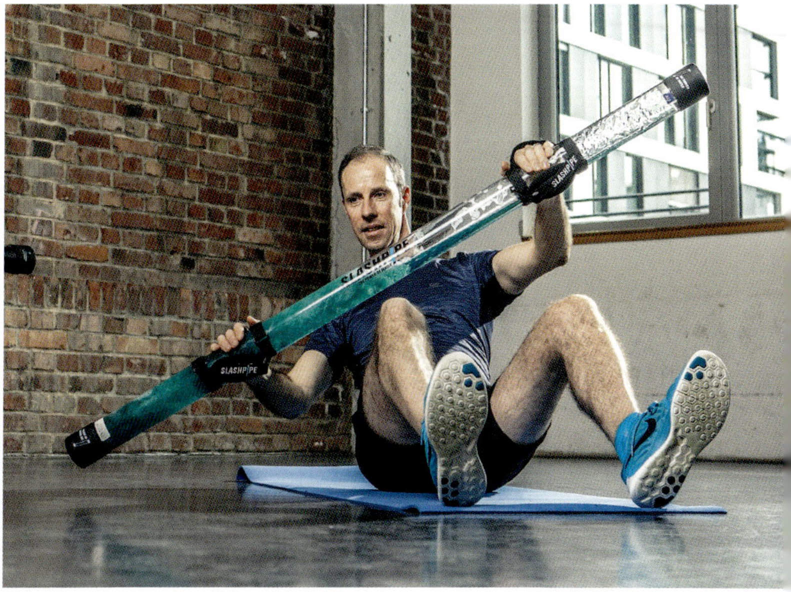

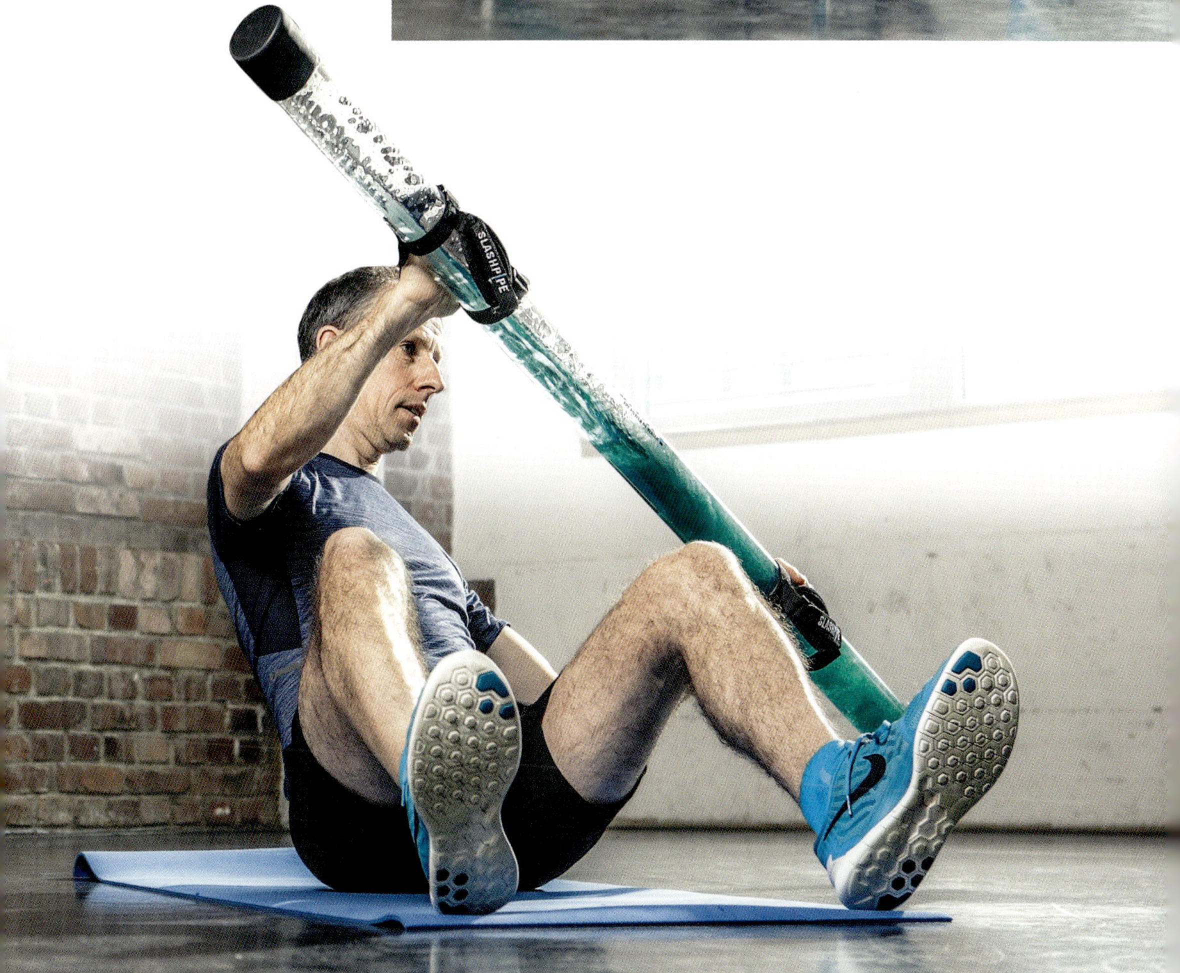

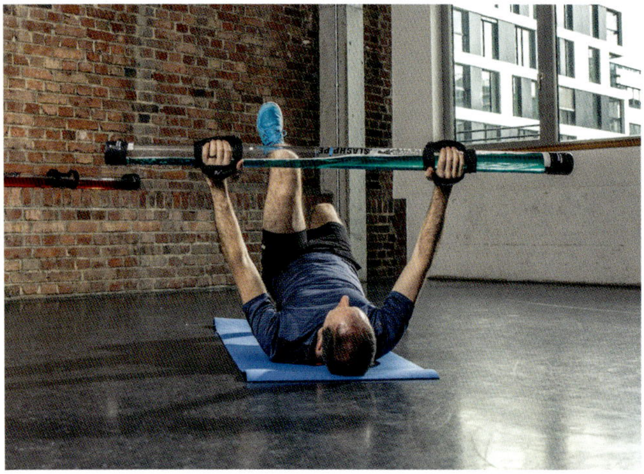

SCHULTER-STÜTZ MIT ROTATION

3 Sätze
20 Wdh.
30 Sekunden Pause

112

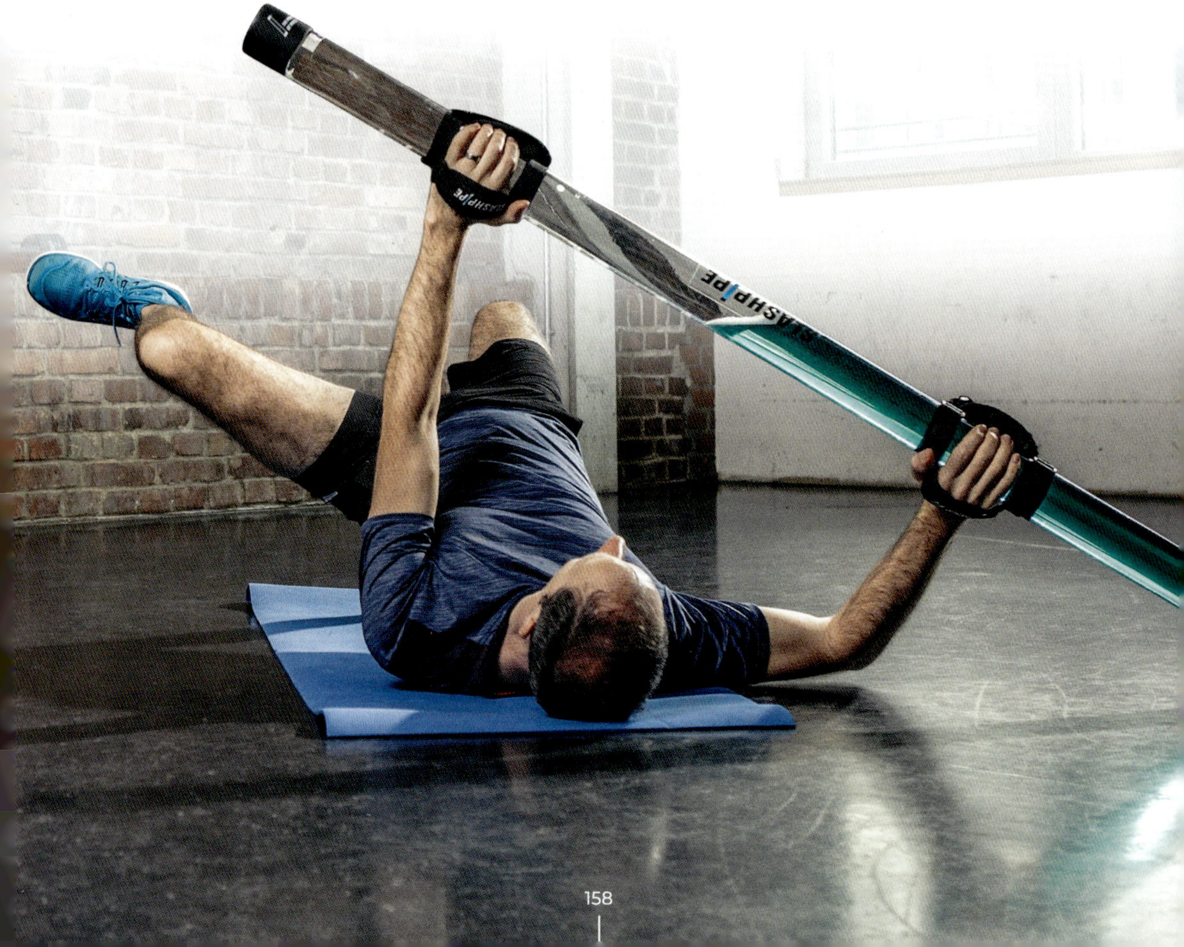

DER BAUM

je Seite viermal 20–40
Sekunden halten

114

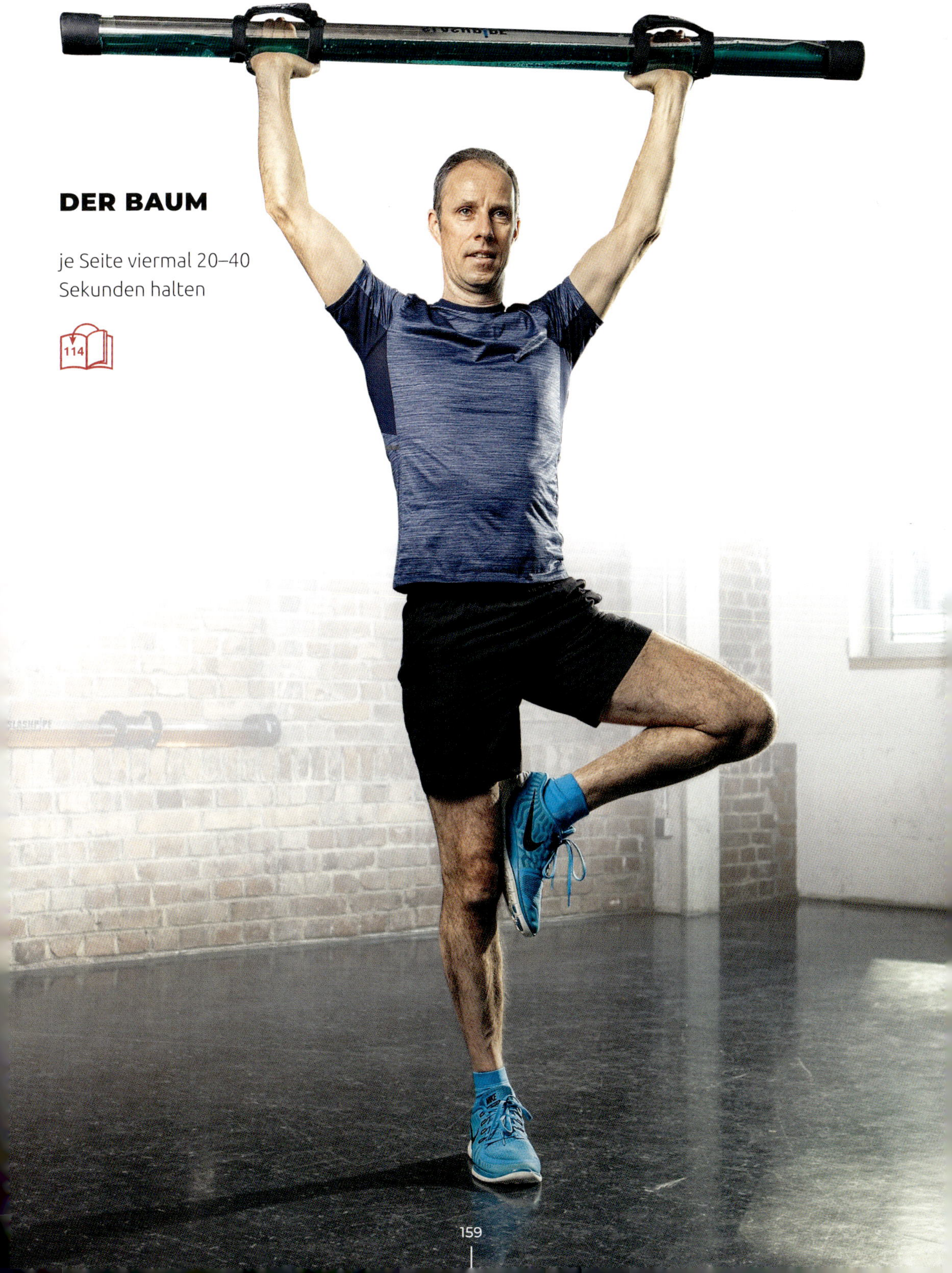

KAYAKING ON THE LINE

3 Sätze
20 Wdh.
30 Sekunden Pause

117

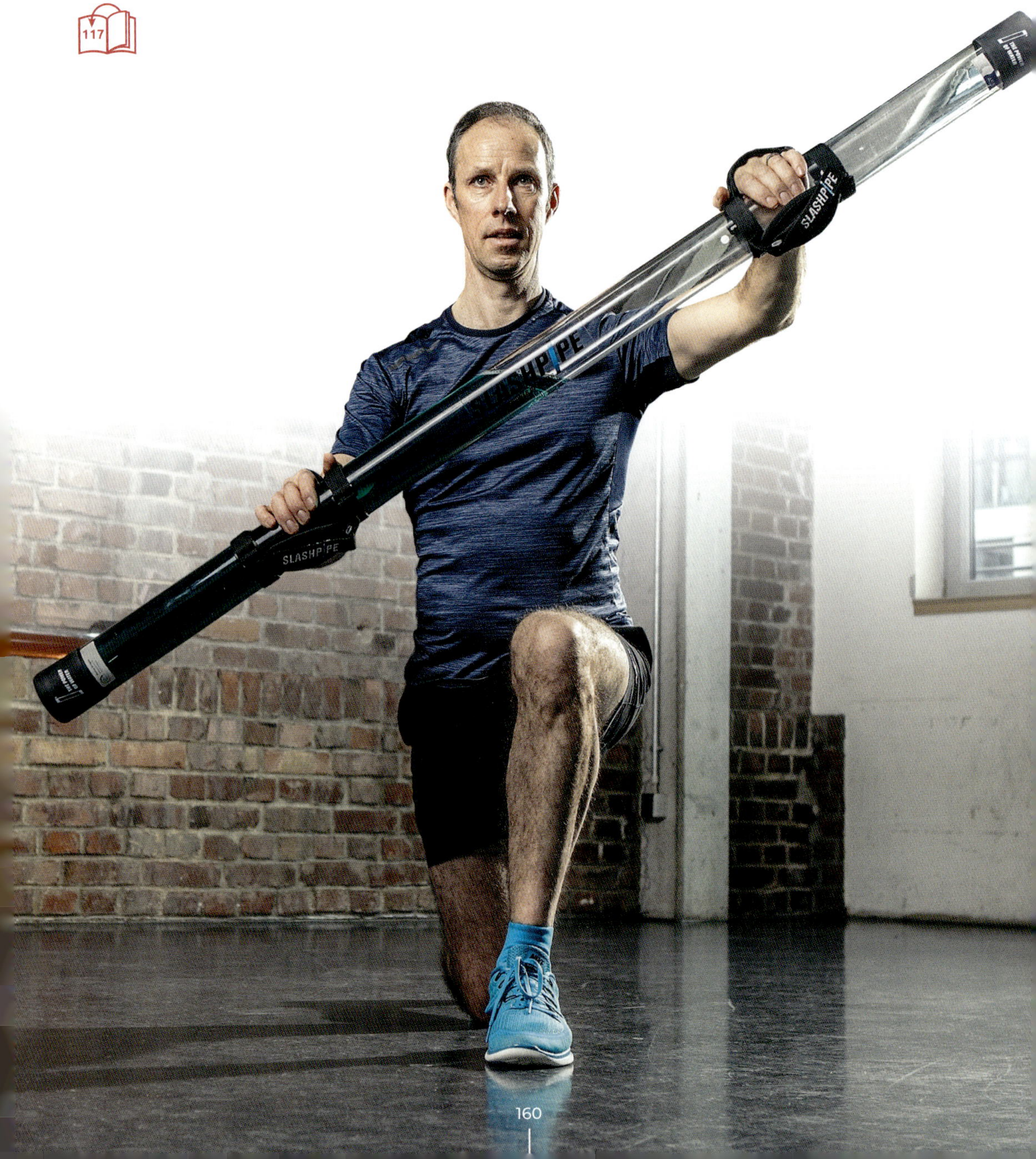

SUPERMAN

3 Sätze
20 Wdh.
30 Sekunden Pause

118

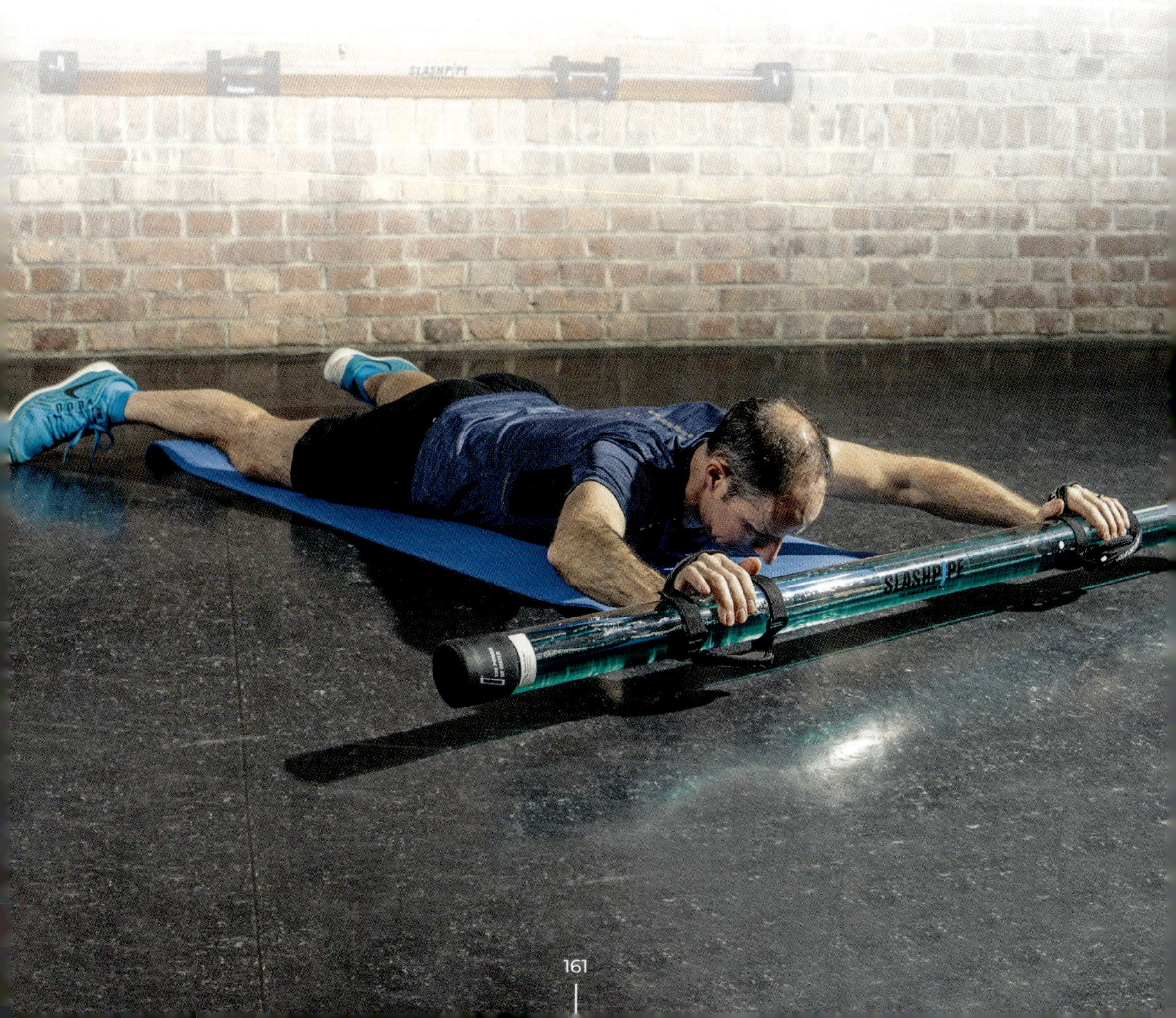

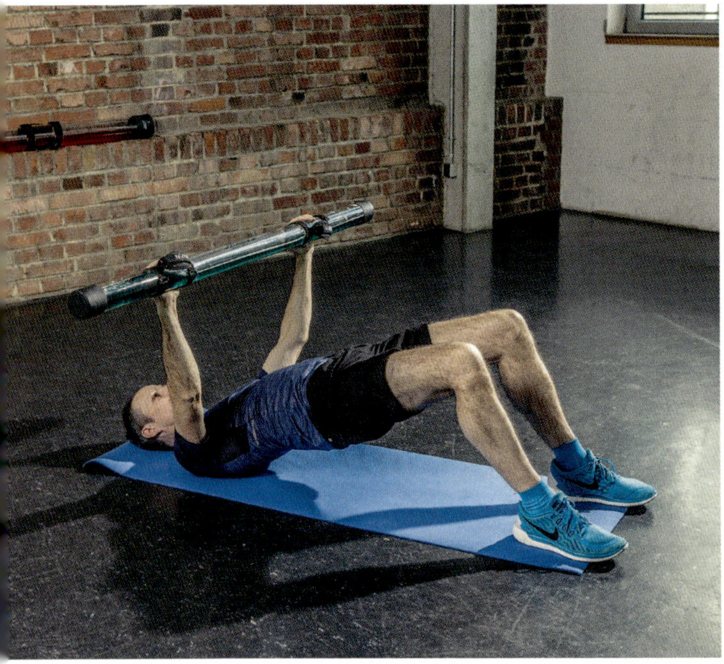

SCHULTERSTÜTZ MIT ÜBERZUG

3 Sätze
20 Wdh.
30 Sekunden Pause

162

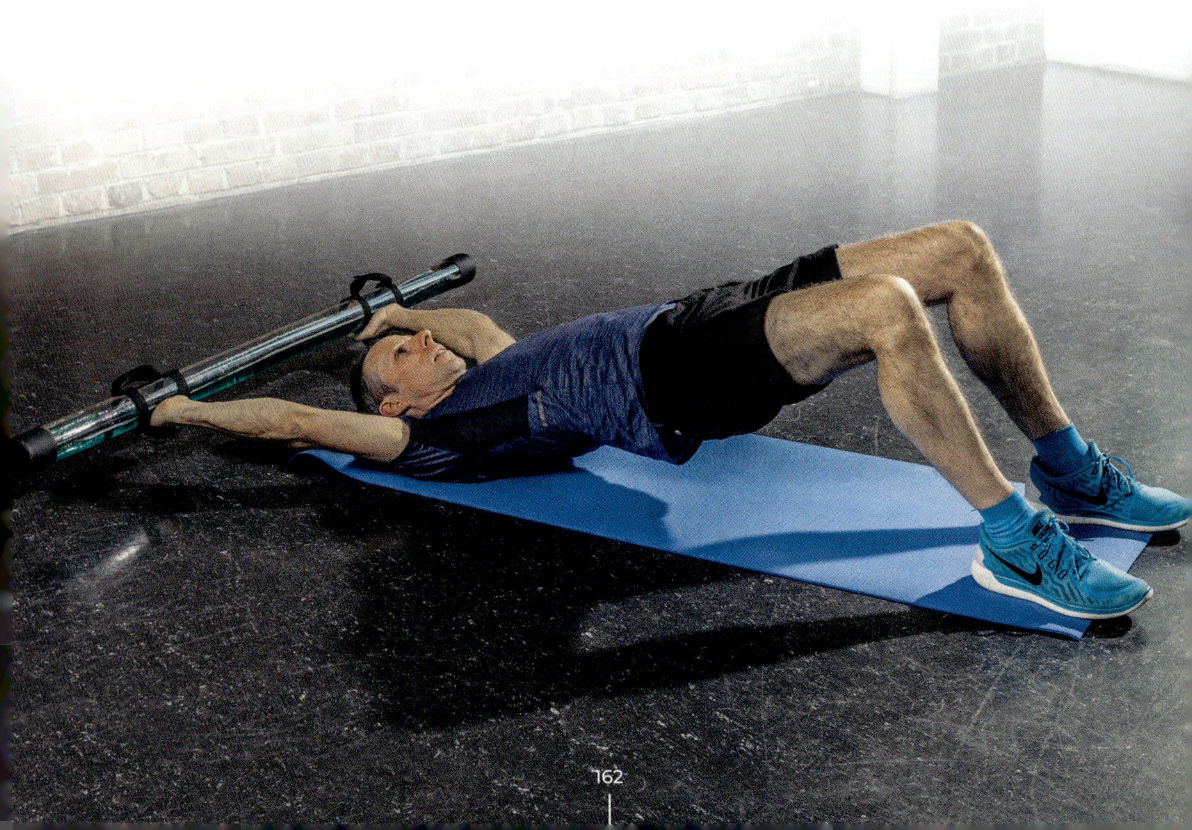

LATFLEX

3 Sätze
20 Wdh. je Seite
30 Sekunden Pause

118

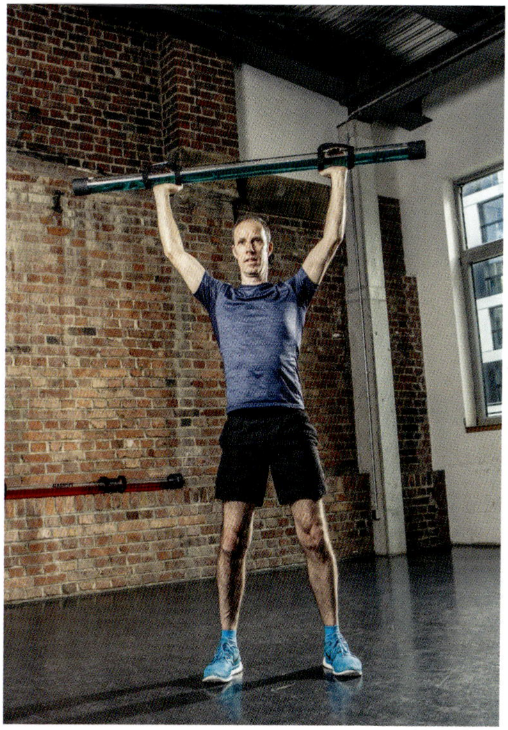

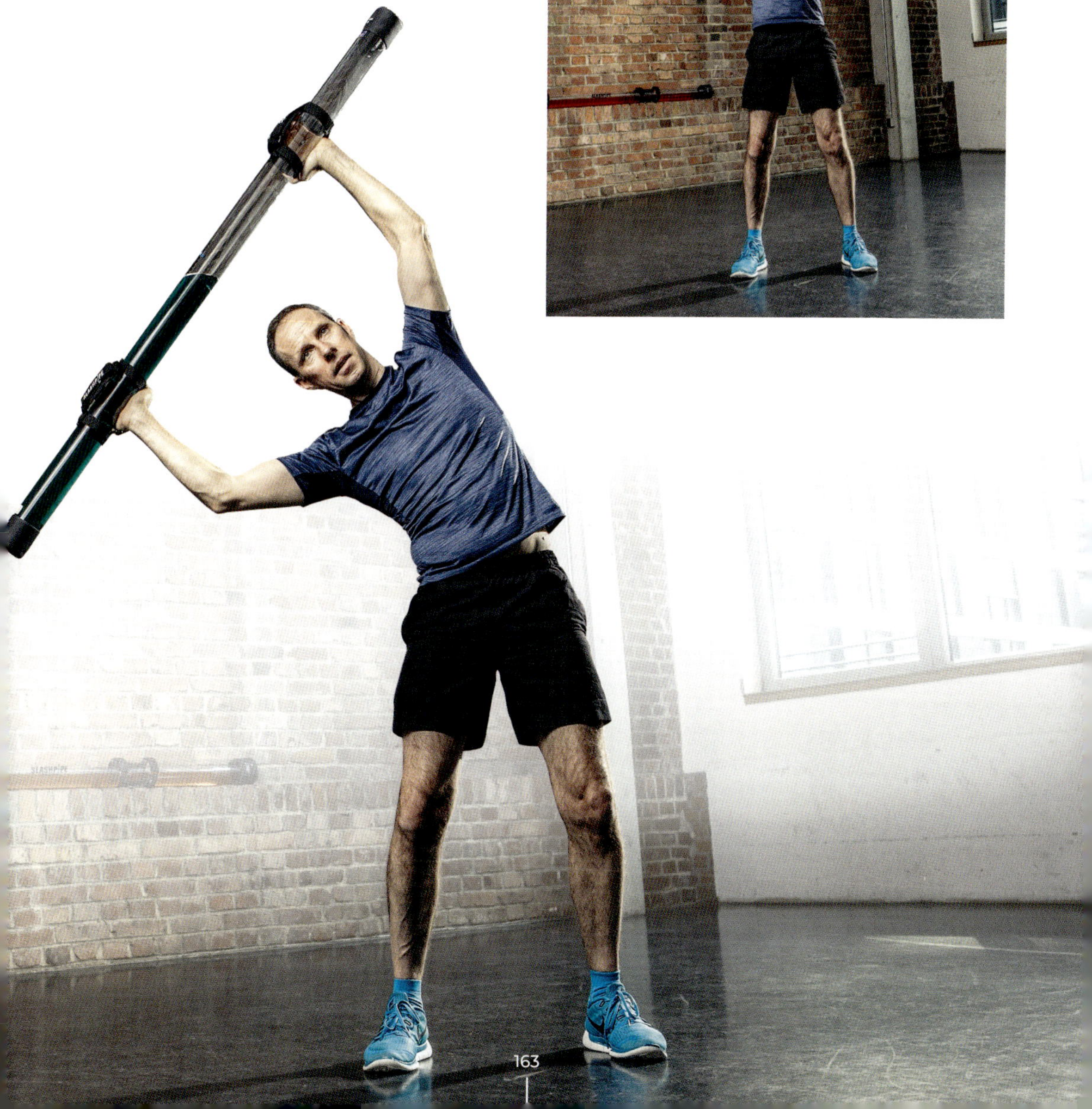

ANHANG

8a

ÜBUNGSVERZEICHNIS

ANHANG

5) DIE BODY-WORKOUT-ÜBUNGEN

6) SLASHPIPE® – DAS HOCHEFFIZIENTE CORE-TRAINING

8b

LITERATURNACHWEIS

ANHANG

Prof. Dr. Ingo Froböse: Das Muskel-Workout, 6. Auflage 2016, Gräfe und Unzer Verlag GmbH, München

Prof. Dr. Jürgen Freiwald M. A., Dr. Andreas Greiwing: Optimales Krafttraining: Sport – Rehabilitation – Prävention, 1. Auflage 2016, Spitta Verlag, Balingen

Marco Petrik, Jessica Dannheimer: Quäl Dich – Das Workout, 1. Auflage 2016, Gräfe und Unzer Verlag GmbH, München

Gabi Fastner: Full Body Workout; 1. Auflage 2016, Meyer & Meyer Verlag, Aachen

Till Sukopp: Das große Kettlebell-Trainingsbuch, 1. Auflage 2014, riva Verlag, München

Jürgen Gießing: HIT-Fitness, 4. Auflage 2014, riva Verlag, München

Michael Boyle: Functional Training, 4. Auflage 2012, riva Verlag, München

Marco Petrik: CrossFit Powerworkouts, 1. Auflage 2014, BLV Buchverlag, München

GEOkompakt, Fitness SPORT Gesundheit, Nr. 46, 12. Februar 2016

Kurt Stübel: Grundlagen der Trainingslehre, Trainingslehreskript (Teil 1), Glucker Schule Stuttgart, 2004

Handbuch Nährstoffe, 12. Auflage 2012, Trias Verlag

Stephan Müller: Richtig essen für die Faszien, 1. Auflage 2016, Südwest Verlag

Sport und Ernährung, 3. Auflage 2017, Thieme Verlag

Betreuungshandbuch Stoffwechsel, 1. Auflage 2014, Health and Beauty

Zentrum der Gesundheit – das ganzheitliche Gesundheitsportal, https://www.zentrum-der-gesundheit.de/

http://www.tennis-weblog.de/grundlagen/aufschlag-weltrekorde/

https://www.personalwirtschaft.de/der-job-hr/arbeitswelt/artikel/immer-mehr-deutsche-arbeiten-im-buero.html

8c

DANKSAGUNG

ANHANG

Ich wäre nicht an dieser Stelle in meinem Leben, wenn mich meine Eltern sowie meine Schwester Anita während meiner Sportlehrer Ausbildung nicht nur mental, sondern auch finanziell immer wieder unterstützt hätten. Viele wertvolle Ergänzungen für das Buch mit praktischen Tipps rund um das Thema Ernährung kamen von meiner Partnerin Gaby Peter. Vielen Dank liebe Gaby für Deine Beiträge. Das Buch wäre nicht so sehenswert ohne meine Models Christina, Annika & Gaby, zusammen mit unserem erfahrenen und geduldigen Fotografen Gordon Koelmel, wofür ich Euch ebenfalls danke. Durch ihr unterschiedliches Fachwissen haben Christina Forcinito, Ann-Kathrin Obst, Reiner Kranz, Markus Jedelhauser, Ramona Teufel und Sophia Kiefer mit Ihren Anregungen, Diskussionen und Korrekturlesen mein Buchprojekt einen großen Schritt vorangetragen. Vielen Dank an Mark Dobmaier, denn er hat es mir ermöglicht, in der perfekten Kulisse des Theaterhauses in Stuttgart mein Fotoshooting mit der SLASHPIPE durchzuführen. Seit unserer gemeinsamen Ausbildung in der Glucker Schule steht mir mein Freund Roberto Forcinito mit seiner positiven Art stets zur Seite, danke Roberto. Auch meine Geschwister Wolfgang und Veronika haben ihrem „kleinen" Bruder schon von Beginn an unter die Armen gegriffen. Danken möchte ich ebenfalls den Schulleitern der Sportfachschule Glucker Andreas Kehrer und Julius Vogelmann für Ihre wertvolle Unterstützung. Weitere Hilfe konnte ich durch die Vorsitzende des DgymB, Friederike Röhr bekommen, sowie vom Verein AGR e.V. Natürlich gilt ein ganz besonderer Dank meiner Partnerin Gaby, die immer an mich glaubt.

8d

BILDNACHWEIS

ANHANG

Fotoproduktion
Gordon Koemel, Stuttgart
www.ftgrf.de

Shutterstock
Seite 32 leravalera89/shutterstock.com

Illustrationen (Idee)
Martin Stengele

Illustrationen (Umsetzung)
Pars pro toto Werbeagentur

Sonstige Bilder
Martin Stengele

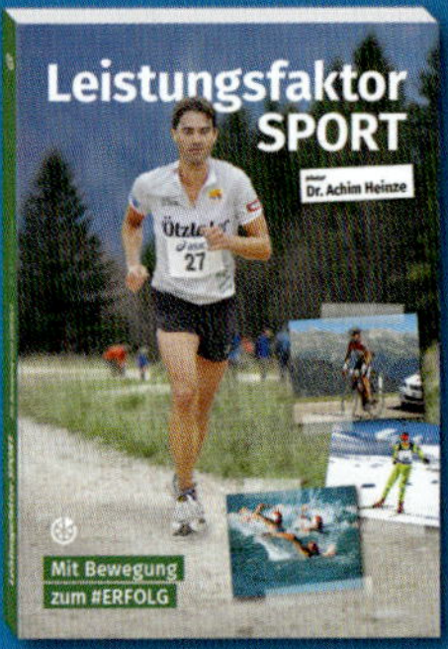
Leistungsfaktor
SPORT
Dr. Achim Heinze
Mit Bewegung
zum #ERFOLG

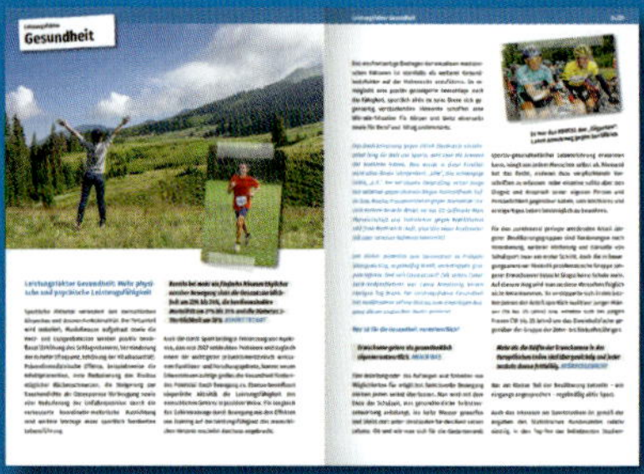
Gesundheit

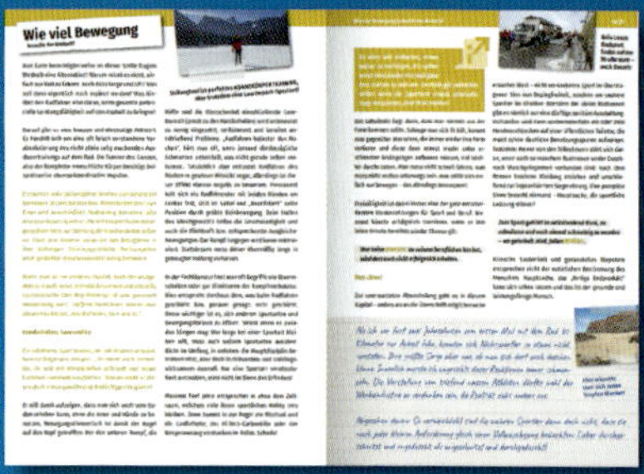
Wie viel Bewegung

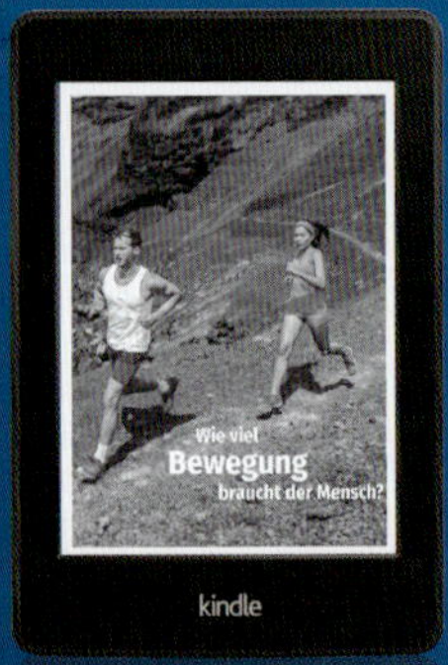
Wie viel
Bewegung
braucht der Mensch?
kindle

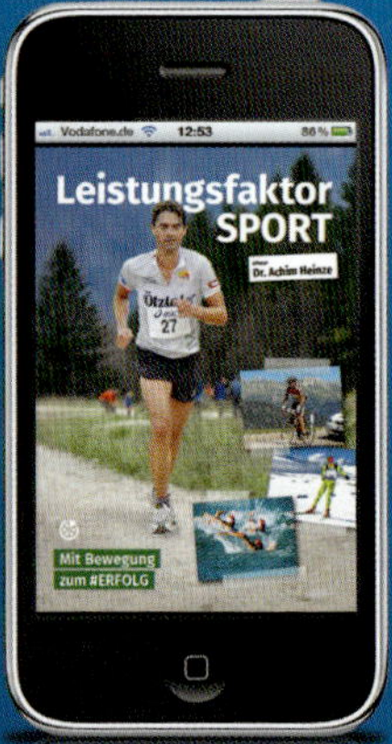
Leistungsfaktor
SPORT
Dr. Achim Heinze
Mit Bewegung
zum #ERFOLG

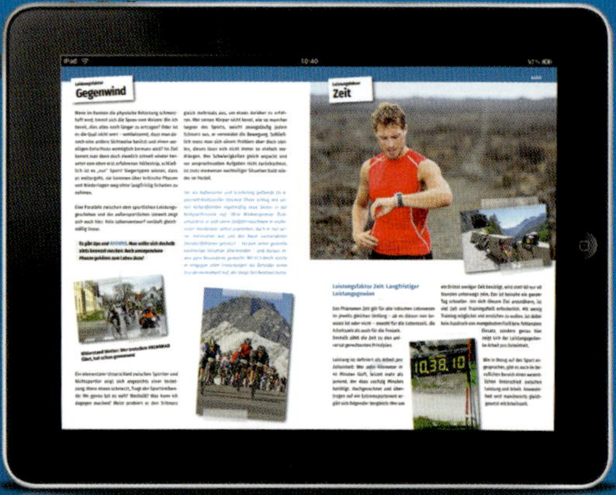
Gegenwind
Zeit